Computer helfen heilen und leben

Computer helfen heilen und leben

Computer in der neurologischen Rehabilitation

Herausgegeben von:
Walter Huber
Paul-Walter Schönle
Peter Weber
Rolf Wiechers

Ergebnisse des gleichnamigen Symposiums
am 9./10. November 2001 in Berlin Marzahn

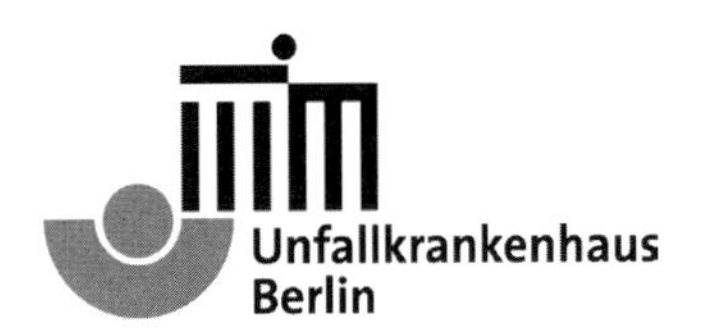

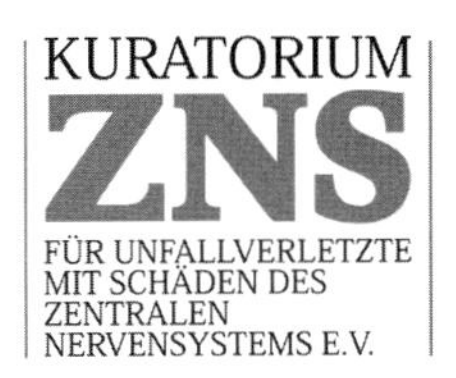

Herausgeber:

Prof. Dr. Walter Huber
Universitätsklinikum der RWTH Aachen
Pauwelsstr. 30
D-52074 Aachen

Prof. Dr. Dr. Paul-Walter Schönle
MEDIAN Kliniken NRZ Magdeburg
Gustav-Ricker-Str. 4
D-39120 Magdeburg

Dr. Peter Weber
HASOMED GmbH
Am Fuchsberg 6
D-39112 Magdeburg

Dipl.-Ing. Rolf Wiechers
KURATORIUM ZNS e. V.
Rochusstr. 24
D-53123 Bonn

Die Deutsche Bibliothek - CIP-Einheitsaufnahme

Computer helfen heilen und leben : Computer in der neurologischen Rehabilitation / Unfallkrankenhaus Berlin ; Kuratorium ZNS für Unfallverletzte mit Schäden des Zentralen Nervensystems e.V. Hrsg. von Walter Huber .... - Bad Honnef : Hippocampus-Verl., 2002
ISBN 3-9806107-6-4

Druck: AALEXX Druck GmbH, Großburgwedel

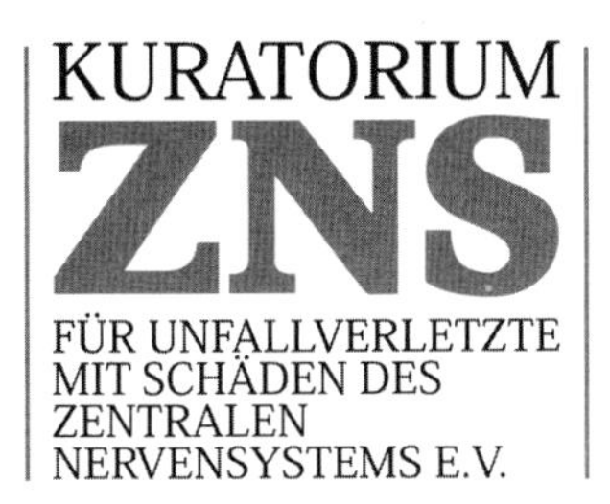

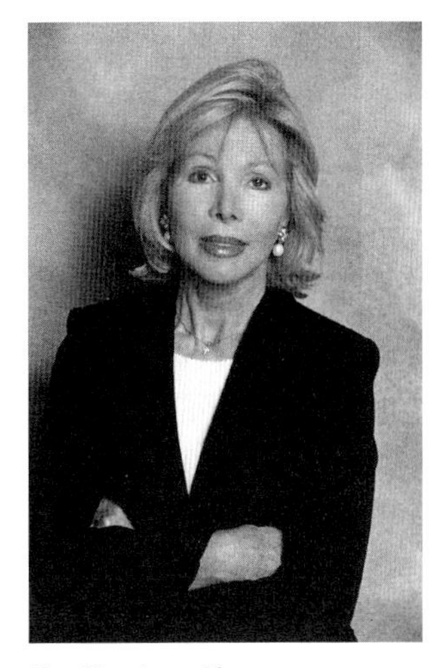
Ute-Henriette Ohoven
Präsidentin
des KURATORIUM ZNS

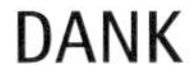

DANK

Hirnverletzten Unfallopfern zu helfen, ihnen den Weg zurück in Familie, Schule, Beruf und Gesellschaft zu erleichtern, ist das Ziel und die Aufgabe des KURATORIUM ZNS für Unfallverletzte mit Schäden des zentralen Nervensystems e.V. Dazu fördert das KURATORIUM ZNS entsprechend seiner Satzung Maßnahmen zur Verbesserung der Neurorehabilitation.

Neben aller ehrenamtlicher Tätigkeit sind für diese Aufgabe finanzielle Mittel erforderlich, die dem KURATORIUM ZNS ausschließlich über Spenden, Fördermitgliedsbeiträge und Bußgeldauflagen zufließen. Deshalb möchte ich mich an dieser Stelle ganz besonders bei allen Spendern und Förderern bedanken, die uns in der Vergangenheit unterstützt haben. Jeder ist aufgerufen, mit seinem Beitrag auf das Spendenkonto **3000 3800 bei der Sparkasse Bonn, BLZ 380 500 00**, zu helfen. Jeder kann von einer Sekunde auf die andere selbst Betroffener sein und hofft dann auf die verständnisvolle Hilfe des Nächsten.

Danken möchte ich allen, die uns bei der Vorbereitung und Durchführung der Tagung geholfen haben, dem ukb-Unfallkrankenhaus Berlin als Mitveranstalter, dem Kongresspräsidium für die Vorbereitung und Organisation, den Referenten und Moderatoren für die inhaltliche Gestaltung der Tagung, Herrn Dr. Peter Weber für die Koordination und den Ausstellern von Hard- und Softwareprodukten, die damit den Teilnehmern einen Einblick in die Möglichkeiten computergestützter Therapie vermittelten.

Eine Tagung ohne Teilnehmer hätte ihr Ziel verfehlt. Deshalb sind in den Dank auch alle Teilnehmer und Teilnehmerinnen eingeschlossen. Sie sind notwendige Multiplikatoren, um die Aussagen und Anregungen aus den Referaten aufzugreifen und bei der Umsetzung zu helfen. Auch wurde die Tagung durch die Diskussionsbeiträge bereichert.

Mein ganz besonderer Dank gilt den Landesverbänden der gewerblichen Berufsgenossenschaften, die den Druck dieses Berichtsbandes ermöglicht haben.

Ute-Henriette Ohoven
Präsidentin
des KURATORIUM ZNS

Inhaltsverzeichnis

Eröffnung

Computerunterstützte kognitive Rehabilitation

Computerunterstützte Sprachtherapie

Computerunterstützte Therapie von Störungen der visuellen Verarbeitung und des Gedächtnisses

Teletherapie und Internet

Computerunterstützte Therapie aus der Sicht des Betroffenen

Präsentation der Verfahren für die Sprachtherapie

Präsentation der Verfahren für die computerunterstützte kognitive Rehabilitation

Eröffnung

Prof. Dr. Dr. Klaus Mayer (Tübingen)

Eröffnung

K. Mayer, Tübingen

Die Grundlage für das im November 2001 vom Kuratorium ZNS und dem Unfallkrankenhaus Berlin veranstaltete Symposium »Computer helfen heilen und leben« bildet eines der ersten vom Kuratorium ZNS initiierten und geförderten Projekte und zugleich das »Lieblingskind« von *Hannelore Kohl*, der Gründerin und Präsidentin des Kuratorium ZNS. Die ersten Anregungen kamen von ihr, sie hat dem Kind den Namen gegeben, einprägsam und PR-wirksam. Sie hat es grossgezogen und war an seiner weiteren Entwicklung bis zuletzt aktiv beteiligt.

Die Geschichte des Projektes »Computer helfen heilen« beginnt 1986, als *Hannelore Kohl* ihren Mann zu einem Staatsbesuch in China begleitete und während des Fluges die Gelegenheit nutzte, an Bord *Heinz Nixdorf* als Mitglied der deutschen Wirtschaftsdelegation die Probleme der neurologischen Rehabilitation darzustellen. Sie regte den Einsatz von Computern an und bat *Heinz Nixdorf* um Unterstützung. Bei diesem Gespräch ist der Begriff »Computer helfen heilen« geprägt worden.

Bereits kurz danach wurde in der Neurologischen Klinisch Hessisch Oldendorf ein Modellversuch »Therapie mit Computern« gestartet. Der Pressekonferenz im Dezember 1986 nach Abschluss dieses ersten Modellversuches folgten zahlreiche Reaktionen von Arbeitsgruppen an Reha- und Universitätskliniken, Universitätsinstituten und Instituten der Max-Planck-Gesellschaft. Wir haben daher im November 1987 zu einem ersten Symposium über computergestützte neurologische Therapie in die Berufsgenossenschaftliche Unfallklinik Ludwigshafen eingeladen. Es sind schon damals mehr als 80 in Forschung und Praxis der Neurologischen Rehabilitation tätige Wissenschaftler zu einem Erfahrungsaustausch zusammengekommen. Ein zweites Symposium fand bereits im Mai 1988 in Hessisch Oldendorf statt und eine Arbeitstagung mit spezieller Fragestellung im Januar 1989 in Düsseldorf. Im Juni 1989 folgte das dritte Symposium in der Klinik Schmieder, nun schon zu ganz speziellen Arbeitsthemen wie computergestützte Therapie von sensomotorischen Störungen und Sprachstörungen, visuell und visuell-konstruktiven Defiziten sowie auch zu didaktischen und methodischen Problemen. Es bildeten sich Arbeitsgruppen in der Bundesrepublik Deutschland und auch in der europäischen Union. Die Ergebnisse dieser Arbeitsgruppen der EU sind 1993 unter der Federführung von *Franz Stachowiak* veröffentlicht worden.

Mit dem Projekt »Computer helfen heilen« wurde ein Konzept erarbeitet, das die Therapie mit moderner Technologie unterstützt. Es arbeiten heute viele auch vom Kuratorium ZNS geförderte Reha-Einrichtungen mit verschiedenen inzwischen entwickelten Programmen. Daher zeigte sich schon bald die Notwendigkeit, diese Computerprogramme zu sichten, ordnen und zu dokumentieren. Das Ergebnis ist der vom Kuratorium ZNS herausgegebene und von *Herrn Orgas,* Aachen, betreute Software-Katalog. Heute trainieren täglich viele Patienten therapiewirksam am Computer, ergänzend zu anderen neuropsychologischen Behandlungsverfahren.

Dies alles hat *Hannelore Kohl* mitgetragen. Sie hat an allen Symposien und Fachtagungen teilgenommen. Sie hat gehofft, auch an diesem nunmehr 4. Symposium wieder teilnehmen zu können. Am 5. Juli d. J. hat sie uns für immer verlassen, nicht ohne Abschied und nicht ohne die Bitte, ihr – sie schrieb unser gemeinsames – Werk fortzusetzen. Das Kuratorium ZNS sieht es als seine Verpflichtung an, das Lebenswerk dieser bewundernswerten und liebenswerten Frau mit der Unterstützung aller Interessierten fortzusetzen.

Der vorliegende Band liefert Neues und Diskussionswertes zum Einsatz computergestützter Therapie in der Rehabilitation von Störungen des zentralen Nervensystems, nicht zuletzt auch zu den Themen Teletherapie und Internet. Aus der Präsentation der bislang erzielten Fortschritte in den therapeutischen Möglichkeiten sowie des immer noch verbliebenen Verbesserungsbedarfes ergibt sich ein Ausblick auf die Richtung, die die Arbeit der Verantwortlichen künftig nehmen muss.

Computerunterstützte kognitive Rehabilitation

Moderation:
Dr. Wolfgang Gobiet (Hessisch Oldendorf)
Dr. Peter Weber (Magdeburg)

Aktuelle und zukünftige Möglichkeiten der computergestützten kognitiven Rehabilitation – ein Systemkonzept

P. Weber, F. Schulze, C. Weiand; Magdeburg

EINLEITUNG

Die computergestützte kognitive Rehabilitation hat sich als fester Bestandteil eines komplexen Therapiekonzeptes in deutschen Krankenhäusern gut etabliert. Im europäischen Maßstab ist dieser Prozess noch im Gange. In Übersee – im speziellen in den USA – beginnt erst der Einsatz computergestützter kognitiver Verfahren im breiten Maße. Als wesentliche Zielgruppen zur Anwendung dieser Verfahren sind zu nennen:

- Patienten mit zerebral bedingten Leistungseinbußen nach z. B. SHT oder Schlaganfall,
- Kinder mit psychischen Leistungsdefiziten unterschiedlicher Genese,
- Patienten im Leistungsalter mit funktionellen Einschränkungen der Leistungsfähigkeit und
- ältere Personen zum Leistungserhalt und zur Leistungssteigerung.

Entscheidet sich ein Therapeut, computergestützte Verfahren zu erwerben, sieht er sich einer Vielzahl von Programmen äußerst unterschiedlicher Qualität gegenüber. Der folgende Beitrag soll den Therapeuten durch Diskussion von Kriterien bei der Kaufentscheidung unterstützen.

Bei der Bewertung von auf dem Markt befindlichen Programmen und Systemen ist darauf zu achten, dass computergestützte kognitive Rehabilitation nicht die Nutzung von Computerspielen mit komplexen kognitiven und motorischen Anforderungen oder eine Sammlung von möglichst vielen Aufgaben bedeutet! Computergestützte kognitive Rehabilitation heißt

- auf die Klientel angepasste
- effiziente Verfahren
- auf der Basis theoretisch fundierter Konstrukte,
- klinisch erprobt.

Ein besonderes Defizit bei vielen auf dem Markt befindlichen Trainingsverfahren ist das Fehlen von klinischen Studien für den Wirkungsnachweis. Solche Studien sind teuer und zeitaufwendig. Ihr Vorhandensein sollte jedoch die Kaufentscheidung wesentlich beeinflussen. Neben dem Effizienznachweis werden die Verfahren in solchen Studien umfassend am Patienten eingesetzt und in Folge zumeist Veränderungen vorgenommen, die die Qualität der Verfahren verbessern.

Gemeinsam mit einem der Väter der computergestützten kognitiven Rehabilitation in Deutschland, *Prof. Hans Regel,* wurde bereits 1986 im Zusammenhang mit dem System RehaCom ein Systemkonzept entwickelt, das im wesentlichen aus 6 Punkten besteht:

- modulare Struktur,
- effiziente Interaktion »Patient – Therapeut – Computer«,
- Schwierigkeitsabstufung und Trainingsinhalte,
- Verlaufsmessung und Leistungsfeedback,
- Individualisierung des Trainings und
- »Nützliches«.

Im weiteren werden die Bestandteile dieses Systemkonzeptes diskutiert.

MODULARE STRUKTUR

In einem System von computergestützten kognitiven Verfahren ist ein wohl abgewogenes Verhältnis von Basisverfahren und speziellen, komplexeren Trainingsverfahren erforderlich.

Basisverfahren in unserem Verständnis sind weitgehend auf das Training bestimmter Störungen orientiert. Als Beispiel dafür sei das Verfahren »Aufmerksamkeit & Konzentration« im System »RehaCom« genannt. Natürlich sind bei Basisverfahren für das Gedächtnistraining (z. B. »Wortgedächtnis«) immer auch die Aufmerksamkeit und die Konzentration gefordert.

Komplexe Verfahren ermöglichen gezielt das gleichzeitige Training mehrerer gestörter kognitiver Funktionen. So sind z. B. bei einem Verfahren, bei dem der Patient das Einkaufen in einer Kaufhalle am Computer trainiert, Aufmerksamkeit und Konzentration genauso wie Gedächtnis, rechnerisches Denken und räumliches Orientieren vonnöten. Als zweites Beispiel sei ein Training von Gesichtern genannt, das durch die Komponenten »Gedächtnis von Fakten« (z. B. den Beruf der Person) oder »Zahlen« (z. B. Telefonnummern) ergänzt werden kann. Diese komplexeren Verfahren sind leider im klinischen Bereich noch nicht adäquat vertreten und stehen in ihrer Nutzung dem Basisverfahren zu unrecht nach. Gerade die komplexen Trainingsverfahren bilden oft besser die

Umwelt des Patienten ab, deren Erkennung, Verarbeitung und Beeinflussung jedes kognitive Training anzielt.

Ergänzend sei die Möglichkeit genannt, sogenannte Trainingsbatterien aus mehreren Verfahren zusammenzustellen, die unmittelbar nacheinander trainiert werden. Wir stehen solchen Trainingsbatterien eher skeptisch gegenüber, weil nach unseren Erfahrungen vor und nach jedem Training das Gespräch zwischen Patienten und Therapeuten erforderlich ist. Trainingsbatterien sind für Patienten geeignet, deren Rehabilitation bereits gut vorangekommen ist. Der Betreuungsaufwand wird damit weiter verringert.

In jedem Fall müssen vor Beginn des Trainings die Defizite des Patienten exakt bestimmt werden. Auf dieser Basis muss dann die Methodenauswahl für das Training erfolgen. Dabei ist es von Vorteil, mit einem System zu arbeiten, das ein Training vieler kognitiver Defizite speziell oder komplex erlaubt. In Manualen für die Trainingsverfahren muss sich der Therapeut informieren können, für welche Defizite diese besonders geeignet sind.

INTERAKTION »PATIENT – THERAPEUT – COMPUTER«

Die effektive Interaktion in der Beziehung »Patient – Therapeut – Computer« bestimmt wesentlich den Therapieerfolg von computergestützten kognitiven Trainingsverfahren.

Tragendes Element ist immer die Interaktion zwischen Therapeut und Patient. Bei der Einweisung des Patienten in das Trainingsverfahren bzw. vor jedem Training ist eine Übereinkunft (in kürzerer oder längerer Form) zum Trainingsziel erforderlich. Dabei sollte das bisher Erreichte kurz besprochen werden. Genau so wichtig ist das Gespräch nach der Therapie, in dem die Trainingsergebnisse diskutiert und zukünftige Strategien vermittelt werden.

Für die Interaktion zwischen Therapeut und Computer spielt die Benutzeroberfläche eine besondere Rolle. Sie muss transparent, einfach und schnell erlernbar sein. Trainingssysteme mit mehreren Verfahren müssen dies durch weitgehend identische Gestaltung der Bedienung unterstützen. Wenn der Therapeut den Umgang mit einem Verfahren gelernt hat, müssen zugleich alle Verfahren »bedienbar« sein. Dies wird durch qualifizierte Bedienungsanleitungen und durch effektive kontextsensitive Hilfen unterstützt. Bei Fragen liefert der Hilfe-Schalter immer die aktuell notwendigen Informationen. Der Therapeut soll sich auf die Behandlung des Patienten konzentrieren und nicht eine Ausbildung zum Computerspezialisten absolvieren, um computergestützte kognitive Rehabilitation durchzuführen zu können. Durch effektive System-

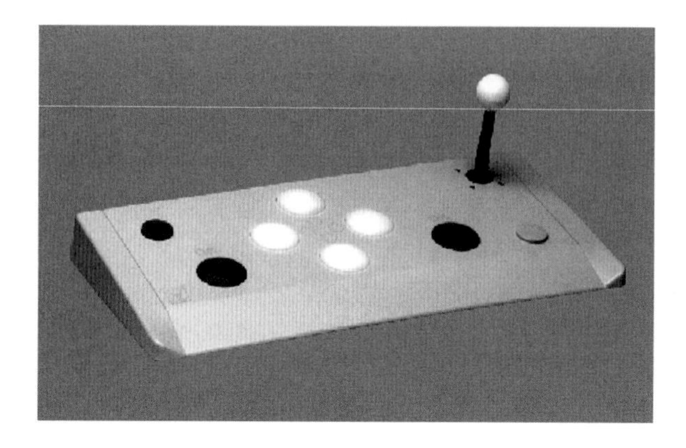

Abb. 1: Das RehaCom-Reaktionspult erlaubt auch kognitiv und motorisch stark behinderten Patienten das Training

architekturen und Installationsroutinen müssen Trainingsverfahren einfach und ohne Spezialwissen auf einem Computer installierbar sein.

Interaktion zwischen Patient und Computer bedeutet, dass auch für den Patienten transparente und einfach zu bedienende Trainingsverfahren zur Verfügung gestellt werden. Grafiken müssen gute Qualität besitzen. Die Pixel- und Symbolgrafik aus DOS-Zeiten hat sich überlebt. Über die Computerlautsprecher generierte gesprochene Informationen müssen für den Patienten deutlich und verständlich sein. Für den Patienten müssen für die Kommunikation mit dem Computer geeignete Bedienungselemente zur Verfügung stehen. In sehr vielen Fällen – besonders bei starken kognitiven Störungen – ist die Computertastatur für das Training ungeeignet. Eine gute Alternative bietet z. B. das Bedienpult von »RehaCom« (siehe Abb. 1) mit einer klar strukturierten Oberfläche, die auch stark motorisch behinderten Patienten – bei Bedarf mit den Füßen – die Arbeit erlaubt. Auch ein Touchscreen, der in der Zwischenzeit zu erschwinglichen Preisen verfügbar ist, vereinfacht die Bedienung. Beim Training von Gesichtsfeldstörungen sollten Projektoren benutzt werden, die einen ausreichenden Sehwinkel realisieren. Hier erscheinen uns 17" Monitore als ungeeignet. Für spezielle Patientengruppen müssen zusätzliche, behindertengerechte Bedienelemente entwickelt werden, z. B. mit der Zunge bedienbare Schalter.

SCHWIERIGKEITSABSTUFUNG UND TRAININGSINHALTE

Der Motivationsstatus des Patienten spielt für das computergestützte Training eine extrem wichtige Rolle. Deshalb muss das Training so gestaltet werden, dass Über- und Unterforderungen vermieden werden. Der Patient muss immer in einem Spannungsfeld arbeiten, das ihn optimal fordert und keine unlösbaren Aufgaben stellt. Dazu werden adaptive Trainingskonzepte benötigt, wie sie z. B. bei RehaCom konsequent umgesetzt worden sind.

Bereits in der konzeptionellen Phase eines neuen computergestützten Trainingsverfahrens ist auf theoretischer Basis eine Levelstruktur zu erarbeiten, die später beim Prototyp des Verfahrens an Patienten und an normalen Personen statistisch validiert wird. Ein Beispiel für ein solches adaptives Trainingskonzept zeigen die Abb. 2 bis 4 für ein Trainingsverfahren der »Aufmerksamkeit und Konzentration«. Ein einzeln stehendes Bild ist aus einer Matrix von Bildern zu selektieren. Die Levelstruktur benutzt zum einen eine 3er, 6er und 9er Matrix, zum anderen wird von Bildersatz zu Bildersatz die Differenzierung der Bilder durch weitere Merkmale schwieriger. Dabei müssen das theoretische Konzept und die Orientierung auf das zu trainierende Defizit streng beachtet werden.

Besonders wichtig ist auch der erste Kontakt des Patienten mit einem Trainingsverfahren. Der Patient muss optimal zu seiner Aufgabe instruiert werden. Besonders haben sich dabei Algorithmen in einem Kontext »learning by doing« bewährt.

Aber auch während der Arbeit muss der Patient immer die Möglichkeit haben, das Training zu unterbrechen, sich erneut Instruktionen zu holen oder einfach den Therapeuten zu fragen, wie es weitergeht. Beim System RehaCom gibt es dazu – für alle Verfahren identisch – die rote Taste auf dem Reaktionspult.

Ein besonderer Schwerpunkt bei der Entwicklung eines Trainingsverfahrens ist die Suche nach dem Realitätstransfer. Realitätsnahe Trainingskonstrukte unterstützen dieses Ziel. Abb. 5 zeigt z. B. die Trainingsoberfläche des Verfahrens »Gesichtsgedächtnis« von RehaCom, bei dem Personen und zugeordnete Eigenschaften (Namen, Berufe, Telefonnummern) zu reproduzieren sind. Bereits bei der Erstellung der Fotos muss darauf geachtet werden, dass sich der Patient wirklich am Gesicht orientiert und nicht durch unterschiedliche Kleidung (bei diesem Verfahren tragen alle Personen auf den Fotos weiße Hemden) oder auffälligen Schmuck eine Person erkennt. Deshalb wurden von jeder Person Fotos aus vier verschiedenen Richtungen – halb links, Mitte, halb rechts, ganz rechts – erstellt. In der Akquisitionsphase und der Reproduktionsphase werden unterschiedliche Fotos benutzt. Es muss also für das Training des Gesichtsgedächtnisses mehr passieren als nur der bloße Mustervergleich. Abb. 6 zeigt einen Blick in die Regale einer virtuellen Kaufhalle für das Verfahren »Einkauf«. Der Patient sieht die Produkte fotorealistisch. Der gesamte Trainingsablauf entspricht exakt den Vorgängen, wie sie in einer Kaufhalle stattfinden. Als drittes Beispiel sei das Verfahren »Akustische Reaktionsfähigkeit« des Systems RehaCom genannt, das reale Töne und Geräusche benutzt.

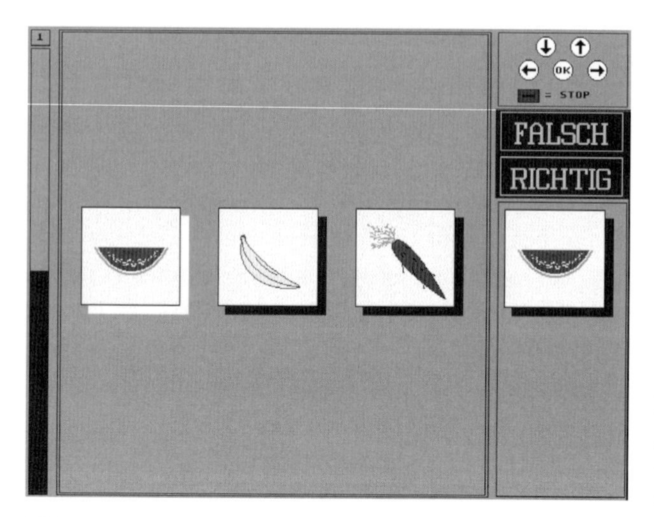

Abb. 2:
Verfahren »Aufmerksamkeit und Konzentration« im Schwierigkeitsgrad 1

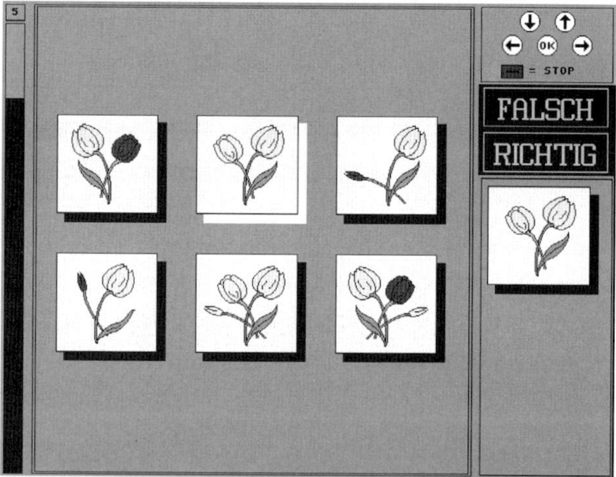

Abb. 3:
Verfahren »Aufmerksamkeit und Konzentration« im Schwierigkeitsgrad 5

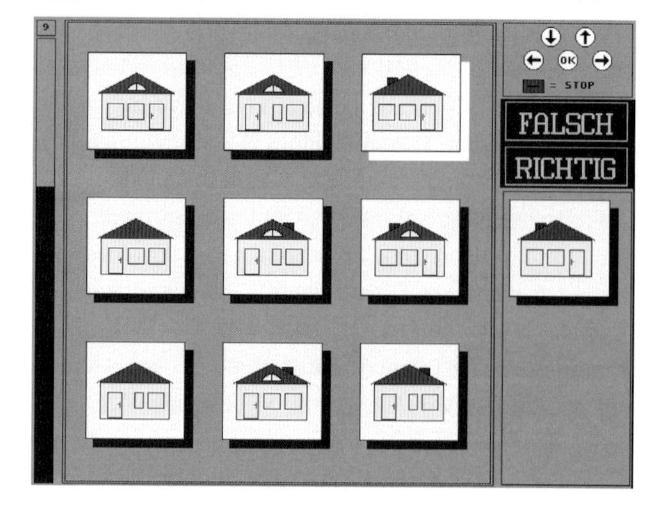

Abb. 4:
Verfahren »Aufmerksamkeit und Konzentration« im Schwierigkeitsgrad 9

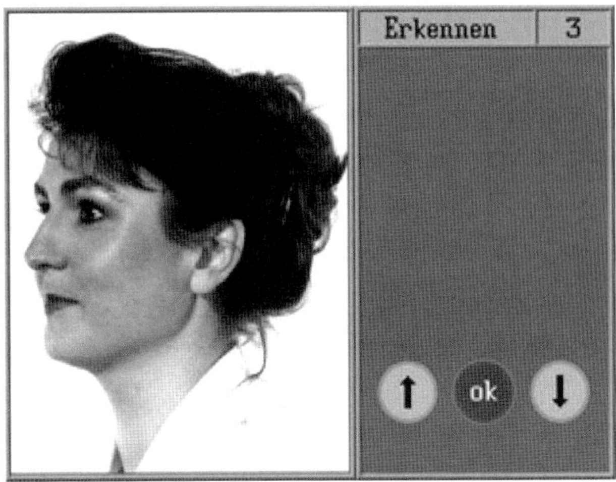

Abb. 5:
Verfahren »Gesichtsgedächtnis«

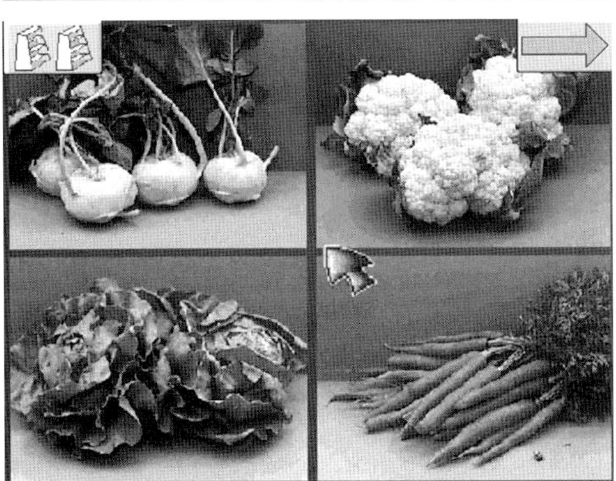

Abb. 6:
Verfahren »Einkauf«

So ist z. B. in einem Kontext »auf dem Bauernhof« mit dem Hintergrund Windgeräusche auf typische Signale, z. B. das Gackern eines Huhnes oder das Fahrgeräusch eines Traktors, durch Betätigen bestimmter Tasten des Reaktionspultes zu reagieren (Einfach- bis Mehrfachwahlreaktionen). Da die gesamte Kommunikation von der Trainingsinstruktion bis zum Leistungsfeedback akustisch erfolgt, ist das Verfahren auch für blinde Patienten geeignet.
Schließlich muss sichergestellt werden, dass sich Trainingsaufgaben nicht in für den Patienten fassbaren Zeiträumen wiederholen, damit nicht durch immer wieder gleiche Aufgaben die Arbeit langweilig wird. Computergestützte kognitive Rehabilitationsverfahren müssen eine breite Variation konkreter Aufgaben sicherstellen.

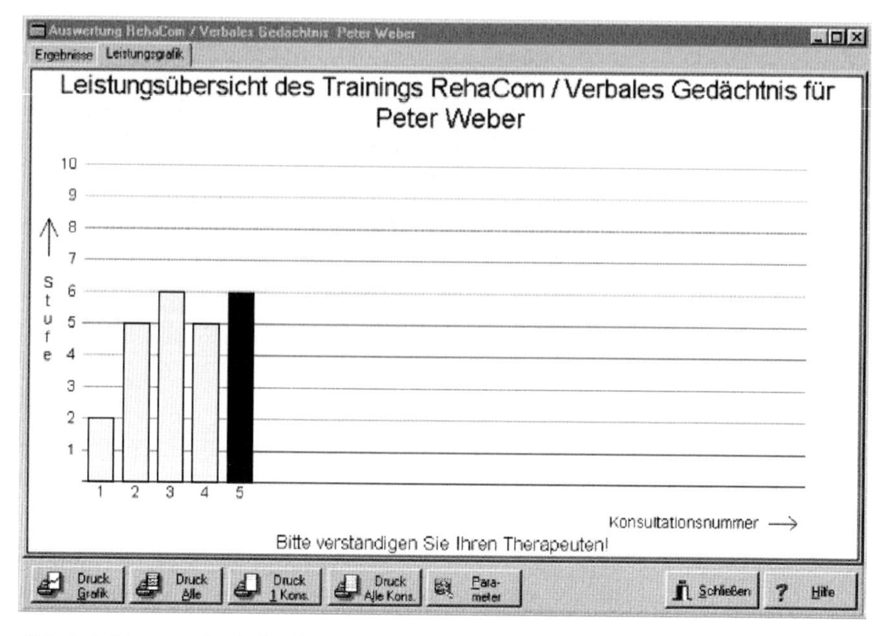

Abb. 7: Leistungsnachweis für den Patienten

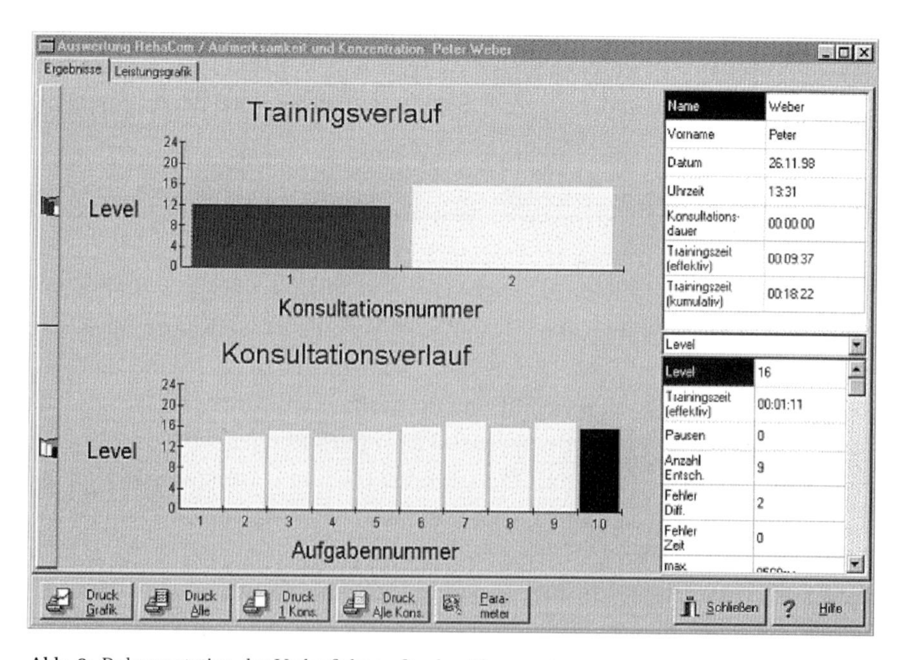

Abb. 8: Dokumentation der Verlaufsdaten für den Therapeuten

VERLAUFSMESSUNGEN UND LEISTUNGSFEEDBACK

Bei der Konzipierung von Trainingsverfahren muss in Zusammenarbeit mit erfahrenen Therapeuten festgelegt werden, welche Verlaufsdaten später Informationen zum Leistungsvermögen des Patienten liefern. Diese Daten werden während des Trainings erfasst, archiviert und geeignet präsentiert.

Auf der Basis der Verlaufsdaten wird die Leistung des Patienten beim Training ständig bewertet. Es können einfache Signale (z. B. bestimmte Tonfolgen, akustischer bzw. visueller Hinweis »falsch« oder »richtig«), aber auch Grafiken wie eine steigende oder fallende Säule benutzt werden. Für Kinder müssen andere Feedbackmechanismen, z. B. ein lustiger Clown, benutzt werden. Bei der Wahl dieser Feedbackmodalitäten muss sichergestellt werden, dass der Patient nicht ständig vom eigentlichen Training abgelenkt wird.

Besonders wichtig sind verbale Mitteilungen des Computers an den Patienten zum Ende eines Aufgabenkomplexes. Er muss in geeigneter Form (soziale Verstärker) zu seinen Leistungen informiert werden und Empfehlungen für die nächste Aufgabe erhalten. Zukünftig sollten Trainingsverfahren auch Strategien zur Aufgabenlösung vermitteln. Hier ist jedoch noch viel interdisziplinäre Entwicklungsarbeit erforderlich.

Zum Ende einer Trainingssitzung müssen die bisherigen Leistungen für den Patienten geeignet dokumentiert werden. Eine einfache Balkengrafik (siehe Abb. 7), bei der jeder Balken für eine Sitzung steht und die Höhe des Balkens den erreichten Schwierigkeitsgrad zeigt, ist oft ausreichend. Für Kinder sollten die Balken z. B. durch übereinanderstehende Smileys ersetzt werden.

Für den Therapeuten müssen umfassendere Informationen zur Verfügung gestellt werden. Die oben erwähnten Verlaufsdaten, oft zusätzlich statistisch aufbereitet (Mittelwerte, Mediane, Streuungen), müssen übersichtlich dokumentiert werden (siehe Abb. 8). Diese Daten sind die Basis für eine umfassende Leistungseinschätzung und die Festlegung der weiteren Trainingsstrategie. Schließlich benötigen auch die Kostenträger eine geeignete Dokumentation der Trainingsergebnisse.

INDIVIDUALISIERUNG DES TRAININGS

Die Individualisierung des Trainings hilft, den Motivationsstatus des Patienten aufrechtzuerhalten bzw. zu verbessern. Die bereits erwähnten adaptiven Trainingskonzepte erlauben eine sehr gute Anpassung an die individuelle Leistungsfähigkeit.

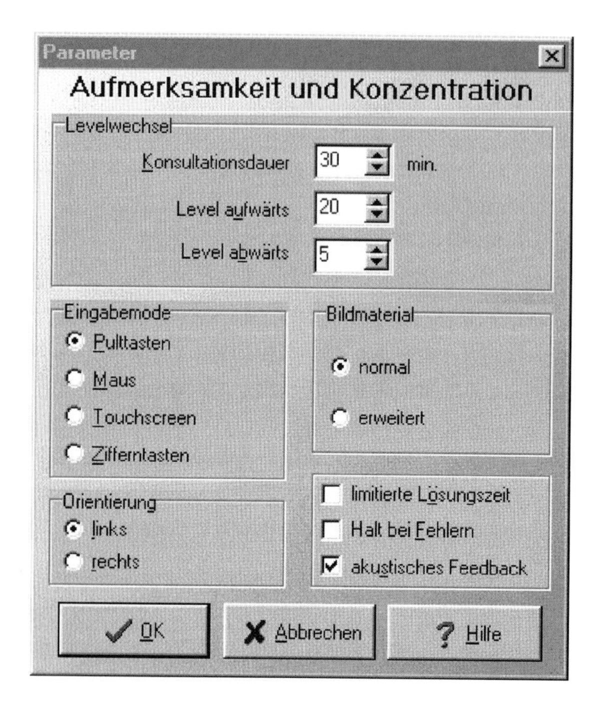

Abb. 9: Parametermenü für die Individualisierung des Trainings

Über die Modifikation von Trainingsparametern können die Verfahren zusätzlich an den Patienten angepasst werden. Abb. 9 zeigt ein Parametermenü, mit dem z. B. der aktuelle Schwierigkeitsgrad oder der Schwellenwerte für die Leistungsbewertung verändert werden (die Kriterien für den Levelwechsel bestimmen, ob das Training dem Patienten leichter oder schwerer erscheint) oder z. B. für Neglect-Patienten eine Seitenumschaltung der Trainingsoberfläche ermöglicht wird. Dabei ist es wichtig, dass der Therapeut nicht durch eine »Unmasse« solcher Trainingsparameter verwirrt wird. Das Menü sollte nur wesentliche Funktionen zur Beeinflussung des Trainings enthalten. In einer Default-Einstellung werden die aus den klinischen Studien ermittelten, für 80% der Patienten zutreffenden Einstellungen automatisch gesetzt. Das heißt, dass im allgemeinen keine Parameter verändert werden müssen (Zeitdruck bei der Therapie), aber für spezielle Fälle durchaus Individualisierungen möglich sind.

Weitere Individualisierungspotentiale erschließen sogenannte Editoren, über die der Therapeut spezielles Trainingsmaterial in das Training integriert. Als Beispiel seien Bilder von Verwandten und Bekannten eines Patienten in einem patientenspezifischen Gesichtsgedächtnis genannt. RehaCom besitzt solche Editoren. Nach unseren Erfahrungen werden die Editoren jedoch im klinischen Alltag auf Grund des Kosten- und Zeitdrucks, unter dem die Therapeuten stehen, kaum benutzt. Sie sind speziellen Anwendungsfällen und Partnern in der klinischen Forschung vorbehalten.

Individualisierung heißt auch die Entwicklung von Kinderversionen, die sich in der Ansprache und im Trainingsinhalt von Verfahren für erwachsene Patienten unterscheiden.

NÜTZLICHES

Zu den bisher genannten Anforderungen an computergestützte Trainingsverfahren gibt es eine Reihe weiterer Aspekte, die in diesem Abschnitt zusammengefasst sind.

So sollte der Nutzer vor dem Kauf von computergestützten Trainingsverfahren beachten, ob nur einzelne Trainingsverfahren oder ein modulares System zur Verfügung gestellt werden. Erst mit modularen Systemen, die eine Vielzahl von kognitiven Funktionen trainieren, wird ein defizitorientiertes Training möglich. In diesem Zusammenhang sei erneut die gleiche Bedienung der Verfahren für Therapeuten und Patienten erwähnt, die eine schnelle Einarbeitung und ein einfaches Arbeiten erlaubt.

Die Verfahren müssen Trainingsoberflächen besitzen, die falsche Eingaben des Patienten verhindern. Wenn ein Patient durch die Benutzung falscher Tasten aus dem Training plötzlich auf dem Desktop von MS-Windows landet, ist er zumeist hoffnungslos verloren. Dies ist besonders für das Training zu Hause ohne ständige Begleitung durch einen Therapeuten äußerst wichtig. Die Möglichkeiten der Internet-Nutzung für ein effektives Hometraining werden zukünftig die Qualität und Akzeptanz von computergestützten kognitiven Therapieverfahren wesentlich mitbestimmen.

Für die Archivierung der Parameter und Verlaufsdaten bzw. sämtlicher im Trainingsprozess anfallenden Informationen sollten effiziente Datenbanken (z. B. SQL) benutzt werden, die eine hohe Datensicherheit, im Bedarfsfall die Datenverschlüsselung (Datenschutz!) und besonders das Arbeiten in einem Netzwerk erlauben. Die Netzwerkfähigkeit ist dann wichtig, wenn in einer Klinik oder Praxis mehrere Arbeitsplätze für das computergestützte Training zur Verfügung stehen. Es ist dann möglich, dass der Patient an jedem Platz arbeiten kann und das aktuelle Training auf den Daten der vorhergehenden Trainingssitzungen aufbaut.

Weiter sei in unserer multikulturellen Gesellschaft die Mehrsprachigkeit von Trainingsverfahren als wichtiger Aspekt erwähnt. Für das Entwicklerteam bedeutet dies einen sehr hohen Zusatzaufwand, der jedoch geleistet werden muss. Die Entwicklung effizienter Trainingsverfahren, die immer besser die multimedialen Möglichkeiten für das realitätsnahe Training erschließen, ist heute nur noch in leistungsstarken Firmen möglich. Vor der Kaufentscheidung für ein System sollte deshalb auch die »Power« der Entwicklerfirma erfragt werden. Leistungsfähige Firmen garantieren die Pflege und ständige Anpassung der Produkte an die Ideen und Forderungen der Nutzer, bieten eine effektive Hotline und ermöglichen die Ausbildung des Therapeuten z. B. im Rahmen von Seminaren. Extrem wichtig ist weiterhin, dass die Verfahrensentwicklung in engster interdisziplinärer Zusammenarbeit mit erfahrenen Neuropsychologen erfolgt.

Schließlich sollten computergestützte Verfahren den Leistungsnachweis gegenüber den Kostenträgern erlauben (patientenbezogene Daten zu erbrachten Leistungen und Ergebnissen) und im Idealfall an die Klinikinformationssysteme für den Zugriff auf Patientendaten und die Rückmeldung von Leistungsdaten gekoppelt werden.

Computergestützte Trainingsverfahren sparen Kosten, indem ein Therapeut bei geschickter Therapieorganisation gleichzeitig mehrere Patienten behandelt bzw. ein Patient längere Zeit ohne therapeutische Aufsicht trainiert. Bei allen positiven Eigenschaften computergestützter kognitiver Trainingsverfahren darf jedoch nie vergessen werden, dass der Rechner nicht die Erfahrungen des Psychotherapeuten und die dringend notwendige menschliche Zuwendung für den Patienten ersetzen kann. Computergestützte kognitive Rehabilitation ist in einem therapeutischem Gesamtkonzept ein wichtiger Bestandteil, mit dem neue therapeutische und diagnostische Möglichkeiten erschlossen werden.

Computereinsatz in der Rehabilitation hirnverletzter Patienten

W. Gobiet, R. Gobiet, J. Schaper; Hessisch Oldendorf

EINLEITUNG

Nach akuter Hirnschädigung sind komplexe Störungen zu erwarten, die teils isoliert, überwiegend aber auch in Kombination auftreten.

Dies sind vor allem die Trübung des Bewusstseins bis hin zur Bewusstlosigkeit, die Einschränkung der höheren Hirnleistungen wie der Konzentration, des Gedächtnisses, der Aufmerksamkeit, des logischen Denkens, der Wahrnehmung in allen Bereichen, nämlich visuell, akustisch und taktil, der Sprachfunktion im Sinne einer Aphasie oder Dysarthrie, ferner die Störung der Erkenntnis- und Handlungsmöglichkeit (Agnosie/Apraxie) sowie der Möglichkeit zur Verarbeitung und Verknüpfung von Wahrnehmung, des Verhaltens, aber auch der Steuerung des Affektes sowie außerdem eine körperlich begründete Dysfunktion in Form von Einschränkung der Motorik in bezug auf Fein- und Grobmotorik und Koordination, vegetative Störungen der Blutdruckregulation, des Herzrhythmus und der Temperatur, des Stoffwechsels, des Blutzuckers, der Nebennierenfunktion und der Schilddrüse, aber auch des Sinnessystems, wobei vor allem das Gleichgewicht, das Sehen, das Hören und die Empfindungen (sensitiv) betroffen sein können (Tab. 1a, 1b).

Tab. 1a: Symptome der Hirnschädigung

- Bewußtlosigkeit, Bewußtseinstrübung
- höhere Hirnleistungen: Konzentration, Gedächtnis, Aufmerksamkeit, logisches Denken
- Wahrnehmung: visuell – akustisch – taktil
- Sprachfunktionen: Aphasie, Dysarthrie
- Erkenntnis, Handlung: Agnosie, Apraxie
- Verarbeitung – Verknüpfung – Verhalten – Affekt

Tab. 1b: Symptome der Hirnschädigung

- Motorik: Lähmung, Koordination
- vegetativ: Blutdruck, Herzrhythmus, Temperatur
- Stoffwechsel: BZ, Nebennieren, Schilddrüse
- Sinnessystem: Gleichgewicht, Sehen, Hören, Empfindungen (Sensibilität)

Das Ziel der modernen neurologisch-neurochirurgischen Rehabilitation ist es, die Teilhabe am sozialen, schulischen und beruflichen Leben zu ermöglichen durch Wiederherstellen des ursprünglichen Zustandes oder die Vermeidung von Behinderungen.

Dies bedeutet, dass der Betroffene zunächst zu lebenspraktischer Selbstständigkeit gebracht werden muss. Hierzu gehört die Möglichkeit zur Eigenmobilität, zur Selbstversorgung und die angemessene Wiederherstellung der intellektuell-kognitiven Fähigkeiten, der Sprache und des Verhaltens. Im wesentlichen sind dies die Kulturtechniken mit Wiedererwerb des Rechnens, Schreibens und Lesens sowie die Möglichkeit zur Durchführung von objektbezogenen Therapien (Werken) (Tab. 2).

Tab. 2: Lebenspraktische Selbstständigkeit

- Eigenmobilität
- Selbstversorgung
- intellektuell/kognitive Fähigkeiten
- Sprache
- Verhalten

COMPUTEREINSATZ IN DER FRÜHREHABILITATION

Nach dem aktuellen Stand werden verschiedene Rehabilitationsstufen unterschieden. Diese sind abhängig vom Zustand des Patienten sowie seiner Fähigkeit, handlungsorientierte Leistungen in allen Bereichen zu erbringen.

Im Bereich der Frührehabilitation (Behandlungsphase B) soll der Patient durch die oben angeführte Möglichkeit zur lebenspraktischen Selbstständigkeit bei adäquatem Verhalten und einer guten körperlichen und geistigen Leistungsfähigkeit gebracht werden.

Hierzu ist ein multidisziplinäres Team notwendig, welches Krankengymnasten, Ergotherapeuten, Logopäden, Neuropädagogen, Neuropsychologen sowie erfahrene ärztliche, medizinische und pflegerische Mitarbeiter umfasst. Zu diesem Zeitpunkt befindet sich der Patient noch in einem ausgeprägten Krankheitsbild mit deutlichen Bewegungsstörungen, Einschränkung der Wahrnehmung sowie den oben dargelegten neurologischen und körperlichen Ausfällen.

Aus den vielen Einzeluntersuchungen sowie dem von *Frau Dr. Hannelore Kohl* und der Firma Nixdorf/Siemens eingeleiteten und unterstützten Modellversuch zur Frührehabilitation von Patienten nach Schädel-Hirn-Trauma hat sich inzwischen ein breites Spektrum für den therapeutischen und diagnostischen Einsatz der computergestützten Therapie in der neurologischen-neurochirurgischen Rehabilitation ergeben. Inzwischen haben sich sowohl in bezug auf die technische Ausstattung als auch die Indikationsbereiche einige klare Anforderungsrichtungen entwickelt.

Zunächst ist es notwendig, auf die lerntheoretischen Grundlagen einzugehen. Ausgehend vom Krankheitsbild und Leistungsvermögen des Patienten ist es notwendig, die Reduktion der Inhalte in bezug auf Präsentation, aber auch Umfang entsprechend der Situation des Patienten durchzuführen. Ferner müssen adaptierte Lernschritte erfolgen. Diese sind abhängig vom Wahrnehmungs- und Leistungsvermögen des Patienten. Es muss ermöglicht werden, Wiederholungen nach Stunden, Tagen oder Wochen unter Speicherung der Programme durchzuführen. Ferner sind didaktisch aufgebaute Trainingsvorgaben sinnvoll, um den Ablauf zu unterstützen (Tab. 3).

Online muss eine Dokumentation, Auswertung und Korrektur der Ergebnisse für den Therapeuten möglich sein.
Die Steigerung und Steuerung erfolgt nach den erzielten Behandlungs- und Lernfortschritten sowie dem festgelegten Behandlungsziel. Hier wird die intakte Person des Patienten in bezug auf soziales, schulisches oder berufliches Umfeld als Maßstab genommen (Tab. 4).

Tab. 3: Lerntheoretische Grundlagen

- Reduktion der Inhalte
- adaptierte Lernschritte
- Wiederholung: Stunden/Tage/Wochen
- Trainingsprogramme
- Dokumentation, Auswertung und Korrektur online
- Steigerung und Steuerung nach Lernfortschritten und Behandlungsziel

---

Tab. 4: Neuropädagogische Frühförderung

- Zahlen und Buchstaben identifizieren
- basale Rechenschritte
- Wort-Bild-Darstellung
- Erarbeitung der Wort- und Satzebene
- Textaufgaben und Textbearbeitung

COMPUTEREINSATZ IN DER WEITERFÜHRENDEN REHABILITATION

Im Bereich der weiterführenden Rehabilitation ist ein nahtloser Übergang der Inhalte sowie der Präsentation aus dem Bereich der Frührehabilitation zwingend notwendig. Die Programme richten sich jetzt nach dem bestehenden Störungsbild sowie den Behandlungszielen aus. So werden spezifisch schulische Programme angeboten, weiterhin berufsbegleitende Theorie im Bereich des kaufmännischen Rechnens und des Technischen Zeichnens sowie der übrigen handwerklich-technischen Berufe. Zusätzlich soll jeder Patient Wissen über den Umgang mit der EDV vermittelt bekommen. Im Freizeitbereich ist der Zugang zu Internet-Anschlüssen möglich und sinnvoll. Neben speziellen Programmen für den Bereich der Sprachtherapie verfügt die Neuropsychologie über Stützprogramme zur Förderung von Aufmerksamkeit, Gedächtnis, Konzentration, Reaktion, Umstellung und Wahrnehmung, welche zusätzlich zu den Standardprogrammen und den computergestützten testpsychologischen Untersuchungen eingesetzt werden. Ein kontinuierlicher Rückgriff und die Verarbeitung von Daten sind hier selbstverständlich sinnvoll und notwendig.

Tab. 5: Computereinsatz Phase II

- nahtloser Übergang Frührehabilitation
- spezifisch schulisch
- berufsbegleitend
- kaufmännisch
- Stützprogramme:
  Aufmerksamkeit, Gedächtnis, Konzentration,
  Reaktion, Umstellung, Wahrnehmung

= kontinuierlicher Rückgriff und Verarbeitung von Daten

- Technisches Zeichnen
- Neuropsychologie
- Basis-EDV
- Freizeit (Internet)

TECHNISCHE VORAUSSETZUNGEN

Die Anforderungen an die Hard- und Software ergeben sich aus den besonderen Bedürfnissen des vorliegenden Störungsbildes.

Hardware

- Es sind speziell ausgerichtete Sensoren notwendig. Diese müssen auch bei aufgehobener oder stark eingeschränkter Feinmotorik der oberen und unteren Extremitäten zum Einsatz kommen. Hierzu zählen zum Beispiel berührungsaktive Sensoren, Steuerung durch Augenbewegungen, die Atmung oder Kopfdrehungen.
- Die vorhandene Tastatur ist übersichtlich zu halten, benötigt Verzögerungsschaltung sowie klar abgegrenzte Tastenfelder, um den Patienten nicht zu überfordern.
- Der Bildschirm sollte eine ausreichende Schriftgröße mit gutem Auflösungsvermögen bei Farbdarstellung ermöglichen.
- Schrift und Zahlen sowie Graphik sollen klar zur Darstellung kommen und mit kontinuierlicher Größenverstellung einsetzbar sein.

Software

- Bei der Präsentation ist die Möglichkeit zur kontinuierlichen Vergrößerung, Reduzierung in bezug auf Quantität der Aufgaben und der Darbietungen sowie ebenfalls verzögerte Darstellung zu fordern.
- Die Möglichkeit zur Wiederholung online, der Hilfestellung sowie der Adaptation in bezug auf die Fähigkeit des Patienten sind vorzusehen.
- Sonderprogramme ermöglichen die Behandlung von speziellen Defiziten wie der Einschränkung des visuellen, motorischen oder kognitiven Bereiches, ferner von Sprachstörungen.

Das *Programmpaket FF der Frühförderung* besteht augenblicklich aus 67 Programmen mit einer Gesamtgröße von 4.5 MB. Die verwendete Programmiersprache ist Microsoft Quick Basis 4.0. Voraussetzung für den Betrieb ist ein PC mit einer EGA- oder VGA-Karte, einem Farbbildschirm und einer Maus. Von der Softwareseite wird zum Betrieb der Programme das Quick Basis Laufzeitmodul Bone 4.1 EXE benötigt. Alle Programme sind mit Hilfe der Cursortasten problemlos aus einem Hauptmenü heraus abrufbar. Nach Beendigung der jeweiligen Therapieprogramme wird wieder das Hauptmenü aufgerufen.

Nach Anwahl eines Programmes muss der Therapeut die Einstiegsmaske ausfüllen. Hier müssen Parameter wie Einstiegsblock, Zahl der Aufgaben, Eingabeform und Schriftgröße eingegeben werden. Wird in einem Block eine bestimmte Fehlerquote überschritten, erfolgt ein Wechsel in das jeweilige Trainingsprogramm.

Innerhalb der Mathematikprogramme lässt sich diese Struktur in den meisten Fällen einhalten. In den Deutsch- und Allgemeinwissen-Programmen kommen im wesentlichen zwei Verfahren zum Einsatz:

- jeder Block greift auf eine Datei zurück, die 20–30 Aufgaben erhält, es existiert kein Trainingsprogramm
- nur die fehlerhaft bearbeiteten Aufgaben erscheinen in dem nachfolgenden Bearbeitungsdurchgang des Hauptprogramms

Häufig benutzte Methoden sind Wort-, Satz- und Textänderungen, Anagramme, Silben- und Wortumstellungen, Zuordnungen versteckter Wörter sowie verschiedene Multiple-Choice-Formen.

Es wurden spezielle Sensorprogramme ›entworfen‹. Diese Programme erfordern keinerlei Tastatureingaben. Sie werden lediglich über einen Funktionskontakt bedingt. Dies kann eine normale Maustaste, aber auch ein Berührungssensor sein. Das Grundprinzip besteht darin, dass alle für die Programmbearbeitung nötigen Tasten in den Bildschirmfenstern dargestellt werden. Hier hat sich das Programm Sensortext besonders bewährt.

Tab. 6: Computergestützte Therapie

Hardware	Software
• Sensoren • Tastatur • Bildschirm	• Präsentation: vergrößert, reduziert, verzögert, Wiederholung, Hilfestellung, Adaptation
	Sonderprogramme • visuelle, motorische, kognitive Defizite • Sprachstörungen

NK Hess. Oldendorf: täglich 1.490 Therapieeinheiten ~32%

ZUSAMMENFASSUNG

Die Erfahrung hat gelehrt, dass auch geistig und körperlich schwerst eingeschränkte Patienten in der Lage sind, die Aufgaben mit Hilfe eines Computers zu bewältigen. In vielen Fällen konnten wir feststellen, dass bei körperlich extrem behinderten Patienten in dieser frühen Phase die intellektuell-kognitive Therapie nur mit Hilfe des Computers möglich war, da Aufgaben in der üblichen Weise mit Papier und Bleistift nicht durchgeführt werden konnten. Durch die technischen Möglichkeiten der computergestützten Therapie bei Patienten mit schweren komplexen zerebralen Funktionsstörungen erfolgen wichtige Impulse für den Heilungsverlauf. Allerdings darf diese Methode nicht losgelöst, sondern im Rahmen der gesamttherapeutischen Ansätze gesehen werden.

Die computergestützte Therapie nach erworbener Hirnschädigung muß in die therapeutischen Abläufe integriert werden. Sie verfügt über neuropädagogische und neuropsychologische Inhalte, wobei die Technik die gestörte körperliche und psychische sowie psychopathologische Funktion kompensiert. Dies bedeutet, daß frühzeitig und begleitend effektive Therapiemöglichkeiten bestehen. Diese bilden entscheidende Grundlagen für positive Verläufe und erfüllen damit die Erwartungen des Patienten in der neurologischen und neurotraumatologischen Rehabilitation.

LITERATUR

1. Gobiet W: Frührehabilitation nach Schädel-Hirn-Trauma II. Springer, Berlin, Heidelberg, New York 1998
2. Kuratorium ZNS: Forschung und Praxis der Neurologischen Rehabilitation – 10 Jahre Kuratorium ZNS. In-Transfer GmbH, Hamburg 1995

Computergestütztes Training in der Nervenarztpraxis

J. Bohlken, Berlin

EINLEITUNG

Die nichtmedikamentöse Behandlung von Demenzen durch niedergelassene Psychiater und Neurologen spielt in den Standardlehrbüchern und in den Leitlinienempfehlungen der Fachgesellschaften eine eher untergeordnete Rolle. Bei einer Befragung niedergelassener Nervenärzte in Berlin gaben 1999 immerhin 80% der Befragten an, sie würden Ergotherapie oder Hirnleistungstraining für Patienten mit Demenzen verordnen oder sogar in ihrer eigenen Praxis durchführen [1].

In neurologischen Rehabilitationskliniken gehört neuropsychologisch geleitetes, computergestütztes Training zum Therapiestandard. Es gibt verschiedene Studien, die belegen, dass insbesondere in frühen Stadien der Alzheimer Demenz eine kognitive Aktivierung zu messbaren Effekten führt. Problematisch ist hierbei die fehlende Generalisierung der Trainingseffekte und oft die fehlende Alltagsnähe der Trainingsprogramme.

Ich möchte Ihnen hier eine Praxisstruktur vorstellen, die für drei weitere Berliner Nervenarzt-Praxen modellbildend war.

SCHWERPUNKTPRAXIS DEMENZ – WELCHE VORAUSSETZUNGEN?

Wie sehen die Strukturmerkmale für eine Nervenarztpraxis aus, die sich auf die Abklärung und Behandlung von kognitiven Störungen spezialisiert hat?

Es handelt sich dabei vor allem um folgende Störungen:

- F00 Demenz bei Alzheimer'scher Erkrankung
- F01 vaskuläre Demenz
- F02 Demenz bei andernorts klassifizierten Erkrankungen
- F06.7 leichte kognitive Störung

Zur Diagnostik und Behandlung dieser Erkrankungen sind neurologische, neuropsychologische, gerontopsychiatrische, sozio- und psychotherapeutische Kenntnisse notwendige Voraussetzung. Um sowohl den fachlichen Schwerpunkt als auch die Versorgungskontinuität zu gewährleisten, ist eine neurologische und psychiatrische Facharztqualifikation erforderlich. Neben speziell fortgebildeten Arzthelferinnen sind 1–2 halbe Stellen mit Ergotherapeuten zu besetzen. Zur diagnostischen Abklärung sind sämtliche apparativen Ausstattungsmerkmale einer neurologischen Praxis wie Labor, EEG, EMG, Doppler/Duplex nötig. Unverzichtbar sind entsprechende psychologische Testprogramme und leicht erreichbare bildgebende Diagnostik (CCT/MRT). Zur Behandlung sind ein entsprechendes Medikamentenbudget für die in der Regel teuren Antidementiva, ergotherapeutische Behandlungsmaterialien, Hardware und Software für PC-gestütztes kognitives Training notwendig (Tab. 1). Der Raumbedarf liegt bei mindestens 140 m^2.

Tab. 1: **Strukturqualität Schwerpunktpraxis Demenz**

Personal	Technik
• 2 Ärzte	• Labor
Schwerpunkte:	• EEG
- neurologisch	• EMG
- neuropsychologisch	• Doppler
- gerontopsychiatrisch	• Duplex
- psychotherapeutisch	• ortsnah: CCT/MRT
• 1 Weiterbildungsassistent	• psychologische Testprogramme
• 1–2 Ergotherapeuten	• ergotherapeutisches Material
- Hirnleistungstraining	• PC-gestützte Trainingsprogramme
- Testpsychologie	
• 2–3 Arzthelferinnen	
• ortsnahe Sozialstation	

Im Rahmen dieser Praxisstruktur wird ein Teil der Patienten konsiliarisch zur diagnostischen, insbesondere testpsychologischen Abklärung gesehen, ein anderer Teil, sofern die Störungen einen bestimmten Schweregrad nicht überschreiten (z. B. MMST <23), wird im Rahmen eines Gesamtbehandlungsplans dem PC-gestützen Hirnleistungstraining durch die Ergotherapeuten innerhalb der Praxis zugewiesen.

BESONDERE BERLINER SITUATION

Warum kann in Berlin eine derartige Struktur betriebswirtschaftlich überleben? Aufgrund besonderer Bedingungen der Berliner Kassenärztlichen Vereinigung – nur wenige Berliner Nervenärzte rechnen ergotherapeutische Leistungen ab, dadurch zweigipflige Verteilung der Punktzahlwerte im Zusatzbudget (vgl. EBM vom 1.7.1999 S. 30f) – ist es möglich, dass in unserer Praxis 1999 1,5 Ärzte mit 900 Scheinen im Quartal ein praxisintern erbringbares ergotherapeutisches Budget in Höhe von etwa 9.000 € pro Quartal erhalten haben.

Folgende Kosten sind mit diesem Umsatz zu verrechnen:
Investitionskosten für zwei PC-gestützte Trainingsplätze sowie einen PC-gestützten Testplatz inklusive Hardware/Software und Möblierung in Höhe von 12.000–20.000 €. Die laufenden Kosten für Personal und Miete sind mit 2.000–3.000 € zu veranschlagen, so dass ein monatlicher Gewinn von mindestens 500 € zu erzielen ist.

TRAININGSDURCHFÜHRUNG UND ERGEBNISQUALITÄT

Nach einer Aufbauphase in den Jahren 1995 bis 1997 wird gegenwärtig das computergestützte, fachärztlich und ergotherapeutisch betreute kognitive Training bei den dafür medizinisch geeigneten Patienten im Rahmen eines Gesamtbehandlungsplans durchgeführt.

Es reiht sich ein in einen Versorgungskanon von Angeboten wie: medikamentöse Behandlung, regelmäßige psychiatrische und auch psychotherapeutische Gesprächskontakte, Angehörigenbetreuung, Kontakte zur Sozialstation, zur Krankengymnastik, zur Logopädie und zu anderen ärztlichen Mitbehandlern, insbesondere dem Hausarzt.

Ziel des kognitiven Trainings ist, das zuvor testpsychologisch identifizierte Störungsmuster gezielt zu verbessern. Deshalb werden vor und nach der Behandlung neben der psychiatrischen und neurologischen Eingangsdiagnostik folgende testpsychologische Verfahren durchgeführt:

1. Die Depressivitätsskala (v. *Zerssen*) zur Einschätzung der depressiven Gestimmtheit.
2. Aus der Aufmerksamkeitstestbatterie (TAP) von *Fimm* und *Zimmermann* die tonische und phasische Alertness zur Einschätzung von Aufmerksamkeitstörungen.
3. Aus der TAP das Arbeitsgedächtnis Stufe 1 und 3, aus dem Wiener Testsystem die Corsi-Blockspanne und die Merkfähigkeitsaufgabe des IST (Intelligenzstrukturtest nach *Amthauer*) zur Abschätzung der Gedächtnisleistungen.

Aus Gründen der Effektivität und der medizinischen Qualität haben wir uns bei der computergestützten Behandlung auf Gedächtnis- und Aufmerksamkeitsstörungen beschränkt. Zerebrale Sehstörungen, Neglect, Sprach- und Sprechstörungen, Apraxien, ausgeprägte Frontalhirnsyndrome, exekutive Störungen müssen diagnostisch unbedingt berücksichtigt werden. Für die Behandlung in dem hier vorgestellten Rahmen sind diese Störungen aber nicht geeignet.

Tab. 2: Ablauf des PC-gestützten Trainings

Testung T1	18 Trainigseinheiten 3-stufig:	Testung T2
• ton./phas. Alertness (TAP)	• Aufmerksamkeit (1–6)	wie T1
• Corsi IST-Merken AG 1/3 (TAP)	• Gedächtnis (7–12)	wie T1
• DS-Skala	• Strategie/Kompensation (13–18)	wie T1

Das Training umfasst 20 Einheiten. Zu Beginn und am Ende wird die kleine Testbatterie durchgeführt. Das eigentliche Training besteht aus drei Abschnitten (Tab. 2).

Im ersten Abschnitt wird die Aufmerksamkeitsleistung der Patienten trainiert. Dem Patienten wird erläutert, dass es bei vielen Tätigkeiten des alltäglichen Lebens, wie zum Beispiel beim Einkaufen oder beim Gespräch in der Familie, wichtig ist, die Aufmerksamkeit auf die gerade geführte Tätigkeit zu lenken. Nur dann werden Einkäufe vollständig erledigt oder Gepräche sinnvoll geführt. Benutzt werden PC-gestützte Aufgaben des Trainingsprogramms Cogpack.

Die Patienten erleben, wie sie durch Üben die gestellten Aufgaben besser bewältigen. Nachdem die Aufmerksamkeitsleistungen verbessert wurden, wenden wir uns in den folgenden sechs Therapiesitzungen der Gedächtnisleistung zu. Hier erlebt der Patient, dass Leistungsreserven durch regelmäßiges Üben aktiviert werden können. Schließlich wird jedoch in diesem Abschnitt deutlich, dass Kompensationsstrategien erforderlich sein können, um die Gedächtnisaufgaben besser bewältigen zu können.

In den verbleibenden sechs Therapieeinheiten werden deshalb mit Hilfe der Ergotherapeutin kompensatorische Gedächtnisstragien entwickelt, die im Einzelfall auch die besonderen Alltagsprobleme des jeweiligen Patienten mit einbeziehen. Nach Abschluss des Trainings wird die Eingangstestung wiederholt. Somit sind Aussagen darüber möglich, ob sich Zustandsänderungen hinsichtlich der depressiven Klagsamkeit, der Aufmerksamkeitsleistungen und der Gedächtnisleistungen ergeben haben.

Im zweiten Halbjahr 1999 wurde bei 47 Patienten mit kognitiven Störungen das vollständige Trainingsprogramm durchgeführt. Für die Verbesserung der Leistungen in den einzelnen Tests wurden folgendermaßen Punkte vergeben:

- keine Änderung oder Verschlechterung = 0 Punkte
- geringe positive Veränderung (Prozentrangdifferenz <5) = 1 Punkt
- merkliche positive Veränderung (Prozentrangdifferenz >5) = 2 Punkte

Bei sechs Testvariablen konnte insgesamt ein Punktwert von maximal zwölf Punkten erreicht werden.

Alle 47 Patienten wiesen entweder Gedächtnis- oder Aufmerksamkeitsstörungen auf; 17 Patienten mit einem Durchschnittsalter von 63 Jahren litten zusätzlich an einer zerebrovaskulären Erkrankung; 14 Patienten mit einem Durchschnittsalter von 61 Jahren litten an einer anderen Erkrankung des Zentralnervensystems, und bei 16 Patienten mit einem MMST zwischen 25 und 28 Punkten und einem Durchschnittsalter von fast 70 Jahren bestand die Verdachtsdiagnose einer beginnenden Demenz.

Tab. 3: Ergebnisqualität PC-gestützten Trainings

kognitive Störung bei:	unverändert (0–1)	besser (2–4)	merklich besser (5–12)
beginnender Demenz/F06.7 (MMST 25-28) n=16	1	8	7
vaskulär bedingt (z. B. Insult) n=17	1	6	10
anderweitig neurologisch bedingt (z. B. Parkinson) n=14	4	6	4
gesamt n=47	6	20	21

Sowohl bei den Patienten mit zerebrovaskulären Erkrankungen als auch bei jenen, bei denen der Verdacht auf eine beginnende Demenz bestand, ergaben sich bei nahezu der Hälfte der Patienten merkliche Verbesserungen hinsichtlich der Testleitungen. Im Vergleich dazu schnitt die neurologische Vergleichsgruppe schlechter ab (Tab. 3).

Mit diesen Ergebnissen soll nicht die Wirksamkeit des Trainings für funktional wichtige, alltagsrelevante Fähigkeiten belegt werden. Es soll vielmehr gezeigt werden, dass die in der Ergotherapie und in neurologischen Reha-Kliniken eingeführten Trainingsverfahren qualitätsgesichert im Rahmen eines Gesamtbehandlungsplans in Nervenarztpraxen durchführbar sind.

Die Übertragbarkeit der Berliner Situation auf andere KV-Bezirke erscheint mir sehr eingeschränkt. Die Praxisinhaber müssen deshalb nach anderen Strategien suchen. Folgende Stichworte können zum Hinweis dienen: Modellprojekte gem. SGB V anstreben, Finanzierung über Privat-Patienten und Berufsgenossenschaften nutzen, IGEL-Leistungen anbieten, Kooperationsgemeinschaften mit Ergotherapiepraxen unter einem Dach anstreben.

Darüber hinaus sollte im neuen EBM gewährleistet sein, dass ergotherapeutische und andere Heilmittelleistungen in Schwerpunktpraxen erbracht und abgerechnet werden können, neuropsychologische Leistungen müssen integrierbar sein, und schließlich sollten die rein neurologischen Fachärzte die Möglichkeiten haben, verhaltensneurologische Leistungen abzurechnen.

Schließlich erfordert die Kritik an den bisher auf dem Markt befindlichen computergestützten Trainingsprogrammen eine Orientierung der Softwareentwickler auf eine größere Alltagsnähe der Programmstrukturen. Besonders wichtig ist hier die Möglichkeit der Individualisierung der Übungsprogramme, um auf die besonderen Probleme und Störungen des jeweiligen Patienten gezielt eingehen zu können [2].

LITERATUR

1. Bohlken J: Psychotherapeutische Strategien bei Demenz. Neurotransmitter Sonderheft 1/99, 1999; 16-22
2. Hofmann M, Berner C, Müller-Spahn F: Interaktives Computertraining bei Alzheimer-Patienten. Nervenheilkunde 2001; 104-107
3. Oswald WD, Rödel G (Hrsg): Das SIMA-Projekt: Gedächtnistraining – Ein Programm für Seniorengruppen. Hogrefe, Göttingen 1995

Nutzung von »Virtual Reality« für die kognitive Rehabilitation

F. Schulze, P. Weber; Magdeburg

BEGRIFFSBESTIMMUNG »VIRTUAL REALITY«

»Virtuelle Realitäten« sind vom Computer generierte künstliche Welten, an denen der Mensch über bestimmte Schnittstellen teilhaben kann. Diese künstlichen Welten sind vom Computer erzeugte (dreidimensionale) Bilder, in denen man frei navigieren, das heißt »sich bewegen« kann. Der räumliche Eindruck der virtuellen Welt kann durch (lokalisierbare) Tonquellen verstärkt werden.

Aber es kommt nicht nur darauf an, eine fertige, unveränderbare Welt zu präsentieren, einzelne Objekte innerhalb der berechneten Welt müssen manipuliert werden können. Türen müssen sich öffnen und schließen, Gegenstände müssen benutzt werden können, der Benutzer muss mit der Welt interagieren.

Dabei muss man den Begriff »Virtual Reality« etwas abgrenzen gegen den VR-Begriff, der von Hollywood-Filmen oder Computerfreaks geprägt wurde. Es handelt sich nicht um avantgardistische bunte Traumwelten, um Welten, in deren Komplexität man sich verliert. Auch kann die Realität nicht »bis ins Detail« nachgebaut werden. In der kognitiven Rehabilitation werden virtuelle Realitäten verwendet, die bewusst in ihrer Komplexität reduziert sind.

WARUM »VIRTUAL REALITY« IN DER KOGNITIVEN REHABILITATION?

An moderne softwaregestützte Verfahren zur kognitiven Rehabilitation werden mit wachsenden Möglichkeiten der Computertechnik immer höhere Anforderungen gestellt.

Die Adaptivität der Verfahren soll verbessert werden, die Schwierigkeit der Aufgaben muss sich automatisch an das Leistungsniveau des Patienten anpassen.

Es muss ein besserer Realitätstransfer des Trainings erreicht werden, am Computer gelerntes Vorgehen muss sofort im täglichen Leben genutzt werden können.

Letztendlich ist das Training meist lang andauernd und ermüdend. Deshalb muss der Abwechslungsreichtum der Verfahren erhöht werden, und die Verfahren müssen einen höheren Aufforderungscharakter bekommen.

All diese Forderungen können letztendlich nur mit neuen Technologien erfüllt werden, wie sie die VR-Technologie darstellt.

VORTEILE VON »VIRTUAL REALITY«

»Virtual Reality« hat nicht nur die Vorteile einer modernen Computertechnologie und verbessert herkömmliche computerbasierte Trainingsverfahren, es werden auch vollkommen neue Trainingsmöglichkeiten erschlossen.

So kann z. B. gegenüber dem Training in realen Umgebungen die Anzahl der Stimuli für den Patienten auf das zur Behandlung nötige Maß reduziert werden. Damit wird es einfacher, unter realitätsnahen Bedingungen die Aufmerksamkeit auf bestimmte Handlungen zu fokussieren, eine Reizüberflutung kann vermieden werden. Es können Reize eingesetzt und Situationen simuliert werden, die in der Realität nicht realisierbar sind.

Die Verwendung von virtuellen Umgebungen ermöglicht es, »peinliche Situationen« in der Öffentlichkeit zu vermeiden. Der Patient kann z. B. den Einkauf oder den Besuch in einem Café üben, ohne das Behandlungszimmer und seine gewohnte Umgebung zu verlassen. Korrekturvorschläge des »objektiven« Computers werden eher akzeptiert als kritische Anmerkungen der Betreuer oder Mitmenschen.

Der Trainingseffekt unter VR-Bedingungen ist viel stärker als bei herkömmlichen Methoden. Der Patient ist bei allem, was er am Computer tut, nicht »außenstehender Beobachter«, er wird in die Trainingsumgebung einbezogen. Lösungen von Aufgaben verlaufen nicht mehr geradlinig, es gibt verschiedene Lösungswege, eine höhere Kreativität wird verlangt.

Nicht zuletzt ist das Training in virtuellen Umgebungen auch bei eingeschränkter Mobilität möglich. Der Patient bewegt sich durch eine künstliche Stadt, ohne seinen Stuhl zu verlassen.

EINSATZMÖGLICHKEITEN VON »VIRTUAL REALITY«

Die Nutzung von »Virtual Reality« in der kognitiven Rehabilitation steckt noch in den Kinderschuhen. Im Moment befinden sich VR-Trainingsverfahren in folgenden drei Anwendungsgebieten in der Entwicklung:

- Training der räumlichen Vorstellung und von Raumoperationen,
- Training von räumlicher Orientierung,
- experimentelles Lernen in virtuellen Umgebungen.

TRAINING DER RÄUMLICHEN VORSTELLUNG UND VON RAUMOPERATIONEN

Die visuell-räumliche Wahrnehmung ist ein Bestandteil von elementaren Sehleistungen. Diese visuellen Raumwahrnehmungsleistungen wie Abstands-, Positions- und Winkelschätzungen sowie die Wahrnehmung visueller Hauptraumachsen sind mit herkömmlichen Mitteln noch relativ leicht trainierbar.

Im Unterschied dazu verlangen räumlich-konstruktive Leistungen eine manuell-konstruktive Komponente unter visueller Kontrolle. Mentale Rotationen sollen ausgeführt und kontrolliert mit beliebigen Körpern nachvollzogen werden.

Einfache und auch komplexe räumliche Körper lassen sich mit heutigen Technologien relativ leicht räumlich darstellen. Für das Therapiesystem RehaCom der Firma HASOMED GmbH wird gerade ein Therapieverfahren entwickelt, das diese Vorgehensweise benutzt.

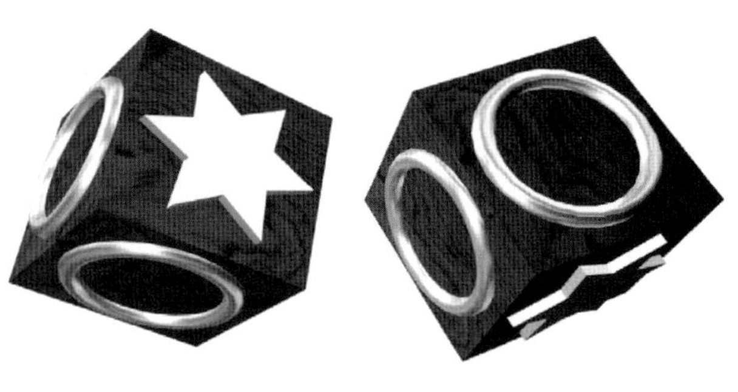

Abb. 1: Zwei Würfel sollen miteinander verglichen werden. Eine endgültige Aussage, ob die Würfel identisch sind, ist erst zu treffen, nachdem man sich beide Würfel »von hinten« angesehen hat.

Ein dreidimensionales Objekt muss mit einer Auswahl nebenstehender Objekte verglichen werden, Gleichheit oder Ungleichheit muss festgestellt werden. Alle dargestellten Objekte sind räumlich zu drehen, so dass die Eigenschaften der Objekte sowohl auf der Vorderseite als auch auf der Rückseite verglichen werden können. Alle Darstellungen können an einem normalen Computermonitor mittels Spezialbrille in räumlicher Tiefe betrachtet werden.

TRAINING DER RÄUMLICHEN ORIENTIERUNG

Beim Training der räumlichen Orientierung wird ein grundlegendes Problem in der Frührehabilitation behandelt, das Merken und Finden von Wegen.

Diesen Patienten fällt es schwer, kleinste räumliche Zusammenhänge zu erfassen und sich entsprechend zu orientieren.

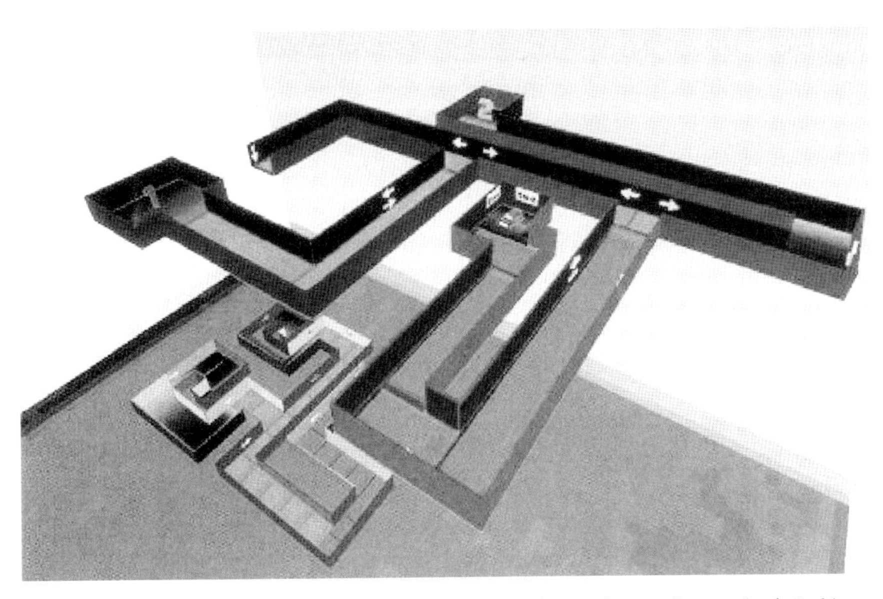

Abb. 2: Ein Labyrinth zum Training von räumlicher Orientierung (von außen gesehen). Farbige Pfeile an der Wand geben Hilfestellung bei der Wegfindung.

Durch die Möglichkeiten der VR kann die räumliche Orientierung bereits in einem sehr frühen Stadium geübt werden. Noch im Krankenbett kann die Orientierung in der Klinik trainiert werden. Dann später noch in der Klinik die Orientierung in der eigenen Stadt.

Dazu müssen natürlich dreidimensionale Modelle der betreffenden Klinik oder Stadt zu Verfügung stehen. Da in den nächsten Jahren die Erstellung konkreter wirklichkeitsnaher virtueller Umgebungen noch sehr aufwendig sein wird, muss das Training in nächster Zeit vor allem auf Strategievermittlung abzielen. Erst mit Entwicklung neuer Technologien wird es möglich sein, jede Klinik/jede Stadt virtuell zum Training zur Verfügung zu stellen.

EXPERIMENTELLES LERNEN IN VIRTUELLEN UMGEBUNGEN

Das Ziel jeder rehabilitativen Maßnahme muss es sein, den Patienten auf ein weitgehend selbstständiges Leben nach dem Klinikaufenthalt vorzubereiten. Dazu müssen alltägliche Vorgänge und Handhabungen immer wieder trainiert werden.

Oft ist es schwierig, den Patienten sofort in reale Situationen zu reintegrieren. Zum einen ist mit Akzeptanzproblemen der Umwelt zu rechnen. Andererseits ist die Mobilität der Patienten eingeschränkt.

Mittels »Virtual Reality« ist es möglich, die Umwelt zum Patienten zu bringen und auf diesen konkret zuzuschneiden. Die Komplexität der Vorgänge kann auf das nötige Maß eingeschränkt werden, ohne einen zu geradlinigen Weg vorzugeben.

So ist eine virtuelle Welt denkbar, in der mehrere Orte über ein Transportsystem miteinander verbunden sind. Denkbare Orte sind:
- eine häusliche Umgebung
- ein Supermarkt
- ein Café

DAS VIRTUELLE HAUS

In einem virtuellen Haus können alle grundlegenden Handhabungen des täglichen Lebens trainiert werden. Die zu trainierenden Aufgaben beginnen mit der Körperpflege im Bad, dem korrekten Anlegen von Kleidung, reichen bis zu Handhabungen in der Küche (Abb. 3), der Zubereitung von Mahlzeiten, der Bedienung von technischen Geräten. Zuletzt kann der Weg in die virtuelle Kaufhalle geplant werden, vom Erstellen einer Einkaufsliste bis zum Studium des Busfahrplans und der Beachtung der korrekten Abfahrtszeit.

DER VIRTUELLE SUPERMARKT

Der Einkauf in einem Supermarkt ist eine komplexe Tätigkeit. In einem virtuellen Supermarkt können alle Tätigkeiten geübt werden, vom Einprägen und Abarbeiten der Einkaufsliste über die Suche und die korrekte Auswahl der zu kaufenden Artikel bis hin zum Umgang mit Geld an der Kasse (Abb. 4).

DAS VIRTUELLE CAFÉ

Eine andere mögliche Umgebung ist ein virtuelles Café (Abb. 5). Hier kann das Verhalten in der Öffentlichkeit geübt werden. Folgende Trainingsmodi sind denkbar:
- Auswahl und Entscheidung über die Bestellung von Speisen und Getränken
- Kommunikation mit Bedienung und anderen Gästen
- Bezahlung (Umgang mit Geld)
- Benehmen (Tischsitten und Etikette)
- Toilettenbenutzung
- Umgang mit Alkohol

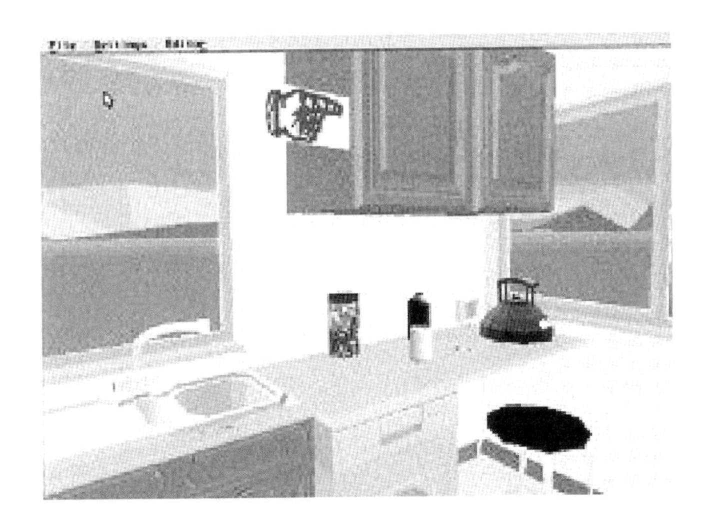

Abb. 3:
virtuelle Küche
(VIRART-Projekt)

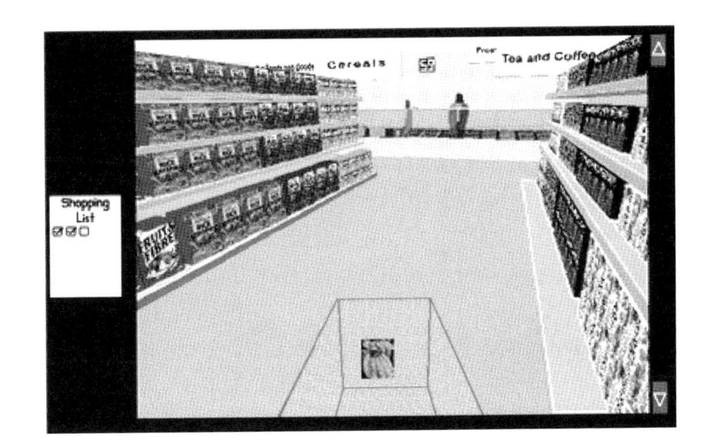

Abb. 4:
Einkaufen im virtuellen Supermarkt
(VIRART-Projekt)

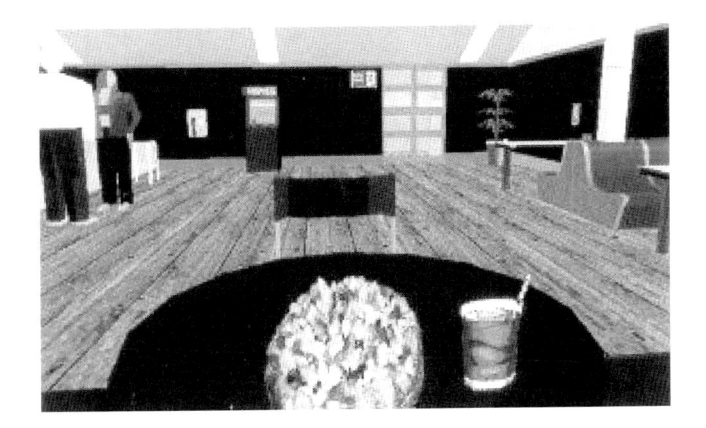

Abb. 5:
Das virtuelle Café
(VIRART-Projekt)

ENTWICKLUNGEN IN DEUTSCHLAND

Nachdem wir die vielen Möglichkeiten des Einsatzes von »Virtual Reality« zum Training kognitiver Funktionen betrachtet haben, stellt sich die Frage: »Wie steht es mit der Umsetzung dieser Ideen in Deutschland?«

Leider muss festgestellt werden, dass das Thema »Einsatz von VR in der kognitiven Rehabilitation« in Deutschland bisher kaum verfolgt wird. Andere Europäische Staaten wie England und Italien und insbesondere die USA haben einen großen Vorsprung auf diesem Gebiet.

Alle gezeigten Beispiele sind vom »Virtual Reality Applications Research Team« (VIRART) in Nottingham, England, erarbeitetet worden. Allerdings muss auch hier festgestellt werden, dass es sich dabei erst um Machbarkeitsstudien handelt. VR-Methoden befinden sich noch nicht in der breiten Anwendung.

In Deutschland arbeitet im Moment die VR-Systems GmbH mit dem VIRART-Team an der marktgerechten Aufbereitung der vorbereiteten VR-Umgebungen zum Einsatz im Therapiesystem RehaCom der HASOMED GmbH.

PROBLEME UND LÖSUNGEN

Allerdings ergeben sich immer noch eine Reihe von Problemen, die den verbreiteten Einsatz von »Virtual Reality Systemen« in der kognitiven Rehabilitation behindern. So ist im Moment die Hardwarequalität der zu verwendenden Geräte zu beschränkt. Die Geräte sind immer noch nicht gut genug zum Einsatz am Patienten. Außerdem stellt der sehr hohe Aufwand bei der Erstellung virtueller Umgebungen die Entwickler immer wieder vor Probleme. Hier werden in Zukunft einfachere Editoren Unterstützung bringen.

Ein weiteres Problem ist die Interaktion mit virtuellen Umgebungen. Eine sprachliche Kommunikation mit technischen Systemen ist noch nicht weit genug fortgeschritten, die »natürliche Bewegung« in virtuellen Umgebungen ist problematisch, es muss ein vollkommen neues Patienteninterface entwickelt und erprobt werden.

So wird es auch in näherer Zukunft keine »vollvirtuellen« Umgebungen für Patienten geben. Das Handling ist zu kompliziert, schon »Normalpersonen« müssen die Bedienung solcher Umgebungen über VR-Helm lange üben.

Im Moment sehen wir für Patienten »Desktop-VR« als Mittel der Wahl. Dabei werden dreidimensionale Modelle und Umgebungen auf dem Bildschirm mit der Maus (oder noch einfacheren Bedienelementen) bedienbar/begehbar. Schon mit einer einfachen Stereo-Brille (Preis unter 50,- €) kann räumliche Tiefe erzielt werden.

Sprachverarbeitung – Stand der Entwicklung und Nutzenpotentiale

K. W. Lindenbeck, Bonn

EINLEITUNG

Die Spracheingabe, die Sprachbearbeitung und die Sprachausgabe werden in der nächsten Zeit Impulse aus Entwicklungen erhalten, deren Zielsetzungen völlig andere Produktbereiche ansprechen. Im folgenden werden einige dieser Entwicklungen skizziert. Aufgrund ihrer Möglichkeit, für einen größeren Markt in höheren Stückzahlen preisgünstiger zu produzieren, wurden überwiegend Produkte größerer Firmen berücksichtigt.

WELCHEN AUFGABENSTELLUNGEN MÜSSEN DIE SYSTEME GERECHT WERDEN?

Die Behandelnden wollen

- diagnostizieren
- therapieren
- rehabilitieren
- in den Beruf reintegrieren
- schulen
- informieren

Die Patienten möchten darüber hinaus

- uneingeschränkt teilhaben an unserer Kommunikations- und Wissensgesellschaft,
- sie wollen sich unterhalten, sie wollen telefonieren, im Internet surfen, E-Business abwickeln, schreiben und vieles mehr.

Für die Applikationen des ersten Teiles existieren hochqualifizierte, auf die Patientenerfordernisse zugeschnittene Spezialprogramme. Die Programme des Patienten-Wunschkataloges stehen uns bereits heute in guter Qualität zur Verfügung, ob dies ausreicht, sollen die folgenden Ausführungen zeigen.

DREI BEISPIELE, DREI EINZELSCHICKSALE

1. Ein junger Mann, schwerstbehindert im Artikulieren und in der Motorik seiner Hände und Finger, will sein Abitur machen.
2. Ein erblindeter Systemspezialist will in seinem Beruf weiterarbeiten.
3. Ein Armamputierter will normal arbeiten können.

In all diesen Fällen liegen die großen Probleme im Zugriff zum System, an der Schnittstelle zwischen Mensch und Maschine
1. zur unmittelbaren Systemsteuerung
2. zur Eingabe von Daten zur anwendungsbezogenen Verarbeitung

Die Spracheingabe wäre in diesen drei Patientenbeispielen das ideale Eingabe- und Steuerungsmedium.

Doch *im Falle des sprachbehinderten jungen Mannes* reichen das Artikulationsvermögen und die leise Ansprache nur bedingt, um mit dem System zu arbeiten.

Im 2. Fall wird blind über die Normaltastatur und über die Spracheingabe gesteuert. Die gesprochene Texteingabe wird im Fließtext mit den heute üblichen Schreibgeschwindigkeiten und Trefferquoten umgesetzt, welche nur mäßig zufriedenstellend sind. Ein echter Dialog ist unmöglich, da die Spracheingabe durch die ständige Sprachausgabe des Systems behindert wird. Die Sprachausgabe klingt zudem auf Dauer unangenehm synthetisch, störend zum Beispiel bei langdauernden Internetrecherchen.

Eine verbale, beschreibende Sprachausgabe von Bildern aus dem Internet ist z. Z. nicht zu erwarten. Und letztlich: Wie erreichen den Sehbehinderten die Systemwarnungen und -meldungen; wie kann er Systemhänger oder gar Abstürze registrieren, um darauf zu reagieren?

Vielleicht ergibt in diesem Fall der Einsatz eines blindengerechten Flächendisplays erste verwertbare Ansätze. Die ersten Muster mit 256 ertastbaren Pixeln lassen hier Möglichkeiten erkennen, die weit über das Lesen von Zeichen hinausgehen, z. B. das Erfassen eines Dokumenten-Layouts oder das sofortige Erkennen eines inaktiven Bildschirmes bei Systemstörungen.

Der dritte Behinderte bedient mit den Zehen eine Normaltastatur. Die Spracheingabe und die Sprachverarbeitung sind durch den Einsatz eines leistungsschwachen Laptops aber nur unbefriedigend.

In den vorgenannten Fällen, und das erscheint mir typisch für viele Behandlungsszenarien, ist die Spracheingabe das große Problem.

NEUE ENTWICKLUNGEN

»Die Zukunft soll man nicht voraussehen, sondern möglich machen.«
(Saint-Exupéry)

Ich berichte im wesentlichen über reale Entwicklungstendenzen, über Evolutionen, die wir sicher erwarten können. Das heißt aber nicht, dass ich nicht auch Visionen ansprechen werde, deren systemtechnische Machbarkeiten jedoch außer Zweifel stehen.

Die vorhandenen Spracheingabe- und Spracherkennungssysteme sind für den breiten Konsumenten-Markt geschrieben, die allgemeinverfügbaren Sprachbearbeitungsprogramme mit einem Wortschatz von mehr als 60.000 Worten, die Steuerungsprogramme mit dem gerade notwendigen Sprachthesaurus zur Bedienung des Equipments wie PC, Organizer, Handy, Automobil- oder Haustechnik. Beiden Spracherfassungssystemen sind die Sprachmuster von 5-6.000 Sprechern unterlegt. Die Wort-Trefferquote liegt bei 95%. Die menschliche Fehlerrate ist jedoch um eine Größenordnung besser. Die kommerziellen Übersetzungsprogramme arbeiten überwiegend mit syntaktischer Transfertechnologie, Dolmetschersysteme sind noch in der Forschungspipeline. In großen internationalen Konsortien, wie der SPEECOM in Europa, werden die entsprechenden Language Ressources entwickelt.

Die Bereiche rund um das Mobiltelefon, um den persönlichen Organizer, den PDA und vor allem um das Automobil werden Anforderungen stellen, die die Spracheingabesysteme entscheidend vorwärtstreiben. Störgeräusche und Gesprächsfetzen, die nicht der Steuerung des Systems dienen, müssen in diesen Anwendungsszenarien konsequent unterdrückt bzw. gefiltert werden. Die Spracherkennung mit einer Trefferquote von größer 98%, wie sie heute bereits erkennbar ist, wird nicht ausreichen, um Funktionen in einem Automobil, auch wenn sie nicht sicherheitsrelevant sind, zu steuern. Stellen Sie sich vor, Sie wollen im Regen Ihr Abblendlicht einschalten. Sie sagen: »Abblendlicht ein«, und das Schiebedach geht auf. Ich kann mir auch nicht vorstellen, dass Herr Niederbayer, der sich in Hamburg ein Auto mietet, dieses nicht dann in der ihm gewohnten Weise mit Sprachsteuerung nutzen kann. Diese Fahrzeuge wären nicht zu verkaufen.

Hier können wir kurzfristig große Fortschritte und Leistungsschübe erwarten. Aber auch diese Systeme werden standardmäßig vortrainiert sein. Der Trainingsaufwand, auch für den Sprachbehinderten, wird mit Sicherheit aber sehr viel geringer und die Trefferquote deutlich höher.

Ein weiterer Entwicklungsschub wird ebenfalls aus dem Handy-Umfeld zu erwarten sein: das sprachgesteuerte Surfen im Internet, welches jetzt bereits in ersten Anfängen von Netzprovidern angeboten wird. Für dieses riesige Anwendungsfeld muss die Worttrefferquote signifikant verbessert werden, und neben der alpha-numerischen Sprachausgabe muss es eine verbale Beschreibung von Graphik- und Bildinhalten geben. Und dieser Markt akzeptiert nur, was einfach und zielführend zu bedienen ist, was kostengünstig ist und was im Dialog mit dem System ohne große Wartezeit schnell erreicht werden kann.

ZUSÄTZLICHE ANFORDERUNGEN

Der Weg zur natürlichen Nutzerschnittstelle ist heute ein großes Thema, gerade in den vorgenannten Anwendungsbereichen. Neben den Eingaben über das gesprochene Wort oder konventionell über die Tastatur werden optische Wahrnehmungen erfasst; d. h. Kameras oder Sensoren erkennen und interpretieren Bewegungen, z. B. den Fingerzeig auf eine Schaltfläche oder Taste, oder sie erkennen Augenbewegungen und steuern wunschgemäß. Aber auch die Erfassung und Deutung von Lippenbewegungen sollen helfen, die Worterkennung zu verbessern.

Der nächste große Schritt zur Vereinfachung der Schnittstelle zwischen Mensch und Maschine ist dann die multimediale Ein- und Ausgabe, in der eine Brille das Display ersetzt und die mit allen medialen und physischen Möglichkeiten die interaktive Kommunikation mit dem System zulässt. Hierzu ein Zitat aus einer Vorstandsunterrichtung:

»Aufgrund von Sprach-, Gestik- und Mimikerkennung werden die Geräte und Anwendungen immer leichter bedienbar. Software-Agenten werden die Vorlieben ihrer Benutzer kennen und einen Weg durch den Datendschungel weisen.«

Diese multimedialen Unterstützungen finden bereits heute in militärischen Systemen Anwendung, wo unter großem Zeitdruck und hohem physischen Stress sehr viele Wahrnehmungen und Entscheidungen dem System mitgeteilt werden müssen. Es wird nicht lange dauern, bis diese Entwicklungen Einzug in die Bereiche unseres täglichen Lebens halten und gerade unser Thema »Computer helfen heilen und leben« nachhaltig und positiv verändern werden.

In den 70er Jahren, zur Hoch-Zeit des Kalten Krieges, haben sich die Geheimdienste ihre Informationen vorwiegend aus dem Äther beschafft. Das technische Equipment hierfür war gigantisch – und ist es für einige Dienste im Ausland noch heute. Das Verfahren, damals wie heute, ist unverändert. Die erreichbare Menge von Daten und Nachrichten wird nach Worten durchsucht, die erwarten lassen, dass die zu übermittelnde Information von Bedeutung ist. Mit dem Erkennen eines solchen Schlüsselbegriffes wird dann dieser gesamte Kommunikationsverkehr aufgezeichnet. Abgesehen von den logistischen, organisatorischen und technischen Problemen, die sich aus dem riesenhaft angestiegenen Kommunikationsaufkommen ergeben, liegen die großen Schwierigkeiten in der Spracherkennung und in der Sprachverarbeitung.

Das heutige Bedrohungsszenario spielt sich in Regionen ab, deren Sprachen und Dialekte nicht mehr zum Standardrepertoire gehören, deren semantische Erfassung nur im Kontext mit dem Wissen um diese Kulturkreise möglich ist. Es werden daher kurzfristig Systeme benötigt, welche eine sehr hohe Worttrefferquote auch bei schlechter Sprachqualität und in uns fernliegenden Sprachen haben. Übersetzungsprogramme, die vom Nutzer keine Fremdsprachenkenntnisse mehr erwarten, wären dann das nächste, aber auch das dringlichste Ziel.

Von diesen Entwicklungen wird, wenn auch zeitversetzt, vieles den Zugang zu unseren Anwendungen finden. Auch im Umgang mit Asylbewerbern könnten Spracherkennungsprogramme hilfreich sein. Der Innenminister fordert:

»Weil Asylbwerber bisweilen ihre Pässe wegwerfen, sollen Sprachaufzeichnungen Sprachanalysen möglich machen, die die Herkunft klären und den Sicherheitsbehörden und der Polizei die Identifizierung erleichtern.«

Der Weg zur kabellosen Freiheit im Nahbereich – Bluetooth ist hier das Zauberwort – ist ebenfalls ein Schritt in die richtige Richtung und unterstützt die Bedienungsfreundlichkeit der Systeme.

Die ständig und beständig anwachsenden Leistungen der Computersysteme – alle drei Jahre verdoppelt sich die Chip-Leistung –, mag uns als Konsumenten erschrecken, weil das, was wir heute kaufen, morgen bereits veraltet ist. Aber diese ohne Preiserhöhungen stattfindenden kontinuierlichen Leistungszuwächse nutzen unserem Fachthema.

AUSBLICK

Zusammenfassend erwarte ich innerhalb der nächsten 10 Jahre folgende Realisierungen:

1. Systeme des täglichen Gebrauchs werden standardmäßig optional über Sprache bzw. multimedial gesteuert.
2. Audiovisuell gesteuerte Netzserver erlauben E-Commerce und Zugriff auf Web-Informationen.
3. Diktiermaschinen werden nutzbar.
4. Automatische Dolmetschersysteme, wenn auch zunächst für eine eingeschränkte Kommunikation, werden Realität.

Die Basistechnologien zur Spracherkennung, Sprachsynthese und Sprachbearbeitung werden mit höchster Priorität weiterentwickelt werden.

Zum Abschluss erlaube ich mir eine Vision, die einer weitgehenden Verkehrsunfallfreiheit. Die technischen Systeme, welche zu diesem Ziele führen könnten, wären machbar. Aber nur dann, wenn wir bereit wären, uns in einer systembestimmten Ordnung zu bewegen und bewegen zu lassen. Unsere Mobilität wäre uneingeschränkt, nur unser freies Agieren im Verkehrsraum als sogenannten Bestandteil individueller Freiheit müssten wir neu definieren.

Schon Nietzsche hat dieses präzise auf den Punkt gebracht:
Freiheit ist ein Leben in einer wohlverstandenen Ordnung.

Computerunterstützte Sprachtherapie

Moderation:
Prof. Dr. Franz-Josef Stachowiak (Leipzig)
Prof. Dr. Walter Huber (Aachen)

Das Synchronisationsverfahren in der Therapie der Sprechapraxie[1]

B. Brendel, W. Ziegler, München

EINLEITUNG

Viele der Therapieverfahren, die heute für die Behandlung sprechapraktischer Patienten eingesetzt werden, wurden in den 80er Jahren entwickelt (vgl. [5]). Weit verbreitet sind sogenannte segmentale Verfahren, wie z. B. die Technik der phonetischen Ableitung oder des »phonetic placement« [5], die den Schwerpunkt auf die korrekte Bildung von Einzellauten bzw. Lautverbindungen legen. Bei den rhythmisch-melodischen Verfahren (vgl. [3]), wie z. B. dem Contrastive Stress Drill [6], ist die Verbesserung der segmentalen Ebene das sekundäre Ziel. Diese Verfahren werden primär zur Kontrolle des Sprechtempos und -rhythmus verwendet. Im therapeutischen Alltag werden dazu auch das rhythmische Klopfen mit dem Finger bzw. Fuß oder ein Pacing-Board [6] eingesetzt. Ein Problem dabei ist, die der Äußerung zugrundeliegende rhythmische oder metrische Struktur ohne längere Pausen in einem konstanten Tempo vorzugeben. Bei manchen Patienten kann durch die Verwendung solcher Techniken ein unnatürlicher Sprechrhythmus, wie z. B. eine silbische Sprechweise, entstehen. Bei dem Verfahren der artikulatorischen Synchronisation, bei dem die Patienten zu einem vom Computer generierten Signal eine bestimmte Zieläußerung synchron produzieren, sollen diese möglichen Nachteile durch ein flexibles akustisches Vorgabesignal vermieden werden.

DAS SYNCHRONISATIONSVERFAHREN

Während der Synchronisationsaufgaben sitzen Patient und Therapeutin vor einem Computermonitor. Der Patient hört über Kopfhörer eine sich wiederholende, rhythmisch strukturierte Folge von Tönen, die mit Hilfe eines Computers generiert wird [1]. Nach einer »Einhörphase« soll der Patient eine von der Therapeutin vorgegebene Äußerung synchron zum Vorgabesignal produzieren.

[1] Dieses Projekt wurde von der DFG gefördert (Zi 469/4-1(2)).

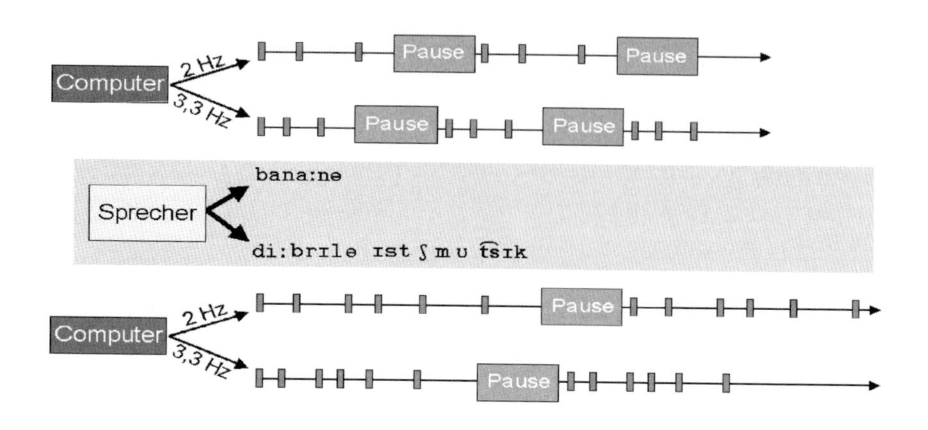

Abb. 1: Schematische Darstellung der Synchronisationsaufgabe für das dreisilbige Wort »Banane« (oben) und den sechssilbigen Satz »Die Brille ist schmutzig« (unten) in jeweils zwei verschiedenen Tempi (2 und 3,3 Silben pro Sekunde). ▮ = Signalton (30 ms).

Die Tonsequenzen können unterschiedlich lange metrische Strukturen von natürlich gesprochenen Äußerungen mit bis zu 10 Silben simulieren (Abb. 1), wobei die einzelnen Töne den Beginn der Silben einer Äußerung festlegen. Darüber hinaus kann das Signal auch hinsichtlich der Darbietungsgeschwindigkeit (siehe Abb. 1) verändert werden, so dass eine Zieläußerung in unterschiedlichen Sprechtempi produziert werden kann. Der natürliche Sprechrhythmus wird durch die Beibehaltung der relativen Silbendauern gewährleistet. Um diese externe Hilfestellung im Therapieverlauf wieder abbauen zu können, ist die Ausblendung des Vorgabesignals möglich. Am Computermonitor kann die Therapeutin erkennen, ob und in welchem Ausmaß der Patient von dem (ausgeblendeten) Vorgabesignal abweicht. Bei Bedarf kann sie ihm anhand des Monitors ein Feedback über seine Synchronisationsleistung geben. Ziel ist jedoch nicht, dass die Patienten die jeweiligen Silben exakt mit dem entsprechenden Ton synchronisieren. Das Synchronisationssignal stellt eine rhythmische Orientierungshilfe dar, die es dem Patienten erleichtern soll, eine bestimmte Äußerung flüssig zu produzieren.

Obwohl bei der Synchronisationstherapie nicht explizit an der Verbesserung der artikulatorischen Präzision gearbeitet wird, ist aus lernpsychologischer Sicht eine Reduzierung der segmentalen Fehler zu erwarten. Im Gegensatz zu den segmentalen Verfahren lenkt das Synchronisationsverfahren die Aufmerksamkeit der Patienten von der eigentlichen Artikulationsbewegung ab. Statt dessen wird die Aufmerksamkeit auf das Ergebnis der Bewegung gerichtet, was im Falle der Synchronisationsübung die Übereinstimmung mit dem Signalton ist (externer Aufmerksamkeitsfokus). Studien aus der Lernpsychologie [7, 8] zeigen, dass ein externer Aufmerksamkeitsfokus beim Lernen motorischer Handlungen größere und stabilere Lerneffekte bewirkt als ein interner Aufmerksamkeitsfokus, bei dem die Aufmerksamkeit auf die Sprechbewegungen selbst gerichtet wird, z. B. wenn man den Patienten erklärt, wann und wie sich die Zunge bewegen muss.

Therapieaufbau

Im vorherigen Abschnitt wurden die flexiblen Eigenschaften des akustischen Vorgabesignals beschrieben. Durch die zusätzliche sorgfältige Auswahl der phonetischen Struktur der sprachlichen Stimuli (einfache vs. komplexe Silbenstruktur) lassen sich auch die artikulatorischen Anforderungen kontrollieren. Zusammengefasst bedeutet das, dass man bei der Therapieplanung drei verschiedene Variablen beeinflussen kann: die Länge der Tonsequenz und damit die Äußerungslänge, das Vorgabe- bzw. Sprechtempo und die artikulatorische Komplexität der zu synchronisierenden Äußerung. Es ist also eine »individuell aufgebaute Aufgabenhierarchie« [9] möglich, die die unterschiedlichen Bedürfnisse der Patienten berücksichtigt.

Mit den folgenden Therapiebeispielen soll der Einsatz des Synchronisationsverfahrens verdeutlicht werden. Für einen Patienten mit einer leichten Störung auf der segmentalen Ebene, aber mit einem stark ausgeprägten Eigenmonitoring, was zu längeren Unterbrechungen des Sprechflusses durch viele Fehlversuche und Selbstkorrekturen führte, wurde folgendes Therapieziel erstellt: Der Patient sollte auch artikulatorisch nicht korrekte Äußerungen akzeptieren, um den Sprechfluss aufrecht zu erhalten. Bei der Synchronisationstherapie lag der Schwerpunkt auf der Manipulation der Sprechgeschwindigkeit mit Berücksichtigung der artikulatorischen Anforderungen. Durch das Synchronisationssignal wurde dem Patienten ein zeitlicher Rahmen vorgegeben, der ihm keine Zeit für Fehlversuche/Selbstkorrekturversuche ließ, selbst wenn die artikulatorische Realisierung fehlerhaft war. Traten die segmentalen Fehler bei einem bestimmten Satz in den Vordergrund, wurde entweder die Darbietungsgeschwindigkeit, die artikulatorische Komplexität oder beides reduziert, um danach aber wieder schrittweise erhöht zu werden. Parallel dazu wurde im Therapieverlauf die Äußerungslänge auf 10 Silben gesteigert.

Bei einem zweiten Patienten, bei dem eine deutlich reduzierte Sprechgeschwindigkeit[2] und ein Längeneffekt (Zunahme der segmentalen Fehler mit

---

[2] Die durchschnittliche Sprechgeschwindigkeit bei gesunden Sprechern beträgt 4 bis 6 Silben/Sek.

steigender Silbenanzahl) diagnostiziert wurde, waren die kritischen Variablen bei der Synchronisationstherapie Silbenanzahl und Tempo. Zu Beginn der Therapie sollte der Patient kurze Stimuli in einem langsamen Tempo produzieren (zwei- bis viersilbige Wörter oder Sätze mit ungefähr zwei Silben pro Sekunde). In einem weiteren Schritt wurde die Darbietungsgeschwindigkeit des Signals auf ca. 3 Hz erhöht. Als der Patient die Äußerungen mit diesem Tempo sicher produzieren konnte, wurde die Silbenanzahl erhöht. Produzierte der Patient auf dieser Stufe zu viele segmentale Fehler, wurde die Darbietungsgeschwindigkeit zunächst reduziert und dann schrittweise wieder gesteigert. Am Ende der Therapie konnte der Patient auch nicht trainierte sechs- bis achtsilbige Stimuli in einer Sprechgeschwindigkeit von ungefähr 3,5 Silben/Sek. produzieren. Zusammengefasst bedeutet dies für die Therapie, dass die Patienten auf jeder Therapiestufe je nach Schweregrad der Sprechapraxie Silben, Wörter oder Sätze mit unterschiedlicher artikulatorischer Komplexität in der für sie maximal möglichen Sprechgeschwindigkeit produzieren sollen.

THERAPIEEVALUATION

Im Rahmen einer Therapiestudie wurden vier Patienten (Tabelle 1) mit chronischer Sprechapraxie mit dem Synchronisationsverfahren behandelt. Das Störungsprofil der Patienten war insgesamt durch eine leicht bis mittelgradig reduzierte Sprechgeschwindigkeit und durch wenig bis viele phonetisch-phonematische Fehler/Unsicherheiten gekennzeichnet. Die Patienten PE und KT produzierten lange intersilbische Pausen bzw. sehr viele Fehlversuche und Selbstkorrekturen. Bei Patient AE konnten eine langsame, z. T. silbische Sprechweise mit Pausen und auch viele segmentale Fehler beobachtet werden. Bei Patientin SW war sowohl die segmentale als auch die suprasegmentale Ebene nur noch leicht betroffen.

Tab. 1: PatientInnen der Therapiestudie
m mittel, **l** leicht, **n. k.** nicht klassifizierbar

	AE	PE	KT	SW
Alter/Geschlecht	50/männl.	56/männl.	63/männl.	34/weibl.
Zeit nach Ereignis (Monate)	8	8	6,5	4,5
Läsion	MTI, links	MTI, links	MTI, links	MTI, links
Schweregrad der SAX	m	m	l	l
Aphasie	l/m (n. k.)	m (n. k.)	keine	l (n. k.)

Mit den Patienten wurde zu Beginn der Therapie, im Therapieverlauf und nach Abschluss der Therapie eine umfangreiche Diagnostik durchgeführt, um eine detaillierte Auskunft über die Art und das Ausmaß ihrer segmentalen und suprasegmentalen Störung zu bekommen. Unter anderem wurde ein Satz-Nachsprechtest durchgeführt. Dieser Test ist Bestandteil des PC-gestützten *Mo*dularen *Dia*gnostiksystems für neurogene *S*prechstörungen (MoDiaS [4]). Der Patient soll 24 Sätze nachsprechen. Dabei handelt es sich um einen Trägersatz (»Ute kann die _ _ (_) bekommen«), in den 24 zwei- und dreisilbige Zielwörter mit unterschiedlicher artikulatorischer Komplexität eingesetzt werden. Die phonetischen und phonematischen Fehler, die Laut- und Silbeniterationen sowie die Fehlversuche/Selbstkorrekturen werden auditiv befundet und in den Computer eingegeben. Die zeitlichen Parameter der gesprochenen Sätze wie Gesamtsatzdauer, Silbendauer, Silbenrate (netto und brutto) und der Anteil intersilbischer Pausen werden automatisch berechnet und können am Bildschirm kontrolliert werden.

Um die Therapieeffekte besser interpretieren zu können, erhielten die Patienten neben der Synchronisationstherapie eine Kontrolltherapie, bei der keine rhythmischen Hilfestellungen gegeben wurden. In einem gekreuzten Design erhielt jeder Patient insgesamt 32 Therapieeinheiten zu je 50 Minuten, jeweils zur Hälfte mit der Synchronisations- bzw. mit der Kontrolltherapie [2].

Die im folgenden dargestellten Ergebnisse beziehen sich auf den im vorherigen Abschnitt beschriebenen Nachsprechtest. In Abb. 2 ist zu erkennen,

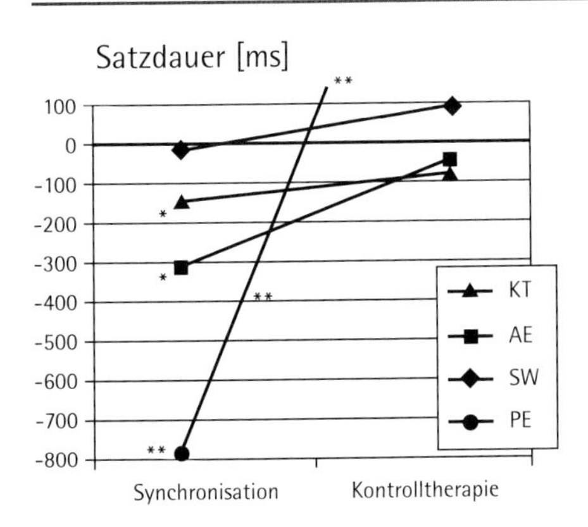

Abb. 2: Vorher-nachher-Unterschiede der Synchronisations- (links) und der Kontrolltherapie (rechts) für die Variable Satzdauer
negative Werte = Temposteigerung
positive Werte = Verlangsamung

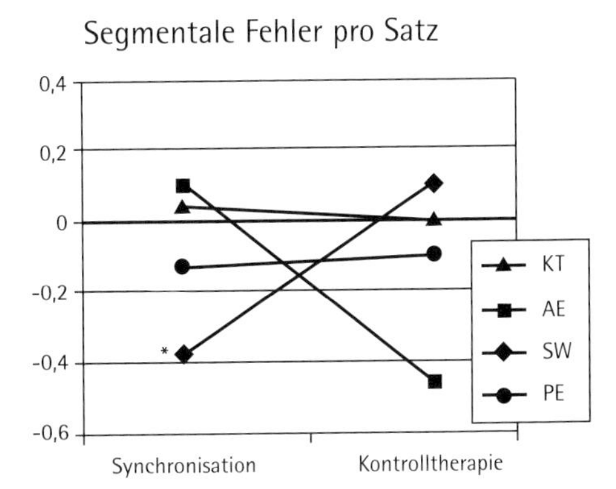

Abb. 3: Vorher-nachher-Unterschiede der Synchronisations- (links) und der Kontrolltherapie (rechts) für die Variable Segmentale Fehler
negative Werte = Fehlerabnahme
positive Werte = Fehlerzunahme

dass drei Patienten (Patientin SW, Patient AE und insbesondere Patient PE) nach der Synchronisationsmethode ihre Satzdauern signifikant reduzieren konnten, die Sätze also schneller und flüssiger produzierten. Nach einer genaueren Analyse konnte dies auf eine Reduktion des intersilbischen Pausenanteils sowie auf eine Abnahme von Fehlversuchen und/oder Selbstkorrekturen zurückgeführt werden. Bei Patient PE erwies sich die Synchronisationsmethode als signifikant wirksamer als die Kontrolltherapie, nach der die Sätze sogar signifikant langsamer produziert wurden.

Bezüglich der segmentalen Fehler (Abb. 3) konnte Patientin SW, die hinsichtlich der suprasegmentalen Aspekte von keiner der beiden Methoden profitierte, nach der Synchronisationstherapie die phonetischen Entstellungen und die phonematischen Paraphasien signifikant reduzieren. Bei Patient AE konnte nach der Kontrolltherapie eine segmentale Verbesserung festgestellt werden, die sich allerdings nicht als signifikant erwies.

Diese Ergebnisse sprechen dafür, dass es sich bei dem Synchronisationsverfahren um eine effiziente Methode zur Behandlung sprechapraktischer Patienten handelt. Bei den vorgestellten Patienten, die leicht bis mittelschwer ausgeprägte Symptome zeigten, verbesserten sich insbesondere die suprasegmentalen Aspekte.

LITERATUR

1. Ahrndt T, Ziegler W: Testplatz zur Untersuchung von Sprechfunktionen (TUS). Benutzerhandbuch 1993
2. Brendel B, Ziegler W, Deger K: The synchronization paradigm in the treatment of apraxia of speech. Journal of Neurolinguistics 2000; 13 (4): 254-257
3. Engl-Kasper E: Verfahren zur Therapie der Sprechapraxie bei aphasisch-apraktischen Patienten. Neurolinguistik 1993; 7: 69-89
4. Merk M, Ziegler W: MoDiaS – a PC-based system for Routine acoustic analysis of neurogenic speech disorders. In: Maasen B, Groenen P (eds): Proceedings of the 6th ICPLA Conference. 1999
5. Square-Storer PA: Traditional therapies for apraxia of speech reviewed and rationalized. In: Square-Storer PA (ed): Acquired Apraxia of Speech in Aphasic Adults. Taylor & Francis, London 1989: 145-163
6. Wertz RT, LaPoint LL, Rosenbek JC: Apraxia of Speech in Adults. The Disorder and its Management. Grune & Stratton, Orlando 1984
7. Wulf G, Höß M, Prinz W: Instructions for motor learning: Differential effects of internal vs. external focus of attention. Journal of Motor Behavior 1998; 30: 169-179
8. Wulf G, McNevin N, Shea CH: The automaticitiy of complex motor skill learning as function of attentional focus. The Quarterly Journal of Experimental Psychology 2001; 54 A (4): 1143-1154
9. Ziegler W, Jaeger M: Aufgabenhierarchien in der Sprechapraxie-Therapie und der ›metrische‹ Übungsansatz. Neurolinguistik 1993; 7: 17-29

Computereinsatz bei der Therapie phonologischer Störungen

K.-J. Schlenck, Hopfen am See

EINLEITUNG

Eine der wichtigsten Fragestellungen in der Aphasietherapie ist die Frage nach der Effektivität. Während in den letzten 10–15 Jahren für einige einzelne Therapiemethoden Effektivitätsnachweise erbracht worden sind, ist die Frage nach der grundlegenden methodischen Ausrichtung der Aphasietherapie weitgehend ungeklärt. Der »klassische« Ansatz besteht darin, dass die Behandlung störungsspezifisch ausgerichtet wird. Dies bedeutet, dass nicht primär gestörte sprachliche Aktivitäten wie Lesen, Schreiben, Benennen, Führen eines Gesprächs oder Bestellen im Restaurant geübt werden, sondern dass zunächst eine Hypothese über das der Störung zugrunde liegende Defizit aufgestellt wird (vgl. z. B. *Bauer* et al. [1]). So kann einer gestörten sprachlichen Aktivität etwa ein semantisches, ein phonologisches, ein syntaktisches oder ein morphologisches Defizit zugrunde liegen, und in störungsspezifischen Therapieansätzen wird man folglich versuchen, durch spezifische Übungen mit hoher Wiederholungszahl möglichst intensiv an diesem Defizit zu arbeiten. Man geht dabei davon aus, dass die durch das zugrunde liegende Defizit betroffenen sprachlichen Aktivitäten sich bessern, wenn das zugrunde liegende Defizit sich bessert. So kann beispielsweise das Lesen als Folge einer massiven phonologischen Störung stark gestört sein. Eine Grundannahme des störungsspezifischen Ansatzes ist, dass das Lesen sich verbessern sollte, wenn es gelingt, durch spezifische Übungen die phonologischen Fähigkeiten des Patienten zu verbessern, auch dann, wenn das Lesen selbst nicht geübt wurde.

Allerdings stößt dieser Therapieansatz, vor allem bei schwer gestörten Aphasikern, auch an Grenzen, da die Therapieerfolge oft nicht ausreichen, um den Patienten die gewünschten sprachlichen Aktivitäten im Alltag zu ermöglichen. »Daher hat ein Therapieansatz zunehmend an Bedeutung gewonnen, der die Behandlung aphasischer Patienten nicht so sehr am Sprachsystem und an dessen Komponenten ausrichtet, sondern unmittelbar an den Erfordernissen der alltäglichen sprachlichen Kommunikation« ([2], S. 78). Dieser Ansatz, den ich im Folgenden verkürzt als »pragmatischen« Ansatz bezeichnen möchte, geht davon aus, dass sprachliche Aktivitäten, wie etwa das Bestellen in einem Restaurant, sich auch ohne spezifisches Training der zugrunde liegenden sprachlichen Fähigkeiten ganzheitlich erarbeiten und üben lassen. Die Therapie ist also hier nicht am zugrunde liegenden Defizit, sondern einzig an der zu verbessernden Leistung ausgerichtet. Die zu verbessernde sprachliche Aktivität wird, evtl. mit verschiedenen Hilfestellungen, geübt, und zwar unabhängig von der zugrunde liegenden sprachlichen Störung.

Grundsätzlich müssen der störungsspezifische und der pragmatische Ansatz keine Gegensätze sein, denn oft werden sie sinnvoll kombiniert, indem etwa nach einer Phase störungsspezifischen Trainings eine Phase pragmatischer Therapie durchgeführt wird. Nicht selten stehen Therapeuten jedoch vor der Frage, ein bestimmtes sprachliches Problem entweder »spezifisch« oder »pragmatisch« anzugehen. Grundsätzlich gibt es keine vergleichenden Therapiestudien, die eine empirische Grundlage für diese Entscheidung bieten könnten.

Für die computergestützte Therapie aphasischer Störungen ist diese Frage von entscheidender Bedeutung. Als Medium für intensives und spezifisches Training sprachlicher Basisfunktionen ist der Computer gut geeignet. So können, vor allem bei adaptiven Computerprogrammen, Übungen in dem richtigen Schwierigkeitsgrad mit fast unbegrenzt hoher Wiederholungszahl präsentiert werden. Allerdings ist der Computer – zumindest bei dem heutigen Entwicklungsstand – so gut wie gar nicht geeignet, um sprachliche Aktivitäten, die ja meist mit lautsprachlicher Kommunikation zusammenhängen, zu erarbeiten.

Um anhand eines beschreibbaren zugrunde liegenden sprachlichen Defizits einen Effektivitätsvergleich zwischen störungsspezifischer und pragmatischer Therapie anzustellen, wurde eine vergleichende Therapiestudie mit 17 aphasischen Patienten durchgeführt. Alle Patienten hatten eine ausgeprägte expressive phonologische Störung, und dieses zugrunde liegende Defizit behinderte alle lautsprachlichen Aktivitäten wie spontanes Sprechen oder Benennen von Bildern deutlich. Bei solchen Störungen bieten sich zwei verschiedene Therapieansätze an: Im Rahmen eines störungsspezifischen Ansatzes könnte man gezielt die gestörten phonologischen Funktionen trainieren, ohne gleichzeitig die zu verbessernden lautsprachlichen Aktivitäten zu üben. Im Rahmen eines pragmatischen Ansatzes könnte man die zu verbessernden sprachlichen Aktivitäten üben und auf spezifische phonologische Übungen verzichten.

PATIENTEN

Als Patienten wurden alle Aphasiker der Sprachstation der Fachklinik Enzensberg ausgewählt, die folgende Kriterien erfüllten:

- Die Patienten sollten eine ausgeprägte phonologische Störung aufweisen, d. h. in der Spontansprache und beim Benennen von Bildern sollten sie sehr viele phonematische Paraphasien zeigen. Wir haben deshalb nur Patienten in die Studie aufgenommen, deren Spontansprache im Aachener Aphasie Test [3] auf der Beobachtungsebene »phonologische Struktur« mit dem Punktwert 1, 2 oder 3 bewertet wurde (siehe Tab. 1).
- Die Patienten sollten zumindest eine leichte rezeptive phonologische Störung haben. Wir haben deshalb eine Testbatterie zusammengestellt, die 50 Items zum phonologischen Diskriminieren enthielt: Es wurden jeweils fünf Abbildungen von phonematischen Minimalpaarketten (z. B. »Land-Wand-Hand-Rand-Sand«) vor dem Patienten ausgebreitet. Der Untersucher gab auditiv ein Item vor (z. B. »Hand«), und der Patient sollte die entsprechende Abbildung zeigen. Es wurden nur Patienten aufgenommen, die mindestens fünf Fehler bei dieser Aufgabe machten.
- Die Patienten sollten keine ausgeprägte rezeptive semantische Störung haben: Analog zu der phonologischen Testbatterie wurde eine semantische Testbatterie verwendet, die 50 Items mit je fünf semantisch eng verwandten Objekten enthielt (z. B. »Tisch-Stuhl-Bett-Sofa-Sessel«). Es wurden nur Patienten aufgenommen, die bei dieser semantischen Aufgabe zwei Fehler oder weniger machten.

Tabelle 1 zeigt, dass die 17 Patienten hinsichtlich der Leistungen in den Untertests des AAT sehr heterogen sind, dass aber alle Patienten in der Spontansprache viele phonematische Paraphasien und/oder Neologismen zeigen.

VOR- UND NACHTESTS

Als Vor- und Nachtest wurden ein Benenntest und ein Test zum Schreiben nach Diktat von Pseudowörtern durchgeführt. Weder die im Benenntest verwandten Items noch die beim Schreiben von Pseudowörtern verwandten Items wurden in der Therapiephase geübt.

Benenntest: Der Benenntest bestand aus 50 Bildkarten, von denen 30 mit einfachen Nomen (wie »Buch« oder »Koffer«) und 20 mit Komposita (wie »Korkenzieher« oder »Taschenlampe«) zu benennen waren. Als Fehler wurde die Anzahl der Benennungen mit phonematischen Paraphasien, die bei allen

Tab. 1: AAT Testergebnisse der 17 Patienten

Spontansprache (1-5)						Untertests (Prozentränge)					Syndrom
Kom	Art	Aut	Sem	Pho	Syn	TT	Nach	SS	Ben	SV	
3	5	3	3	2	3	73	19	41	43	65	Leitung
2	4	4	4	3	4	69	34	47	78	76	Wernicke
1	5	2	3	2	3	30	22	36	33	16	Wernicke
1	5	2	0	1	0	72	13	36	37	58	nicht klar
2	5	3	3	3	2	55	33	39	35	64	Broca
2	5	4	3	2	4	29	31	47	33	81	Wernicke
3	5	4	3	2	3	81	43	87	79	85	nicht klar
2	5	3	3	2	3	72	19	39	41	58	Leitung
2	4	3	3	2	1	31	35	37	41	28	nicht klar
2	4	2	3	2	3	76	24	47	31	65	Wernicke
2	4	4	4	2	3	50	35	36	37	52	Wernicke
2	5	2	2	1	1	33	24	32	32	38	nicht klar
2	5	2	3	2	4	70	30	39	32	55	Wernicke
3	5	4	3	2	3	44	19	28	36	76	Wernicke
3	5	4	3	2	3	20	82	56	88	78	Wernicke
3	4	4	3	2	3	81	63	87	79	85	nicht klar
3	5	5	4	2	3	81	56	84	87	99	Leitung

Patienten sehr hoch war, gezählt. Nullreaktionen oder semantische Paraphasien wurden für diese Studie nicht als Fehler gezählt.

Der ideale Test für diese Studie wäre eine alltagsnahe sprachliche Aktivität gewesen, wie etwa das Bestellen in einem Restaurant. Leider lassen sich solche Aktivitäten nicht ausreichend standardisieren, um als Test dienen zu können. Wir haben uns deshalb für Benennen als lautsprachliche Aktivität entschieden: Benennen stellt keine spezifische phonologische Aufgabe dar, ist aber durch eine phonologische Störung deutlich behindert.

Schreiben von Pseudowörtern: Diese Aufgabe wurde deshalb ausgewählt, weil es sich um eine spezifisch phonologische Aufgabe handelt, die bei Patienten mit phonologischen Störungen herausragend beeinträchtigt ist [4] und die außerdem den im spezifischen phonologischen Training verwendeten Aufgaben ähnelt (siehe Abschnitt »Therapiemethoden«). Natürlich ist das Schreiben von Pseudowörtern fern ab von jeder alltagsnahen sprachlichen Aktivität. Es wurden für diesen Test 30 ein- und zweisilbige Pseudowörter verwendet.

THERAPIEMETHODEN UND STUDIENDESIGN

In dieser Studie wurden zwei Therapiemethoden einander gegenübergestellt. Die erste, pragmatisch an der zu verbessernden Leistung ausgerichtete Therapiemethode waren Übungen zum Benennen. Die zweite, spezifisch am zugrunde liegenden Defizit, also an der phonologischen Störung, ausgerichtete Methode war ein Computertraining.

Benennübungen

- Geübt wurde das Benennen von Bildkarten, die nicht im Vor- und Nachtest enthalten waren. Somit war diese Methode streng an der zu verbessernden Leistung (lautsprachliches Benennen) ausgerichtet. Das methodische Vorgehen bestand darin, dass der Therapeut dem Patienten die jeweilige Bildkarte zunächst vorlegte und ihn bat, die Bildkarte zu benennen. Aufgrund der Patientenauswahl machten alle Patienten zunächst sehr viele phonematische Paraphasien und Neologismen beim Benennen, oft waren die Äußerungen lautstrukturell so stark entstellt, dass das Zielwort nicht zu erkennen war. Der Therapeut versuchte dann, das Wort mit dem Patienten durch Nachsprechen, durch Zuordnen und Lesen von Schriftkarten und durch Schreiben bzw. Kopieren so zu erarbeiten, dass der Patient es dann aussprechen konnte.

Computertraining

- Hierbei handelte es sich um ein hierarchisch nach phonologischer Komplexität aufgebautes Computerprogramm. Das Programm ist adaptiv, d. h. wenn der Patient Fehler macht, bekommt er weitere Items dieses Schwierigkeitsgrads zu bearbeiten, und wenn er keine Fehler macht, bekommt er Items mit dem nächst höheren Schwierigkeitsgrad. Das Programm enthält zwei Typen von Übungen: Der erste Typ besteht darin, dass über Lautsprecher ein Pseudowort auditiv vorgegeben wird (z. B. »gul«). Der Patient kann dieses Pseudowort so oft anhören, wie er möchte. Er soll dann entscheiden, welches der zweite (oder der erste bzw. der dritte) Laut ist, und diesen Laut aus einer auf dem Bildschirm schriftlich vorgegebenen Auswahlmenge anklicken. Beim zweiten Übungstyp wird ein Buchstabe auf dem Bildschirm vorgegeben, und der Patient soll entscheiden, ob dieser Buchstabe in dem auditiv über Lautsprecher vorgegebenen Wort an erster, zweiter oder dritter Stelle steht oder ob er gar nicht enthalten ist.

  Diese Therapiemethode ist eine spezifische phonologische Übung. Sie stellt auch ein relativ spezifisches Training für den Vor- und Nachtest »Schreiben von Pseudowörtern« dar. Sie ist aber in keiner Weise pragmatisch an der zu verbessernden sprachlichen Aktivität »lautsprachliches Benennen« ausgerichtet.

Die 17 Patienten wurden randomisiert in zwei Gruppen aufgeteilt. Beide Gruppen wurden zunächst mit den beiden Tests (»Benennen« und »Schreiben von Pseudowörtern«) getestet. Dann erhielten die acht Patienten der ersten Gruppe 15 60minütige Therapiestunden nach der Methode »Benennübungen«, während die neun Patienten der zweiten Gruppe 15 Therapiestunden »Computertraining« erhielten. Dann wurden mit allen Patienten die beiden Tests wiederholt. Anschließend erhielten jetzt die Patienten der ersten Gruppe 15 Stunden Computertraining, während die Patienten der zweiten Gruppe 15 Stunden Benennübungen erhielten. Abschließend wurden mit allen Patienten ein letztes Mal die beiden Tests durchgeführt.

FRAGESTELLUNG UND ERWARTUNGEN

Die Fragestellung war folgende: Wenn das lautsprachliche Benennen die durch die Therapie zu verbessernde Leistung ist, ist dann eine spezifisch am zugrunde liegenden phonologischen Defizit ausgerichtete Therapie (hier: das Computertraining) oder eine pragmatisch an der zu verbessernden Leistung (hier: Benennübungen) effektiver? Aus dieser Fragestellung ergeben sich folgende Erwartungen:

- Wenn die pragmatisch an der zu verbessernden Leistung ausgerichtete Therapie effektiver ist, dann sollten sich nach den Benennübungen deutlichere Verbesserungen im Benenntest zeigen als nach dem Computertraining. Nach dem Computertraining sollten sich lediglich Verbesserungen im Schreiben von Pseudowörtern zeigen.
- Wenn die spezifische Therapie effektiver ist, dann sollten sich nach dem Computertraining sowohl im Schreiben von Pseudowörtern als auch im Benennen deutlichere Verbesserungen als nach den Benennübungen zeigen.

ERGEBNISSE

Tabelle 2 zeigt die Ergebnisse im Benenntest für die Patienten der Gruppe 1, d. h. für die Patienten, die erst Benennübungen und dann das Computertraining erhalten haben. Tabelle 3 zeigt die Ergebnisse des Benenntests für die Patienten der Gruppe 2 (erst Computertraining, dann Benennübungen). Man sieht, dass sich nach den Benennübungen insgesamt drei Patienten im Benen-

Tab. 2: Ergebnisse im Benenntest für Gruppe 1

Pat. Nr.	Vortest	Nachtest 1	Signifikanz	Nachtest 2	Signifikanz
01	24	22	nein	26	nein
02	37	26	ja	09	ja
03	12	13	nein	10	nein
04	17	15	nein	05	ja
05	42	40	nein	32	ja
06	23	25	nein	14	ja
07	33	30	nein	34	nein
08	39	33	nein	28	ja

Anzahl der Fehler (n = 50) und Signifikanz (Mc Nemar Test, alpha = 1%), Nachtest 1 = nach Benennübungen, Nachtest 2 = nach Computertraining

Tab. 3: Ergebnisse im Benenntest für Gruppe 2

Pat. Nr.	Vortest	Nachtest 2	Signifikanz	Nachtest 1	Signifikanz
09	12	09	nein	10	nein
10	42	29	ja	08	ja
11	36	30	ja	27	nein
12	11	10	nein	08	nein
13	17	07	ja	09	nein
14	32	34	nein	30	nein
15	29	20	ja	13	ja
16	34	27	ja	25	nein
17	22	16	nein	14	nein

Anzahl der Fehler (n = 50) und Signifikanz (Mc Nemar Test, alpha = 1%), Nachtest 1 = nach Benennübungen, Nachtest 2 = nach Computertraining

nen verbessert haben (ein Patient in Gruppe 1 und zwei Patienten in Gruppe 2), d. h. dass sie signifikant weniger Benennungen mit phonematischen Paraphasien bzw. Neologismen produziert haben. Nach dem Computertraining haben sich dagegen 10 Patienten signifikant im Benennen verbessert (fünf Patienten in Gruppe 1 und fünf Patienten in Gruppe 2).

Tabellen 4 und 5 zeigen die Ergebnisse im Schreiben von Pseudowörtern für beide Gruppen:

Tab. 4: Ergebnisse im Test »Schreiben von Pseudowörtern« für Gruppe 1

Pat. Nr.	Vortest	Nachtest 1	Signifikanz	Nachtest 2	Signifikanz
01	30	30	nein	30	nein
02	30	19	ja	21	nein
03	19	08	ja	16	nein
04	27	18	ja	14	nein
05	28	17	ja	16	nein
06	30	20	ja	21	nein
07	24	15	ja	10	nein
08	28	19	ja	17	nein

Anzahl der Fehler (n = 30) und Signifikanz (Mc Nemar Test, alpha = 1%), Nachtest 1 = nach Benennübungen, Nachtest 2 = nach Computertraining

Tab. 5: Ergebnisse im Test »Schreiben von Pseudowörtern« für Gruppe 2

Pat. Nr.	Vortest	Nachtest 2	Signifikanz	Nachtest 1	Signifikanz
09	30	22	ja	20	nein
10	30	19	ja	20	nein
11	28	18	ja	14	nein
12	22	14	ja	12	nein
13	30	22	ja	22	nein
14	30	20	ja	21	nein
15	28	16	ja	17	nein
16	25	14	ja	13	nein
17	30	21	ja	18	nein

Anzahl der Fehler (n = 30) und Signifikanz (Mc Nemar Test, alpha = 1%), Nachtest 1 = nach Benennübungen, Nachtest 2 = nach Computertraining

Hier zeigt sich, dass sich im Schreiben von Pseudowörtern nach den Benennübungen kein Patient, dagegen nach dem Computertraining 16 Patienten signifikant verbessert haben. Tabelle 6 fasst diese Ergebnisse noch einmal zusammen.

Tab. 6: Zusammenfassung der Ergebnisse

	Schreiben von Pseudowörtern	Benennen
nach Benennübungen	0	3
nach Computertraining	16	10

Anzahl der Patienten mit signifikanten Verbesserungen (Mc Nemar Test, alpha = 1%)

DISKUSSION

Die Ergebnisse zeigen ganz eindeutig, dass sich nach dem Computertraining, also nach der spezifischen phonologischen Therapie, mehr Patienten verbessern als nach den Benennübungen, also nach der pragmatisch an der zu verbessernden Leistung ausgerichteten Therapie.

Für den Test »Schreiben von Pseudowörtern« kann dieses Ergebnis nicht überraschen. Hier haben sich alle 16 Patienten nach dem Computertraining signifikant verbessert, während sich nach den Benennübungen keine Verbesserungen gezeigt haben. Allerdings zeigt sich hier nur ein trivialer Übungseffekt: Im Computertraining wurde sehr intensiv an der Verarbeitung von Pseudowörtern gearbeitet, und so kann es nicht verwundern, dass das Schreiben von Pseudowörtern sich dadurch verbesserte.

Das Ergebnis für den Benenntest ist allerdings bemerkenswert: Obwohl Benennen im Computertraining in keiner Weise geübt wurde, haben sich 10 von 16 Patienten signifikant im Benennen verbessert, während sich nach den Benennübungen nur drei Patienten verbesserten. Dies lässt keine andere Interpretation zu als folgende: Übungen, die spezifisch an dem zugrunde liegenden Defizit ausgerichtet sind, zeigen größere Wirkung als Übungen, die pragmatisch an der zu verbessernden Leistung ausgerichtet sind.

LITERATUR

1. Bauer A, de Langen-Müller U, Glindemann R, Schlenck C, Schlenck KJ, Huber W: Qualitätskriterien und Standards für die Therapie von Patienten mit erworbenen neurogenen Störungen der Sprache (Aphasie) und des Sprechens (Dysarthrie): Leitlinien 2001. Aktuelle Neurologie 2002; 29: 63-75
2. Glindemann R, Ziegler W, Kilian B: Aphasie und Kommunikation 2002. In: Goldenberg G, Pössl J, Ziegler W (Hrsg): Neuropsychologie im Alltag. Thieme Verlag, Stuttgart 2002
3. Huber W, Poeck K, Weniger D, Willmes K: Aachener Aphasie Test (AAT). Hogrefe, Göttingen 1983
4. Schlenck KJ: Phonologische Störungen bei Aphasie. In: Rickheit G (Hrsg): Studien zur Klinischen Linguistik. Modelle, Methoden, Intervention. Westdeutscher Verlag, Opladen 1997

Wortfindungsstörungen: Was bietet der Computer für die Therapie und die Kommunikation?

M. van de Sandt-Koenderman, Rotterdam

EINLEITUNG

In der Rehabilitation von Aphasiepatienten mit Wortfindungsproblemen gibt es zwei Rollen für den Computer: in der Therapie, wo Benennübungen angeboten werden, und als Hilfsmittel in der Kommunikation. Der Computer bietet dann Unterstützung, wenn Wortfindungsprobleme auftreten. Hier wird der Therapieaspekt hervorgehoben; der Computer als Kommunikationshilfsmittel wird nur ganz kurz besprochen.

Lingware (D), Compro (NL) und Stap (NL) sind Beispiele von Computerprogrammen, die schon lange in der Aphasietherapie benutzt werden. Diese drei Programme sind große Software-Pakete, die schon in den achtziger Jahren entwickelt wurden. Anno 2001 gibt es mehrere solche Programme. Benennübungen sind immer darin aufgenommen. Beim Benennen auf dem Computer geht es dann um schriftliches Benennen. Spracherkennung durch den Computer ist in der Aphasietherapie noch nicht möglich [5].

Eine wichtige Frage ist, ob diese Computerübungen auch bei der mündlichen Produktion von Wörtern Effekte haben. *Stachowiak* [4] hat festgestellt, dass zusätzliche Computertherapie mit Lingware Effekte hat: Patienten, die konventionelle Therapie plus Computertherapie hatten, zeigten größere Effekte als Patienten, die nur konventionelle Therapie hatten. Die größten Unterschiede wurden beim Benennen und beim Lesen und Schreiben gefunden. Also: die Computerübungen mit schriftlichen Aufgaben hatten Effekte bei der mündlichen Sprachproduktion; in der Aphasiologie spricht man von einem Generalisierungseffekt.

WORTFINDUNG

Wortfindungsschwierigkeiten kommen bei allen Aphasietypen häufig vor. Die Art dieser Störungen ist aber sehr heterogen: Der Wortfindungsprozess kann auf unterschiedlichen Niveaus gestört sein. Die Probleme variieren deshalb zwischen verschiedenen Patienten. Bei Wortfindungsproblemen handelt es sich meistens nicht um einen Verlust: Die Information ist nicht verloren gegangen, die Verfügbarkeit aber ist vermindert. Das heißt, dass der Aphasiker, der ein bestimmtes Wort nicht findet, stimuliert werden kann. Weil Wortfindungsprobleme die Kommunikation natürlich stark negativ beeinflussen, ist das Verbessern der Wortfindung oft ein wichtiges Ziel in der Therapie.

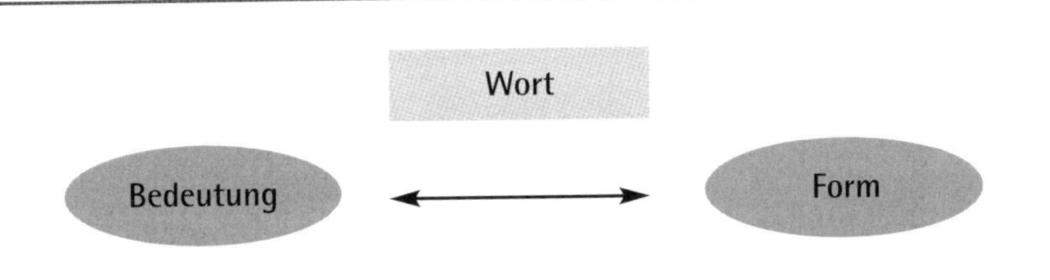

Abb. 1: Bedeutung und Form

Ein Wort hat immer zwei Komponenten: Die Bedeutung (die semantischen Aspekte) und die Form, also wie es klingt (Abb. 1). Zum Beispiel das Wort ›Computer‹. Die Bedeutung ist: eine Maschine mit einem Bildschirm, oft auch Tastatur, die Information verarbeiten kann, worauf oft Text verarbeitet wird usw. Diese Bedeutung ist verbunden mit der phonologischen Form: [kɔm'pju:tə(r)]. Im Grunde geht es also bei der Wortfindung darum, dass wir eine Bedeutung aktivieren und dass die Sprachverarbeitung dabei die richtige Wortform sucht und danach auch produziert.

Wie diese komplexen Sprachverarbeitungsprozesse verlaufen, ist für Wissenschaftler sehr interessant, und man hat komplizierte Modelle dafür entworfen. Hier wird nicht auf solche Modelle und die Implikationen für die Therapie eingegangen, es soll nur deutlich sein, dass diese Prozesse kompliziert sind und dass es sehr viele Subprozesse gibt, wo die Wortfindung nicht funktioniert.

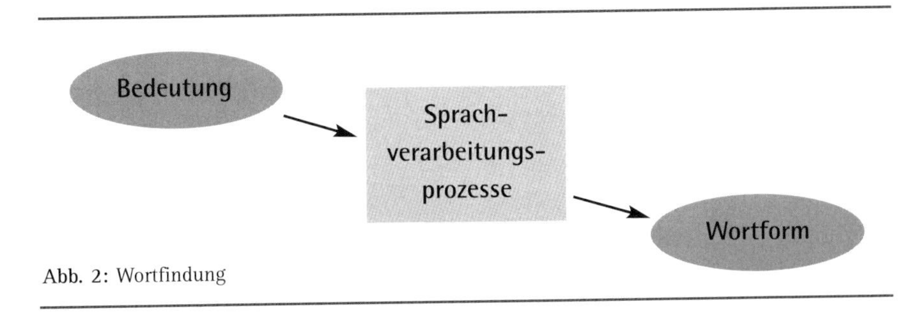

Abb. 2: Wortfindung

Wenn sie nicht funktioniert, dann ist aber deutlich, dass zusätzliche Informationen fazilitierend sein können. Dabei gibt es – in linguistischer Hinsicht – zwei Sorten von Informationen: Information über die Wortbedeutung (semantische Information) und Information über die Wortform (phonologische Information).

Wenn ein Patient zum Beispiel das Wort »Computer« nicht findet, kann der Therapeut deshalb einerseits versuchen, phonologische Cues zu geben: Information über die Wortform, zum Beispiel der Anlaut: »Co...«. Es ist aber auch möglich, semantische Cues zu geben, zum Beispiel: »Es ist eine Maschine mit Tastatur und einem Bildschirm«.

Eine andere Möglichkeit ist der Ergänzungssatz: »Kannst du e-mailen mit deinem .... Computer?« Das Zielwort wird dann »automatisch« durch den linguistischen Kontext aktiviert.

Die Wirksamkeit dieser Cues ist für jeden Patienten unterschiedlich, abhängig von der Art der Wortfindungsstörung.

Auch nonverbale Information kann die Wortfindung fazilitieren, wie eine Pause, eine Geste, oder eine Assoziation.

MULTICUE

In Rotterdam haben wir 1992 ein Computerprogramm speziell für die Wortfindung entwickelt [2]. Das Programm basiert auf einer Methode, die wir auch schon mit Papier und Bleistift anwendeten. Die Gedanken hinter dieser Methode sind:

- Individuelle Wirksamkeit von Cues
- Aphasiker bleiben oft abhängig von Cues des Therapeuten
- Aphasiker können oft über Teilinformationen des Wortes verfügen
- Bewusstmachung der Wirksamkeit von Cues ermöglicht Self-cueing

Multicue bietet darum eine Benennübung mit einer Checkliste: Der Aphasiker soll herausfinden, welche Information vom Zielwort er selber aktivieren kann. Dabei kann er dann erfahren, welche Information wirksam ist. Auf diese Weise hoffen wir Self-cueing zu erreichen.

In Abbildung 3 sehen Sie das Hauptmenu von Multicue. Die »Checkliste« von Cues hat vier Optionen: die semantischen Cues, die phonologischen Cues, den Ergänzungssatz und die Pause. Die letzten beiden Optionen werden hier nicht besprochen.

Wenn man »Bedeutung« anklickt, also die semantischen Cues wählt, sieht man wieder vier Möglichkeiten (Abb. 4): »Eigenschaften«, »Wo es hingehört«

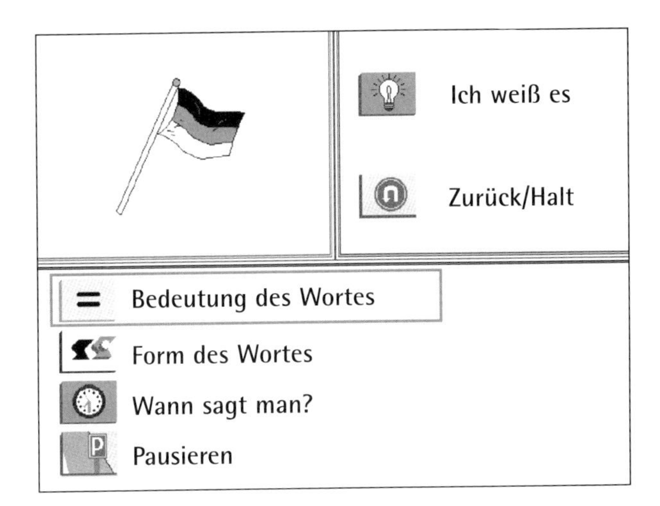

Abb. 3:
Multicue: Hauptmenü

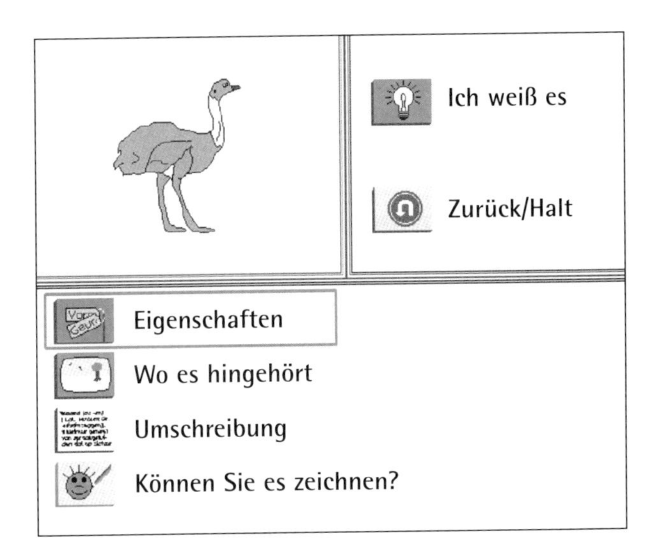

Abb. 4:
Multicue: Bedeutung

(Assoziationen), »Umschreibung« und »Können Sie es zeichnen?«. Hier kann man herausfinden, ob das Aktivieren von semantischer Information vielleicht das richtige Wort aktiviert. Wenn man selbst keine Information verfügbar hat, kann eine Option angeklickt werden. Bei »Eigenschaften« zum Beispiel wird der Patient eingeladen, sich die Form des Objektes vorzustellen, bei dem nächsten Klick kommt der Gebrauch, der Duft, wie es sich anfühlt usw.

Wenn man im Hauptmenu (Abb. 3) die »Form des Wortes« wählt, kann man wieder zuerst prüfen, welche Information aktiviert werden kann (Abb. 5): Man könnte vielleicht wissen, wie viele Silben das Zielwort hat, vielleicht ist auch

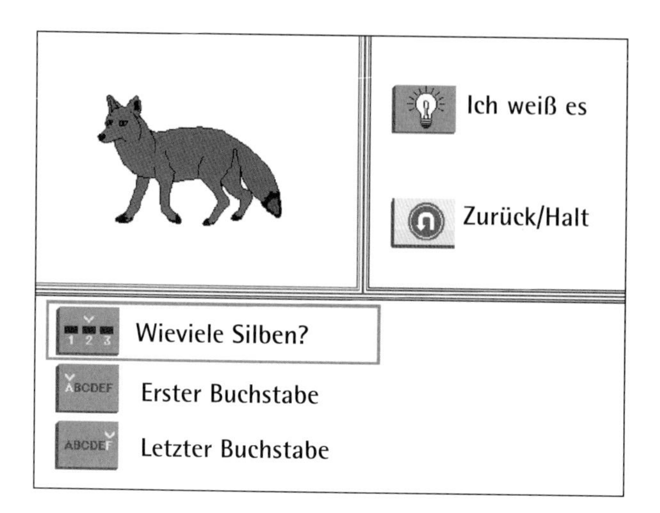

Abb. 5:
Form des Wortes

der erste oder letzte Buchstabe verfügbar. Durch das Anklicken zum Beispiel des ersten Buchstabens erscheint die Information.

Wenn das Zielwort gefunden ist, kann der Patient es eintippen. Multicue gibt eine Rückmeldung. Wenn die Reaktion nicht korrekt ist, erscheint das korrekte Wort, oder, wenn es mehrere Synonyme gibt, mehrere korrekte Wörter. Der Aphasiker kann seine eigene Reaktion mit den Zielwörtern/dem Zielwort vergleichen. Aber auch wenn das Zielwort nicht gefunden ist, kann die richtige Lösung aufgerufen werden.

Was ist der Effekt von Multicue? Das Programm wird in den Niederlanden seit acht Jahren verkauft, und es gibt auch eine deutsche Version. Im Anschluss an eine große Therapiestudie haben wir in Rotterdam auch den Effekt von Multicue untersucht. 20 Patienten haben an einer sogenannten Randomised Controlled Trial mit Multicue teilgenommen. Alle Patienten hatten entweder eine phonologische oder eine semantische Therapie von ungefähr sechs Monaten abgeschlossen, und sie waren 12-18 Monate post onset. Am Anfang wurde der Boston Naming Test durchgeführt, danach wurden die Patienten randomisiert in eine von zwei Gruppen eingeteilt: Eine Gruppe arbeitete mit Multicue, die andere Gruppe bekam eine Therapiepause von sechs Wochen (s. Abbildung 6). Die Untersucher hatten absolut keinen Einfluss auf diese randomisierte Einteilung.

Im Moment gibt es nur vorläufige Resultate, weil noch nicht alle Patienten die Therapie abgeschlossen haben: Die Daten zeigen soweit keine Verbesserung bei der Patientengruppe ohne Therapie (1 Punkt), die Multicue-Gruppe hat sich aber durchschnittlich verbessert.

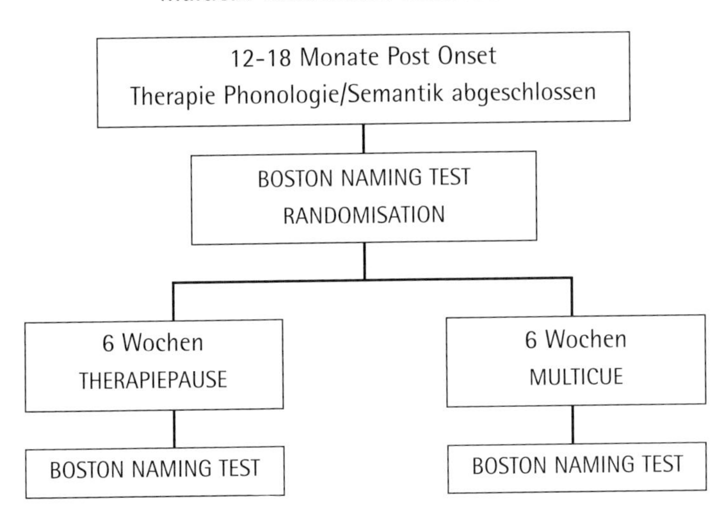

Abb. 6: Multicue study: design

Diese vorläufigen Resultate sind hoffnungsvoll. Die Wortfindung verbessert sich bei Aphasikern, die sechs Wochen lang mit Multicue arbeiten, aber nicht bei Patienten, die keine Therapie bekommen. Dieser Effekt tritt im zweiten Jahr bei Patienten auf, die vorher schon eine intensive Therapie gehabt haben. Es gibt eine Generalisierung bei nicht geübten Wörtern, und es gibt eine Generalisierung von der schriftlichen Produktion zur mündlichen Produktion. Das stimmt hoffnungsvoll, denn die Verbesserungen zeigten sich:

- nach einer kurzen Übungsperiode,
- nach intensiver linguistischer Therapie und
- mit einem sehr mangelhaften Programm.

Die Ergebnisse sind ein Grund, um das Programm zu verbessern, u. a. durch:

- mehr Items,
- Wortfindung nach Umschreibung, in Situationen und
- Sprachausgabe

KOMMUNIKATIONSHILFE

Zum Schluss noch eine kurze Bemerkung zum Computer in der Kommunikation: Obwohl man die Wortfindung durch Benennübungen verbessern kann, ist es auch immer wichtig, die Kommunikation zu optimieren und die Wortfindung zu unterstützen. Der Aphasiker kann ein eigenes Vokabular für spezifische kommunikative Situationen auf einem Palmtop-Computer haben, zum Beispiel zum Einkaufen oder um ein Taxi zu bestellen. Eine Pilot-Studie hat gezeigt, dass Aphasiker ein individuelles Lexikon lernen können und auch in der Alltagskommunikation anwenden werden [3].

Es ist auch möglich, die verfügbare Information über ein fehlendes Wort zu nutzen: Wenn ein Aphasiker zum Beispiel den ersten Buchstaben kennt, kann der Computer eine Liste von möglichen Wörtern zeigen, aus der man das Zielwort wählen kann [1].

Der Computer wird bis heute noch kaum als Hilfsmittel eingesetzt, und es ist sehr wichtig, dass wir jetzt diese Möglichkeiten untersuchen.

Der Computer kann für Patienten mit Wortfindungsstörungen eine wichtige Rolle spielen; es scheint aber, dass wir Aphasiologen noch nicht sehr weit gekommen sind und dass noch viel Arbeit geleistet werden muss, um die Programme zu optimieren. Obwohl in der Aphasietherapie schon mehr als 20 Jahre lang Computer eingesetzt werden, sind wir eigenlich erst in der Anfangsphase, und in der Zukunft sind nur dann große Entwicklungen zu erwarten, wenn hier gezielte Anstrengungen unternommen werden.

LITERATUR

1. Colby KM, Christinaz D, Parkinson RC, Graham S, Karpf C: A word-finding computer program with a dynamic lexical-semantic memory for patients with anomia using an intelligent speech prosthesis. Brain and Language; 14: 272-281
2. Mourik M van, Sandt-Koenderman WME van de: Multicue. Aphasiology 1992; 5: 529-539
3. Sandt-Koenderman WME van de, Wiegers J, Hardy P: PCAD, a computerised communication aid for aphasics: do patients benefit? (submitted)
4. Stachowiak FJ: Computer-based aphasia therapy with the Lingware/STACH system: In: FJ Stachowiak et al (eds): Developments in the assessment and rehabilitation of brain damaged patients. Gunter Narr Verlag, Tübingen 1992
5. Wade J, Petheram B, Cain R: Voice recognition and aphasia: can computers understand aphasic speech? Disability and Rehabilitation 2001; 23: 604-613

Multimediale therapeutische Software LION – Language Interactive Operational Network

S. Tollkühn, Leipzig

Das Konzept zur Entwicklung der multimedialen Software LION wurde 1999 mit dem ›Deutschen Seniorenpreis Multimedia‹ des Bundesministeriums für Wirtschaft und der Deutschen Luft- und Raumfahrt prämiert. Mit diesem Forschungspreis wurden Konzepte gewürdigt, die Lösungen für die sich abzeichnende Entwicklung im Bereich der langfristigen Rehabilitation und Integration älterer, kranker und behinderter Menschen und die damit verbundenen gesundheitspolitischen Probleme anbieten.

Im Rahmen des Projekts LION soll eine multimediale, neuropsychologisch und sprachtherapeutisch orientierte Software entwickelt werden, die chancenorientiert, auf dem jeweils vorhandenen Potential des Benutzers aufbauend, alltagsrelevante Lösungsstrategien vermitteln und trainieren und darüber hinaus dem Bedürfnis nach menschlichem Kontakt und Kommunikation, selbst bei erschwerten personellen Bedingungen oder Beeinträchtigungen, genügen soll. Die Entwicklung basiert auf den bisherigen Ergebnissen der Effektivitätsstudien zum Einsatz computerisierter Therapieprogramme sowie den Erfahrungen von Ärzten, Therapeuten und Betroffenen.

Mit der Software LION sollen neu entwickelte, bisher im therapeutischen Anwendungsbereich noch nicht integrierte multimediale Möglichkeiten für die Patienten nutzbar gemacht werden, mit dem Ziel, diesen Menschen den Zugang und die Integration in die ›nicht-präparierte‹, ›normale‹ gesellschaftliche Umgebung zu ermöglichen. Dazu soll LION bei entsprechenden technischen Möglichkeiten auch die Kontaktaufnahme, Anwendung und Kommunikation via Netz erlauben und damit den Nutzern die Möglichkeit geben, trotz Krankheit oder Behinderung ihre Kreativität, ihre Potentiale und Bedürfnisse angemessen realisieren und auch für andere nutzbar machen zu können.

Das Ziel des Programms besteht darin, trotz unterschiedlichster Beeinträchtigungen interaktiv Lösungsstrategien für die Aufgaben und Probleme des Alltags erarbeiten und trainieren zu können und damit zur umfassenden Erweiterung der Kompetenz des Anwenders beizutragen. Die Software LION soll vom stationären über teilstationären und ambulanten Einsatz bis hin zum

Homecare für Patienten jeden Alters mit Beeinträchtigungen neuropsychologischer und sprachlicher Modalitäten in Perzeption und Produktion (z. B. Gedächtnis, Konzentration, Wahrnehmung, Schreiben, Lesen, Benennen, Artikulation) geeignet sein.

Dabei richtet sich die Art der therapeutischen Übungen nach der im Programm eingebundenen Diagnostik, d. h. die Übungsinhalte werden den jeweiligen Fähigkeiten und Bedürfnissen des Nutzers angepasst und sind in einen Gesamtablauf eingebettet.

Folgende Zielsetzungen werden dabei grundsätzlich verfolgt:

- Förderung der Kommunikation durch den stets dynamischen Programmverlauf und die damit verbundene stetige Interaktion und Gesprächsführung
- Förderung sprachlicher Fähigkeiten durch die im Übungsverlauf enthaltenen linguistischen Aufgaben
- Förderung der Motivation, da jede Reaktion mit positivem feedback und immanenter Hilfe, ohne Erwartungsdruck und Versagen geleitet wird
- Förderung von Aufmerksamkeit, Gedächtnis und Konzentration durch komplex zusammenhängende Story und ständige interaktive Kommunikation

Bei der Erarbeitung dieses Software-Konzeptes wurde ein Konsens aus den therapeutischen Anforderungen und den Bedürfnissen und Wünschen der Zielgruppe angestrebt. Neben Bedienerfreundlichkeit, Abwechslungsreichtum und interessanter, alltagsrelevanter Gestaltung der Kommunikation und Interaktion via Software wurden neuropsychologische und linguistische Trainingsmöglichkeiten integriert, so dass ein motivierender und zugleich therapieeffizienter Gesamtablauf entstand.

Aus dem Drehbuch der gesamten Software wurde ein Modul entnommen, das in einer Prototyp-Version umgesetzt wurde und sowohl ein effektives, motivierendes Arbeiten als auch Schlüsse zur Evaluation für das Gesamtkonzept ermöglicht. In diesem Prototyp können folgende störungsrelevante Aspekte bewusst gemacht und trainiert werden:

- Erfassen und Benutzen von Hilfen durch ›Notizblock‹ o. ä.
- Anwendung des Cues ›Umschreibung‹ beim Benennen
- Wortbedeutungen anhand von Umschreibungen erkennen und selbst verwenden
- Umsetzung erkannter Wortbedeutungen in Symbol- und Schriftform
- Schreibtraining, Lesetraining
- Sprachverständnis für schriftsprachlichen und lautsprachlichen Input

- Unbeschwertheit im Umgang mit Fehlern, d. h. Fehler erkennen und entsprechend entspannt reagieren und unterschiedliche Reaktionsvarianten annehmen können
- Gedächtnis- und Aufmerksamkeitstraining
- Training der Merkfähigkeit für sprachliche Einheiten

Aufgrund des begrenzten Umfangs des Übungsmaterials im Prototyp der Software LION war es nicht möglich, eine Evaluation der Trainingseffekte vorzunehmen. Allerdings konnten über Fragebogen alle beurteilbaren Aspekte des Prototypen eingeschätzt und evaluiert werden. Dazu wurden 22 Therapeuten und 62 aphasische Patienten im Bereich Klinik und Selbsthilfe befragt. Insgesamt war die Aufnahme der Software überwiegend positiv, und es gab über diese Beurteilung hinaus wertvolle Hinweise zur inhaltlichen und formalen Gestaltung. Die Befragten schätzten vor allem die Komplexität des Ansatzes, die Freiheit des Trainings sowie die positive Unterstützung und die Entwicklungsmöglichkeiten des offenen modularen Systems als sehr gelungen ein. Es wurden beispielsweise jeweils zu über 80% mit sehr gut beurteilt: die Art und Weise der Darbietung der jeweiligen Aufgabenstellungen, die interaktiven Verläufe, die immanente Hilfe sowie die Lösungswegvorgaben. Auch die graphische und akustische Gestaltung wurde als sehr positiv bewertet.

Insgesamt war das zur Verfügung gestellte Preisgeld des ›Deutschen Seniorenpreises Multimedia‹ bisher die einzige Finanzierungsmöglichkeit des Projekts. Unter diesen Umständen war es sehr schwierig, sowohl die Programmierung der Software als auch alle notwendigen Komponenten für eine Weiterentwicklung zu realisieren. Unter den gegebenen Umständen sind die bisherigen Entwicklungen der multimedialen Software LION jedoch als sehr gelungen und erfolgreich einzuschätzen, so dass das Konzept künftig mit weiteren Bemühungen um eine vollständige Entwicklung der Software unterstützt werden sollte.

Computervermittelte Kommunikation bei Aphasie

L. Springer, Aachen

EINLEITUNG

»To compare my ideas to those of others«, »To learn what others think about people like me« and »To give me interesting things to talk about«: Solche Wünsche nach Austausch von Ideen, nach Kontakt und persönlicher Identität finden sich bereits in amerikanischen Untersuchungen der frühen neunziger Jahre zum Computer als Kommunikationsmedium. Aus Befragungen zu Motiven von Computernutzern geht ein starkes Bedürfnis nach Kontakten mit anderen Menschen, nach gegenseitiger Hilfe und Unterstützung sowie nach Informationsbeschaffung und Unterhaltung hervor. Auch Menschen, die als Folge einer Hirnschädigung unter Sprachstörungen (Aphasien) leiden und häufig in ihrer Mobilität durch Halbseitenlähmungen eingeschränkt sind, äußern vergleichbare soziale und intellektuelle Bedürfnisse: Kontakt mit anderen Betroffenen sowie Erfahrungsaustausch und Hilfe. Aber auch die selbstständige Suche nach Informationen sowie eigenständiges Üben und Spielen am Computer sind für viele Aphasiker ein Wunschziel.

Leider finden solche Bedürfnisse in den meisten sprachrehabilitativen Konzepten wenig Beachtung – wie ganz allgemein die Nutzung von verbliebenen Fähigkeiten für die Kommunikation und zur Bewältigung von Alltagsaktivitäten häufig vernachlässigt wird. Selbst in pragmatisch orientierten Ansätzen, die ausdrücklich auf die Verbesserung kommunikativer Fähigkeiten mit allen verfügbaren verbalen und nonverbalen Mitteln abzielen, werden die neuen Kommunikationsmedien wenig berücksichtigt. Folgt man dagegen der »Internationalen Klassifikation der Funktionsfähigkeit und Behinderung« (ICF) der Weltgesundheitsorganisation WHO[1], so finden sich in den Bereichen »Aktivitä-

[1] Die aktuelle Version der WHO-Klassifikation (»International Classification of Functioning, Disability and Health«, ICF) liefert ein Schema zur Beschreibung der verschiedenen Aspekte von Funktionsfähigkeit und Behinderung, das sich für die Planung von Therapiezielen in der Aphasietherapie nutzen läßt. Ursprünglich lautete die WHO Klassifikation »International Classification of Impairments, Disabilites and Handicaps« (ICIDH).

ten und Partizipation« Zielsetzungen wie die Verwendung von Kommunikationshilfsmittel und -techniken einschließlich Telefon, Faxgeräten, E-Mail und Internet (Ziffer d 360).

Der folgende Beitrag orientiert sich an den ICF-Zielsetzungen und beschreibt Möglichkeiten von computervermittelter Kommunikation für die Rehabilitation von Aphasikern. Als Grundlage für den gezielten Einsatz des Personal-Computers (PC) in der Aphasietherapie werden zunächst mediale Aspekte von gesprochener, geschriebener und computervermittelter Sprache einander gegenübergestellt. Ausgehend von den Vorteilen, die computervermittelte Kommunikation (CVK) für Sprachgestörte bieten kann, wird in einem weiteren Schritt das methodische Vorgehen skizziert, das CVK Aphasikern ermöglicht.

WESENTLICHE MEDIALE UNTERSCHIEDE ZWISCHEN GESPROCHENER, GESCHRIEBENER UND COMPUTERVERMITTELTER SPRACHE

Auch für den Einsatz des PC in der Aphasietherapie gilt: neue Therapiemethoden sollten vor ihrem Einsatz auf ihre Eignung überprüft werden. Obwohl mittlerweile viele Computer-Programme für die verschiedenen Modalitäten (auditives Sprachverständnis, Lesesinnverständnis, Nachsprechen, Benennen, Beschreiben, Abschreiben, selbstständige Textproduktion etc.) und für unterschiedliche sprachliche Komponenten (Lautebene, Wort-, Satz- und Textebene) zur Verfügung stehen, fehlt es an kontrollierten Therapiestudien. Dies gilt auch

Tab. 1: Für die Aphasietherapie entscheidende mediale Unterschiede zwischen gesprochener, geschriebener und PC-vermittelter Sprache

gesprochen	geschrieben	computervermittelt
flüchtig	dauerhaft	dauerhaft
unsichtbar	sichtbar	sichtbar
irreversibel	reversibel	E-Mail: reversibel
sequentiell	visuell-räumlich	CHAT: reversibel
		TALK: irreversibel
Gesprächspartner:		
raum-zeitliche	raum-zeitliche	E-Mail: raum-zeitliche Trennung
Kopräsenz	Trennung	CHAT: leicht zeitversetzt, räuml. Trennung
		TALK: zeitsynchron, räuml. Trennung

für die computervermittelte Kommunikation (CVK), die im deutschsprachigen Raum nur äußerst selten ein Übungsbereich der Sprachtherapie ist.

Mediale Aspekte der gesprochenen Sprache

Typische mediale Merkmale der gesprochenen Sprache sind die Flüchtigkeit, Unsichtbarkeit der Sprachzeichen sowie die Irreversibilität der produzierten Äußerungen. Dies stellt sowohl für den Sprecher als auch für den Rezipienten hohe Anforderungen an Gedächtnis und Aufmerksamkeit. Gerade der transitorische Charakter der gesprochenen Sprache erweist sich für viele Hirngeschädigte als großes Problem, weil sie nur über ein reduziertes Zeitfenster für die Sprachverarbeitung verfügen. Ein Vorteil der mündlichen Kommunikation ist jedoch, dass sie in räumlicher und zeitlicher Kopräsenz mit dem Partner erfolgt, so dass Gesprächspartner an der Verständigung mitarbeiten können. Dies geschieht nicht nur über verbale Verständigungsmittel, sondern auch über Prosodie, Gestik und Mimik. Solche emotionalen nichtsprachlichen Ausdrucksmittel vermögen Aphasiker in der Regel besser zu verstehen als die sprachliche Bedeutung und Struktur der Äußerungen.

Ein weiterer Aspekt der gesprochenen Sprache ist die Irreversibilität. Das bedeutet, dass die gesprochene Sprache trotz ihrer Flüchtigkeit immer eine Spur hinterlässt; was einmal gesagt ist, kann zwar korrigiert, aber nicht ausgelöscht werden. Einerseits hat dies negative Konsequenzen, weil ein sprachlicher Ausrutscher/Fehler nicht mehr so ohne weiteres zurückgenommen werden kann, andererseits bieten sich Vorteile bei der interaktiven Bearbeitung von missverständlichen Äußerungen. So kann der Gesprächspartner in der face-to-face Kommunikation an der »Entstörung«, d. h. an der gemeinsamen Wortfindung und Textproduktion mitwirken.

Beispiel 1 veranschaulicht eine für die »face to face«-Kommunikation typische Verständigungshandlung. Die Aphasikerin, Frau H., signalisiert der Gesprächspartnerin L. durch fragende Wiederholung des Wortes *»Groe«,* dass sie Formulierungsschwierigkeiten hat und Mithilfe wünscht. Zunächst äußert die Gesprächspartnerin L., dass sie nicht verstehe. Dies veranlasst H. zu einer weiteren Sprachäußerung *»Armaturen«,* die schließlich für L. eine Interpretationsmöglichkeit bietet, die von H. lachend bestätigt wird.

Erleichtert wird die Verständigung durch die körperliche Präsenz beider Gesprächspartner, so dass mimisch-gestisches und stimmliches Ausdrucksverhalten zur Interpretation von Sprachäußerungen mit herangezogen werden kann.

Beispiel 1: Kooperative Gesprächsreparaturen (Verständigungshandlungen)

Gespräch über die Familie einer Aphasikerin

H: *und da ähm . . . meine Schwester äh zwei Jahre älter*

L: *ja*

H: *ähm . . . mitgefahren und meine Eltern selbstverständlich ähm ähm ..... ähm mein Vater hat ähm ..... Groe. Groe?*

L: *das hab ich nicht verstanden* (flüsternd)

H: *äh Armaturen .....*

L: *Groe Armaturen* (flüsternd) *ach, da hat er gearbeitet?*

H: *ja, ja* (lacht)

Mediale Aspekte der geschriebenen Sprache

Im Gegensatz zur »face to face«-Kommunikation sind Produzent und Rezipient beim schriftlichen Verfassen von Texten in der Regel raum-zeitlich voneinander getrennt, was das kooperative Textverfassen und die Unterstützung bei Sprachproblemen erschwert. Dies gilt natürlich nicht für die Schreibübungen im Therapieraum, aber für jede selbstständige Schreibtätigkeit von Aphasikern in der häuslichen Umgebung.

Aufgrund ihrer medialen Eigenschaften bietet die geschriebene Sprache sowohl Vor- als auch Nachteile für die kognitive Sprachverarbeitung bei Aphasie. Beispielsweise sind die Sprachzeichen (Buchstaben, ikonische Elemente wie Satzzeichen) in der geschriebenen Sprache dauerhaft. Sie sind sichtbar und damit gut unterscheidbar. Einzelne sprachliche Segmente, die in der gesprochenen Sprache nicht so einfach isolierbar sind, können über die Schriftzeichen als distinkt von einander wahrgenommen werden. Grammatische Strukturen wie Phoneme, Morpheme und Satzstrukturen lassen sich so besser in den Blick nehmen und bearbeiten. Ein weiteres wesentliches Merkmal schriftlicher Texte sind die räumlich-simultan präsentierten Sprachzeichen (Buchstabenfolgen, Satzzeichen). Im Gegensatz zu den flüchtigen und sequenziell produzierten Äußerungen der gesprochenen Sprache unterstützen die dauerhafter und visuell-simultan verfügbaren Sprachzeichen das Arbeitsgedächtnis. Dies erlaubt eine wiederholte Bearbeitung von Texten mit mehrfachen Korrekturen. Erklärbar werden dadurch viele Leistungsdifferenzen in mündlichen versus schriftlichen Anforderungen, die in der Literatur und therapeutischen Praxis immer wieder bei Aphasie berichtet werden. Beispielsweise können Aphasiker mit leichteren Formen des »Agrammatismus« schriftliche

Beispiel 2 : Unterschiede zwischen mündlicher und schriftlicher Textproduktion bei einem Aphasiker

Mündliche Textproduktion von Herrn MH (Filmnacherzählung):

»wie heißt das . eine äh äh äh bank in . ja . und dann äh ein mann und der erste ähm .... ja, was ist denn .... er sagte . äh äh . äh ä semdwikssch und .....«

Schriftliche Endversion eines Textes von Herrn MH (Filmnacherzählung):

Der Mann kaufte eine Karte. Er wollte schwimmen gehen.

Texte häufig besser verstehen und beim Schreiben sprachlich komplexere Äußerungen produzieren als im mündlichen Modus (Beispiel 2).

Die medialen Eigenschaften der Schriftsprache erleichtern jedoch die Sprachverarbeitung nicht in jeder Hinsicht. Lesen und Schreiben erfordern eine kontinuierliche Umkodierung von visuell-graphematischen in vokal-auditive Sprachzeichen. Solche Transkodierungsfähigkeiten setzen spezifische sprachanalytische, visuelle und mnestische Leistungen voraus, die bei Aphasikern in unterschiedlichem Ausmaß beeinträchtigt sein können.

Mediale Aspekte der computervermittelten Kommunikation (CVK)

Die neuen Kommunikationsmedien (E-Mail und TALK bzw. Internet Relay CHAT) nehmen eine Zwitterstellung zwischen gesprochener und geschriebener Sprache ein. Computervermittelte Kommunikation ist zwar medial schriftlich realisiert. Im Gegensatz zu schriftlichen Texten ist die CVK jedoch meist durch einen mündlichen Stil gekennzeichnet. Das bedeutet, dass die verwendeten Sprachstrukturen meist kürzer und syntaktisch einfacher und teilweise sogar nur fragmentarisch sind. Häufig finden sich formstarre Elemente wie Floskeln und Redewendungen sowie spezifische Ausdrucksmittel, die von den Konventionen in schriftlichen Texten abweichen (z. B. Emoticons).

Computervermittelte Kommunikation ermöglicht zwar eine direkte sprachliche Kommunikation zwischen Benutzern des Internets, jedoch schafft die räumliche Trennung andere Kommunikationsbedingungen als die »face to face«-Situation. Aus der Kommunikationsforschung ist seit langem bekannt, dass die sozio-emotionalen Beziehungen wesentlich über das visuelle Verhalten in der Kommunikation, also durch Körperhaltung, Mimik und Gestik sowie durch das gesamte Erscheinungsbild reguliert werden. In frühen Ansätzen der CVK wurde deshalb häufig argumentiert, dass die computervermittelte Kommuni-

Beispiel 3: Gesprächsreparaturen in einem computervermittelten Gespräch (CVK) mit einem Aphasiker

:-) lustig :-)) sehr lustig :-(traurig

L: *wie war der Film :-))) oder :-(((???*
A: *ja*
L: *ja? versteh ich nicht, war der film :-)) oder nicht?*
A: :-)
L: *aha ... worum geht's da?*
A: *der mann hat zähne probliert*
L: *wer?*
A: *Mr. Bean*
L: :-) ... *also nicht der zahnartz*
A: *nein ...... linke und rechte zahn proviert*
L: *probiert?*
A: *probiert*
L: *probiert der zahnartz was mit den zähnen oder Mr. Bean?*
A: *Mr. Bean hat zähne probiert*
L: *verstehe ich nicht .. vielleicht plombiert?*
A: *plombiert*
L: *AHA jetzt kapier ich's*

---

kation defizitär wäre, weil die »Körperlichkeit« (Körper- und Gesichtsausdruck, Stimme etc.) in der Kommunikation fehle. Aktuelle medienwissenschaftliche Ansätze postulieren dagegen, dass es zu den menschlichen Kompetenzen gehöre, sich an die Möglichkeiten und Grenzen neuer medialer Kommunikationsformen kreativ anzupassen. Ein Beleg für diese Annahme ist die Entwicklung von ikonischen Zeichen (z. B. Emoticons) sowie der Einsatz von Großbuchstaben als Betonungsmittel (für den fehlenden stimmlichen und mimisch-gestischen Ausdruck) zur Vermittlung emotionaler Informationen.

Ein weiterer Aspekt der CVK, der sich für Sprachgestörte positiv auswirkt, ist die Toleranz der Kommunikationspartner gegenüber grammatischen und (ortho-) graphischen Fehlern. Dies kann sowohl ein Vorteil für Patienten mit Dysgraphien sein, die Auslassungen, Umstellungen und Ersetzungen von Buchstaben produzieren, als auch für agrammatische Patienten, die nur kurze Phrasen mit Auslassungen von grammatischen Morphemen äußern können. Sofern die Zieläußerung im Kontext erkennbar ist, werden solche Fehler meist akzeptiert und häufig nur als Tippfehler oder durchaus auch als originelle Kürzungen interpretiert (Beispiel 3 für CVK mit Aphasikern).

Zusammenfassend eröffnet die CVK auch für Sprachgestörte Kommunikationsmöglichkeiten, die sich für die Rehabilitation nutzen lassen.

VORTEILE VON COMPUTERVERMITTELTER KOMMUNIKATION

- geringere Zeitbeschränkungen als in der »face to face«-Kommunikation
- gedächtnisunterstützende Funktion durch den dauerhaften Charakter
- einfacher, fragmentarischer Stil wird akzeptiert: Vorteil für Agrammatiker
- leichtere Lernbarkeit von formstarren Elementen wie emotionalen Ausdrükken und Floskeln sowie von ikonischen Elementen wie Emoticons aus vorgegebener Liste von Zeichen
- höhere Fehlertoleranz bei Ersetzungen und Auslassungen von Buchstaben: Phonologisch-graphematische Fehler werden als Tippfehler gewertet und ignoriert
- koproduktive Textproduktion beim TALK und CHAT: Gesprächspartner können bei Formulierungsproblemen unterstützend eingreifen
- selbstständige distanzsprachliche Kontaktmöglichkeiten mit Gesprächspartnern

METHODISCHES VORGEHEN BEI DER THERAPIE ZUR CVK

Fast in jeder Therapie werden mit Aphasikern zeitaufwändige Schreibübungen durchgeführt. Selten wenden Patienten solche Schreibfähigkeiten in Alltagssituationen an. So schreiben sie kaum Briefe oder Texte. Die Therapie der Schriftsprachfähigkeiten erhält mit der computervermittelten Kommunikation eine neue alltagsrelevante Zielsetzung. Die schriftsprachlichen Übungen und Inhalte lassen sich an der Befähigung zur CVK orientieren. Tabelle 2 skizziert das therapeutische Vorgehen für die CVK.

Vorbereitende Übungsphase

In einer vorbereitenden Übungsphase werden (schrift-)sprachliche Fähigkeiten zur CVK erarbeitet. Auch für schwerer beeinträchtigte Patienten kann ein Repertoire an Floskeln und sprachlichen Satzfragmenten erarbeitet und in einem Lexikon bzw. in einer Wortliste verfügbar gemacht werden. Solche formstarren Sprachstrukturen sind Begrüßungs- und Abschiedsfloskeln, Glückwünsche zu verschiedenen Anlässen, Fragen zum Befinden, zu Erlebnissen und Plänen (Wie geht's? Was machst Du/machen Sie... ? Wie wars am Wochenende/beim Arzt/im Kino etc.? Alles Gute! Viel Spaß! Baldige Besserung!).

Tab. 2: Das therapeutische Vorgehen für die CVK

1. **Erarbeiten von adäquaten Kommunikationsstrategien**
   - mündlicher Stil: kurze Phrasen (ggf. REST-Programm)
   - Begrüßungs- und Verabschiedungsfloskeln
   - weitere formstarre Elemente, z. B. Glückwünsche
   - Emoticons, z. B. eine Liste für smileys
   - Vereinfachungen: z. B. Kleinschreibung
   - Großschreibung zum Ausdruck von emotionaler Betonung
2. **Erarbeiten von Strategien zur Text (Ko-)Produktion**
   - Beachten der Rückmeldungen und Interpretationsangebote des Gesprächspartners
   - selbstinitiierte Verständigungsversuche mit Bitte um Mithilfe
3. **Vorbereitende PC-Übungen im lokalen Netz**
   - Umgang mit Personal-Computer
   - Schreib- und Leseübungen am PC
4. **PC-Übungen im lokalen Netz**
   - TALK- bzw. CHAT-Programm
   - kooperative Textproduktionen mit gezielten Übungen zu interaktiven Gesprächsreparaturen
5. **Internetbasierte CHAT- und E-Mail Kommunikation**
   - Online-Übungen

Viele Menschen mit Aphasie versuchen, im schriftlichen Modus möglichst korrekte vollständige und sogar komplexe Sätze zu schreiben. Dies führt jedoch zu häufigen Selbstkorrekturversuchen und erhöht meist die Anzahl von morphologischen Fehlern (z. B. falsche Funktionswörter und Flexionsformen). Störend für die Kommunikation wirkt sich dabei die lange Planungs- und Produktionszeit aus. Ziel der CVK-Therapie ist die Erarbeitung von adäquaten Strategien. Es geht nicht um sprachlich korrekte Texte, sondern um kurze Äußerungen, die für den Partner verständlich oder zumindest teilweise verständlich sind, so dass sie für Interpretationsversuche zugänglich werden.

Ein Therapieansatz, der sich zur systematischen Erarbeitung von einfachen Satzfragmenten eignet und sich bereits in einer kontrollierten Outcome-Studie als effektiv erwiesen hat, ist die Reduzierte-Syntax-Therapie (REST [4]). Ursprünglich wurde die REST zur Behandlung des schweren chronischen Agrammatismus entwickelt. Die einfachen Satzstrukturen der REST-Therapie sind auch für die CVK passend, weil sie schneller produziert werden können und trotzdem meist für den Gesprächspartner verständlich oder zumindest einer Interpretation zugänglich sind. In der REST lernen die Patienten vor allem Inhaltswörter zu produzieren und die für sie schwierigen grammatischen Morpheme auszulassen (Flexionsformen und Funktionswörter). Schrittweise werden Objekt-Verb und Adverb-Verb-Verbindungen als Syntagmen geübt und möglichst früh in Spontansprache bzw. in die CVK integriert (z. B. Kaffee getrunken, Kuchen gegessen, nach Köln fahren, lange geschlafen, gestern gut gegessen, heute vieles gesehen). Diese sprachliche Vereinfachung soll zu einer Erhöhung des Tempos in der Textproduktion führen.

Zusätzlich zur Erarbeitung eines einfachen mündlichen Stils kommen spezifische Konventionen der CVK. Beispielsweise wird eine Liste von Emoticons erstellt, mit denen sich emotionale Ausdrücke vermittelt lassen: :-) lustig, :-)) sehr lustig, :-(traurig, :-((sehr traurig, ;-) ironisch etc.

Grundsätzlich werden die Texte klein geschrieben. Großbuchstaben und Buchstabenwiederholungen lassen sich zur prosodischen Markierung von sprachlichen Ausdrücken einsetzen, z. B. HALLO, TOLLLLL.

Obwohl sich in der CVK bereits ein Set an Konventionen zur Kompensation des fehlenden Sichtkontakts und der fehlenden Stimme etabliert hat, ist der Bereich sehr produktiv und abhängig von Konventionen in verschiedenen Subgruppen. Es wäre zu wünschen, dass Aphasiker in eigenen geschützten CHAT-Rooms, aus denen sie nicht wegen zu langsamen Schreibens ausgeschlossen werden, kommunizieren könnten.

Erarbeiten von Strategien zur Koproduktion von Texten

Eine weitere Vorbereitung auf die online Kommunikation im Internet sollte die Erarbeitung zur interaktiven Textbearbeitung sein. Wichtig ist dabei, dass Sprachgestörte auf die Rückmeldungen der Gesprächspartner achten und sie in ihre Textproduktion einbeziehen. Das bedeutet, dass fremdinitiierte Repairs, also Rückfragen ggf. mit Interpretationsangeboten des Gesprächspartners, vom Aphasiker beachtet werden. Bei Formulierungsschwierigkeiten sollten Sprachgestörte sich frühzeitig durch Verständigungshandlungen Hilfe holen, z. B. »weiß nicht« oder einfach nur durch mehrfache Verwendung von Fragezeichen »???«. Die Gesprächspartner können die Mitteilungsversuche interpretieren und Korrekturangebote machen (Beispiel 4).

Beispiel 4: CHAT-Dialog eines Aphasikers mit einem Gesprächspartner über einen Film (»Mr. Bean beim Zahnarzt«)

MH: *der z...uzmgefallen*
LS: :-)) *der z...ist darauf umgefallen und wie geht's weiter?*
MH: *DER mann opertier*
LS: *operiert??*
MH: *Munde?*
LS: *ach so.. der operiert sich im mund? Du liebe güte.*
MH: :-)))))

PC-Übungen im lokalen Netz

Schriftsprachliche Übungen, wie sie in vielen PC-Programmen angeboten werden, eignen sich ebenfalls als Vorbereitung für die CVK. Intensive Arbeit ist in der Regel bei Patienten erforderlich, die noch keinerlei PC-Erfahrung haben.

Internetbasierte Übungen

Der Schritt zur CVK ist nicht schwer, wenn die kognitiv-sprachlichen Voraussetzungen gegeben sind. Es ist zu empfehlen, zunächst in lokalen Netzen mit TALK- bzw. CHAT-Programmen zu arbeiten. Bei dem von uns verwendeten TALK-Programm (ChatZILLA) handelt es sich um ein Programm zum Chatten innerhalb eines lokalen Netzwerkes (LAN). Es ist über Internet verfügbar (www.chatzilla.com) und eignet sich besonders zum geschützten Arbeiten in Kliniken und Praxen. Im Chatzilla-Programm besteht die Oberfläche des PC-Bildschirms aus einem zweigeteilten Fenster; im oberen Teil erscheint der Text des Talk-Partners, im unteren wird der eigene Text eingegeben. Die Buchstabeneingaben können von beiden Talk-Partnern in Echtzeit verfolgt werden. Dies erlaubt, in den Sprachproduktionsprozess des Gesprächspartners direkt unterstützend einzugreifen. Selbstverständlich lassen sich auch herkömmliche E-Mail Programme für die Übungen einsetzen.

ZUSAMMENFASSUNG

Der Erwerb von Fähigkeiten zur Nutzung computervermittelter Kommunikationsmedien (Internet, E-Mail, CHAT etc.) ermöglicht Aphasikern selbstinitiierte Kommunikation mit bekannten und neuen Gesprächspartnern über zeitlich-räumliche Distanz. Zwar werden elektronische Gemeinschaften durch das Fehlen von körperlicher Nähe und Zuwendung eine direkte »face to face«-Kommunikation nicht ersetzen können, sie eröffnen jedoch auch für Aphasiker kommunikative und soziale Möglichkeiten. So bietet die elektronische Mobilität für Menschen mit Aphasie sowohl in der Informationsbeschaffung als auch in der Kommunikation eine größere Unabhängigkeit von Helfern. Zugleich werden ihre soziale Integration und Lebensqualität deutlich verbessert.

INTERNET- UND LITERATURHINWEISE

1. ChatZILLA: Programm zum Chatten innerhalb eines lokalen Netzwerkes (LAN): www.chatzilla.com
2. ICIDH-2: International Classification of Functioning and Disability. Beta-2 draft, Full Version. Geneva, World Health Organisation, http://www.who.int/icidh, Koordinator für die deutschsprachige Fassung: Michael.Schuntermann@VDR.de
3. Koch P, Österreicher W: Schriftlichkeit und Sprache. In: Günther H, Ludwig O (Hrsg): Handbücher zur Sprach- und Kommunikationswissenschaft. Schrift und Schriftlichkeit. De Gruyter, Berlin 1994; 10: 587-604
4. Schlenck KJ, Schlenck C, Springer L: Die Behandlung des schweren Agrammatismus - Reduzierte-Syntax-Therapie (REST). Thieme, Stuttgart 1995
5. Springer L: Mediale und interaktive Erklärungsansätze für die Variabilität agrammatischer Sprachäußerungen. Sprache und Literatur 2000; 85 (31): 97-116
6. Weingarten R: Sprachwandel durch Computer. Westdeutscher Verlag, Opladen 1997

Computerunterstützte Therapie von Störungen der visuellen Verarbeitung und des Gedächtnisses

---

Moderation:
Prof. Dr. Bernhard Sabel (Magdeburg)
Dr. Thomas Guthke (Leipzig)

Visuelles Restitutionstraining nach Hirnschädigung

B. A. Sabel, E. Kasten; Magdeburg

Es ist nicht nur das Auge, das dafür verantwortlich ist, ob etwas gesehen wird oder nicht, das eigentliche Abbild der Umwelt wird bekanntlich erst im Hirn zusammengesetzt. Lange Zeit sah man das Gehirn als unveränderlich fest verschaltete Einheit an, aber schon alleine die Alltagsbeobachtung, dass erwachsene Tiere wie auch Menschen ihr Verhalten durch Lernprozesse ständig verändern können, zeigt die Anpassungsfähigkeit dieses Organs an eine sich laufend wandelnde Umwelt. Diese Flexibilität, die letztlich auf Änderungen der Verschaltungen zwischen Nervenzellen beruht, hat sich in der Evolution als notwendige Voraussetzung zum Überleben herausgestellt. Auch das Dogma, das ausgereifte Gehirn sei so hochspezifisch aufgebaut, dass eine geschädigte Funktion unwiderruflich verloren ist, gilt heute als veraltet. Eine Vielzahl von Untersuchungen zeigt, dass sich nicht nur das jugendliche, sondern auch das Hirn Erwachsener spontan von Läsionen erholen kann und dass Patienten durch gezieltes Training beträchtliche Verbesserungen zeigen können. Bei Symptomen wie etwa der Aphasie oder der Hemiplegie würde heute niemand mehr ernsthaft den Wert gezielter therapeutischer Bemühungen anzweifeln. Die große Anpassungsfähigkeit, die viele andere Hirnteile offensichtlich besitzen, wurde dem visuellen System allerdings lange Zeit nicht zugebilligt. Obwohl auch andere Funktionsareale, etwa der für die Bewegungssteuerung zuständige motorische Cortex, ebenso hochspezifisch aufgebaut sind und sich trotzdem plastisch verändern [15], wurde ausgerechnet bei der kortikalen Repräsentation der visuellen Wahrnehmung angenommen, ein defekter Anteil des Gesichtsfeldes könne sich keinesfalls erholen. Dieses starre Paradigma kommt nun endgültig ins Wanken.

Obwohl schon seit den sechziger Jahren tierexperimentelle Befunde darauf hindeuteten, dass das Sehsystem Schäden durchaus bis zu einem gewissen Grad ausgleichen kann, wurden erst in den letzten Jahren Ergebnisse publiziert, die zeigen, dass auch das visuelle System, wie andere Funktionsareale auch, eine erhebliche Plastizität besitzt. Es kann sich nicht nur an krankheitsbedingte Ausfälle anpassen, sondern ist auch einer gezielten Therapie zugänglich. Der vorliegende Beitrag fasst die wesentlichsten Daten der aktuellen Forschung der letzten Jahre zusammen und gibt einen Einblick in neue Behandlungsmethoden von Gesichtsfelddefekten, speziell das visuelle Restitutionstraining (VRT).

Die Untersuchung der Funktionen rezeptiver Felder, der kleinsten Einheiten in der Verarbeitung von visuellen Informationen, spielt in der Forschung heute eine besonders große Rolle. In vielen Lehrbuchabbildungen werden rezeptive Felder kreisförmig so dargestellt, als würden sie in der Sehrinde »hübsch ordentlich« nebeneinander liegen. Jedes Teil gehört zu einer hochspezifischen Kolumne, und man war lange der Meinung, dass ein ausgefallenes Feld deshalb keinesfalls durch das daneben liegende, intakte ersetzt werden könne. Diese Darstellungsweise gilt heute jedoch als simplifiziert. Wir wissen jetzt, dass sich rezeptive Felder im primären visuellen Cortex überlappen und auch bei gleichen Exzentrizitäten des Gesichtsfeldes ganz erhebliche Unterschiede der Größe haben können [14, 46]. Anhand von Tierversuchen fand man, dass sich nach der gezielten Zerstörung eines Bereiches der Netzhaut die zugehörigen rezeptiven Felder im primären Sehzentrum tatsächlich umordnen und so neuronale Informationen aus dem intakten Grenzbereich nun auch in dem geschädigten Cortex verarbeitet werden [3, 4, 8, 16]. *Eysel* [5] konnte 1991 zeigen, dass es einen »Filling-in«-Effekt nicht nur beim »blinden Fleck«, sondern auch bei kleinen Skotomen der Retina gibt, so dass diese schon nach mehreren Wochen kaum noch nachweisbar sind. *Gilbert* [9] stellte bei retinalen Läsionen mit gleichen Positionen in beiden Augen fest, dass die kommunizierende Zone im Sehcortex zunächst still war, da sie nun keine Erregung mehr erhielt. Nach einigen Monaten zeigte sich aber erstaunlicherweise doch wieder eine Aktivität. Die den rezeptiven Feldern entsprechenden Nervenzellen verarbeiteten nun Informationen aus dem Randbereich der Läsion. Als Erklärung für dieses Phänomen vermutet *Gilbert* weitreichende, horizontale Verbindungen (»long-range horizontal connections«) über die rezeptiven Felder hinweg, die normalerweise nur unterschwellige Erregung abgeben. Nervenzellen im primären Sehzentrum, die keine eigene Information mehr erhalten, wenn das korrespondierende Netzhautareal zerstört wurde, müssten normalerweise degenerieren und absterben. Dies tun sie in der Regel vor allem bei kleineren Schäden nicht; über die »long-range horizontal connections« können sie sich Informationen von benachbarten Zellen holen und dadurch wieder eine Aufgabe übernehmen und überleben (*Eysel* et al. 1999 [7]).

Aber auch beim Menschen sind inzwischen vielfältige Anpassungsprozesse nachgewiesen worden. *Pöppel* und seine Mitarbeiter wiesen schon in den siebziger Jahren in mehreren Aufsätzen auf plastische Prozesse des menschlichen visuellen Systems hin [27, 28, 29], etwa rhythmische Veränderungen der Ge-

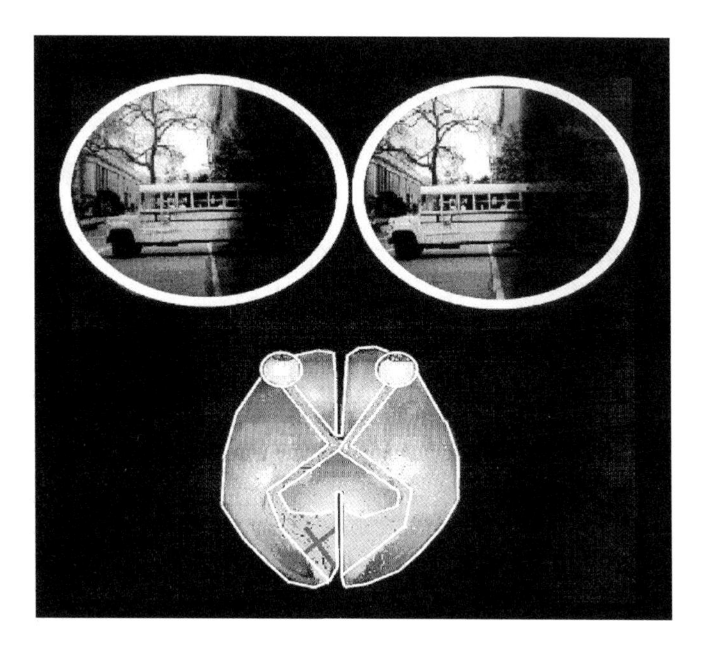

Abb. 1: Das visuelle System zieht sich von den Augen bis zum Sehcortex einmal längs durch das gesamte Gehirn und ist dadurch bei Hirnschäden besonders häufig mitbetroffen. Bei der hier dargestellten »homonymen Hemianopsie« sieht der Patient auf beiden Augen nur die Hälfte. Der linke Kreis stellt das Gesichtsfeld des linken Auges dar und der rechte Kreis das rechte Auge. Durch eine Läsion in der hinteren, linken Hemisphäre sieht der Patient die hintere Hälfte des Omnibusses nicht mehr.

sichtsfeldgröße bei Hemianopikern in Abhängigkeit von der Tageszeit. *Zihl* [48] stellte im Verlauf von wiederholten Messungen der Inkrementalschwellen an der Grenze zum blinden Bereich als erster fest, dass sich der intakte Bereich mit jeder Messwiederholung allmählich immer mehr ausweitete. Dieser Effekt wurde in einer weiteren Arbeit [47] an 55 Patienten gezielt geprüft. Hier konnte bei 80% der Patienten ein signifikanter Gesichtsfeldzuwachs erreicht werden. Ergebnisse einer Lübecker Arbeitsgruppe [34] wiesen anhand von Einzelfallstudien gleichfalls auf die prinzipielle Möglichkeit einer funktionellen Gesichtsfeldrestitution hin, insbesondere wenn sehr lange Trainingszyklen von bis zu mehreren hundert Stunden durchgeführt wurden. Allerdings fehlten bis Ende der 80er Jahre placebo-kontrollierte Blindstudien, und die Ergebnisse waren nicht aussagekräftig genug, die Mehrzahl der Kliniker zu überzeugen.

Mehrere umfangreiche klinische Prüfungen wurden in unserer Arbeitsgruppe seit dieser Zeit durchgeführt. Wir behandelten Anfang der 90er Jahre in einer Pilotstudie zunächst 14 Patienten mit einer ersten Version eines speziellen computergestützten Trainingsverfahrens zur Behandlung von Gesichts-

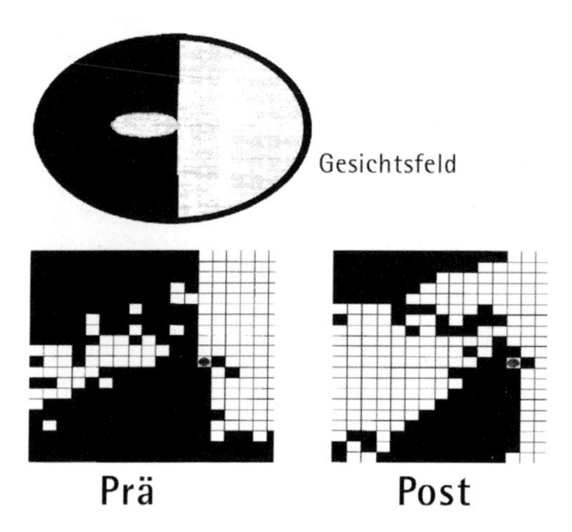

Abb. 2: Trainingsdaten einer Patientin. Oben ist schematisch das gesamte Gesichtsfeld dargestellt. Weiß zeigt intakte Bereiche an und schwarz die blinden Areale. Abgesehen von einer »Insel« sieht die Patientin nach links nichts mehr. Unten wurde der Verlauf der Behandlung dargestellt. Trainiert wurde insbesondere die »Sehinsel«; schwarz zeigt auch hier blinde und weiß intakte Teile an. Links der Zustand vor der Therapie und rechts bei Abschluß des Trainings. Es zeigt sich eine beträchtliche Vergrößerung des behandelten Sehrestes.

felddefekten [17]. Da in den bisherigen Untersuchungen überwiegend die als ungenau geltende dynamische Perimetrie benutzt worden war, wurden spezielle hochauflösende statische Messverfahren entwickelt, um die Wirkungen des Trainings besser verfolgen zu können [18, 21]. Neun der insgesamt 11 trainierenden Patienten zeigten nach einem regelmäßigen Training eine Verbesserung erkannter Reize in der hochauflösenden Kampimetrie am Computermonitor, jedoch keiner der drei Kontrollpatienten, die nicht am Training teilgenommen hatten. Durch diese Ergebnisse ermutigt, wurden im Anschluss strengere Kontrollgruppenstudien durchgeführt [19]. Bei den Probanden der zweiten Trainingsstudie, die unter Doppelblindbedingungen durchgeführt wurde, handelte es sich um Patienten mit postchiasmatischer Schädigung (n=19). Das schädigende Ereignis lag in allen Fällen mehr als ein Jahr zurück (durchschnittl. 7,2 Jahre). Die mittlere Veränderung nach Abschluss des Trainings (150 Übungsstunden in ca. sechs Monaten) zeigte bei der Experimentalgruppe einen Zuwachs von rund 7,8%. Demgegenüber wurde bei den Kontrollgruppenprobanden, die lediglich ein Fixationstraining durchgeführt hatten, eine geringe Verschlechterung von -3,1% gefunden. Die mittlere Erweiterung des Gesichtsfeldes im trainierten Bereich lag bei 4,9°, bei der Placebogruppe kam es dagegen zu einer Verkleinerung des intakten Bereiches um -0,9°.

In einer weiteren parallelisierten Kontrollgruppenstudie [19, 44] wurde untersucht, ob entsprechende Effekte auch bei prächiasmatisch geschädigten Probanden mit Altläsionen (durchschnittlich 6,8 Jahre alt) zu erreichen sind. Es wurden solche Patienten in die Studie aufgenommen, die unter einer partiellen Schädigung des Nervus opticus infolge vaskulärer, entzündlicher oder traumatischer Prozesse litten (n=19). Die Behandlungsphase umfasste gleichfalls sechs Monate, in denen die Teilnehmer täglich eine Stunde zu Hause an einem Personal-Computer behandelt wurden. In der Kontrollgruppe wurde auch hier ein reines Fixationstraining durchgeführt. Der durchschnittliche Wert nach Abschluss der Behandlung zeigte bei der Experimentalgruppe sogar einen Zuwachs von 21,9%. Demgegenüber zeigten die Kontrollgruppenprobanden hier eine Erhöhung der Anzahl erkannter Reize um 6,0%. Die Anzahl absoluter Defekte im Tübinger Automatik Perimeter bildete sich im Trainingszeitraum bei der Restitutionsgruppe um 24,1 Reize zurück, bei der Placebogruppe dagegen nur um 4,8. Bei der Restitutionsgruppe wurde eine durchschnittliche Vergrößerung des intakten Bereiches um 5,8°, bei der Placebo-Gruppe allerdings auch eine Vergrößerung um 4,3° festgestellt. Alle prächiasmatisch geschädigten Probanden zeigten nach Abschluss des Sehtrainings außerdem auch verbesserte Leistungen im Nahvisus.

Durch die Behandlung zeigte sich noch ein weitgehend unerwarteter Nebeneffekt: Insbesondere Patienten mit postgenikulärer Schädigung nehmen den Gesichtsfeldausfall subjektiv kaum wahr, da das blinde Areal nicht als unscharf oder gar schwarz wahrgenommen wird, sondern schlichtweg völlig fehlt. Der Arzt muss bekanntlich oft erst aus sekundären Symptomen schließen, dass möglicherweise eine homonyme Hemi- oder Quadrantenanopsie vorliegt. Nach jedem Trainingsdurchgang zeigt das von uns entwickelte »visuelle Restitutionsprogramm« das aktuelle Gesichtsfeld bzw. einen Punktwert an, um dem Patienten Verbesserungen zu verdeutlichen und die Motivation zu erhöhen. Ein positiver Nebeneffekt war, dass vielen Patienten hierdurch überhaupt erst richtig bewusst wurde, wo genau ihr blinder Bereich lag; alleine dies half ihnen schon, besser mit ihrer Sehschädigung umzugehen.

Fraglich war trotzdem, ob die relativ geringe Gesichtsfeldvergrößerung von rund 5° im subjektiven Erleben der Patienten überhaupt eine Verbesserung bewirkt. Mit einem Fragebogen haben wir die Patienten unserer Studien hierzu befragt. Hinsichtlich der Alltagsrelevanz wurden subjektive Verbesserungen des Sehvermögens von 72,2% der Patienten aus den Trainingsgruppen, jedoch nur von 16,6% der Placebopatienten berichtet. Viele Patienten erzählten darüber hinaus, nun weniger Probleme im Alltag zu haben und Objekte im blinden Gesichtsfeld früher wahrnehmen zu können als vor der Therapie. Manche Patienten sagten, sie seien durch das Training sicherer geworden. Eine Patientin traute sich erst nach der Behandlung wieder selbstständig einkaufen zu gehen.

Eine in den letzten Jahren häufig gestellte Frage lautet, ob die Verbesserungen stabil erhalten bleiben oder ob nach Beendigung der Behandlung die

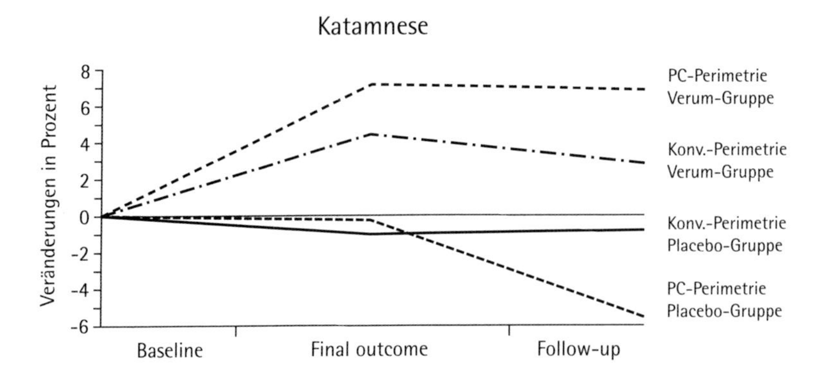

Abb. 3: Bleibt die Gesichtsfeldvergrößerung auch nach Ende der Behandlung stabil? Die beiden oberen Linien zeigen den Gesichtsfeldzuwachs der Patientengruppen, die mit unserem Restitutionstraining geübt haben. Hier zeigt sich eine befriedigende Verbesserung, die auch bei einer späteren Nachuntersuchung weitgehend stabil geblieben ist. Die Placebogruppen (untere beiden Linien), die lediglich ein Blickbewegungstraining absolvierten, zeigten dagegen keine Verbesserung und bei der Nachuntersuchung zumindest in einem Messverfahren sogar eine Verschlechterung. **PC-Perimetrie** = hochauflösende Perimetrie am PC-Monitor; **konventionelle Perimetrie** = Gesichtsfeldprüfung am Tübinger Automatik-Perimeter (TAP-2000).

dazugewonnene Sehleistung wieder verloren geht. In einer katamnestischen Nachuntersuchung an 31 der ursprünglich 38 Patienten nach einem mindestens sechs Monate andauernden trainingsfreien Intervall ließen sich stabile Werte feststellen. Hier fand sich in der Trainingsgruppe nur ein minimaler Verlust (-0,8%) des zuvor gewonnenen Gesichtsfeldes. Die Placebogruppe zeigte praktisch gar keinen Unterschied (0,3% Zuwachs).

Das menschliche Sehen besteht nicht nur aus der Wahrnehmung von hell und dunkel, sondern um Objekte richtig identifizieren zu können, müssen auch Formen und Farben unterschieden werden können. Ob und in welchem Ausmaß ein reines Lichtdetektionstraining auch auf andere visuelle Funktionen generalisiert, wurde deshalb zunächst an einigen Patienten mit postgenikulären Schäden geprüft. Die Ergebnisse zeigten überraschenderweise: Patienten, die eine Gesichtsfelderweiterung erreichen konnten, zeigten in diesen Arealen auch Verbesserungen in der Form- und Farbwahrnehmung. Dies galt jedoch nicht für die Patienten der Placebogruppe und auch nicht für eine kleine Gruppe von Patienten, die trotz Behandlung keine Verbesserung gezeigt hatten [22].

Wodurch lassen sich solche Trainingserfolge erklären? Abgestorbenes Nervengewebe lässt sich nicht mehr reanimieren, Nervenzellen vermehren sich beim Erwachsenen auch nicht mehr in nennenswertem Umfang und im speziellen Fall des visuellen Systems kann auch nicht angenommen werden, dass die Funktion auf andere Hirnbereiche umtrainiert oder von der intakten Hemisphäre übernommen werden kann. Kann man die hier vorgestellten Verbesserungen dennoch erklären?

Mit unserem heutige Kenntnisstand zu einer möglichen Erklärung der Gesichtsfelderweiterungen sind wir sicherlich schon weiter als vor 20 Jahren, als das Phänomen der Gesichtsfelderweiterung beschrieben wurde, auch wenn unser Wissen sicherlich noch lückenhaft ist. Unsere Überlegungen sind derzeit wie folgt: Durch eine Läsion des Gehirns kommt es nicht nur zu Bereichen mit restlos abgestorbenem Nervengewebe, sondern fast immer existieren »Übergangsbereiche« unterschiedlicher Größe, in denen es zur »Ausdünnung« neuronaler Strukturen gekommen ist. Eine gewisse Anzahl von Nervenzellen haben – aus welchen Gründen auch immer – die Schädigung überlebt. In diesem Bereich existieren deshalb noch intakte rezeptive Felder, wenn auch in eingeschränkter Zahl, deren Erregung nicht mehr ausreichend ist, um Informationen in einem stabilen Informationsfluss an höhere Hirnbezirke weiterzuleiten. Mit hochauflösender Computer-Kampimetrie und mehrfachen Messwiederholungen an identischen Positionen ist es uns inzwischen tatsächlich gelungen, solche Sehreste mit instabiler Verarbeitung nachzuweisen und unterschiedliche Arten eines Übergangsbereiches zu definieren [20]. In welchem Ausmaß die verschiedenen Typen dieser »transition zones« prognostische Aussagen hinsichtlich der möglichen Gesichtsfelderweiterung zulassen, ist Gegenstand der gegenwärtigen Forschung. Mit extrem feinen Methoden, unter Stabilisierung der Blickbewegungen, wurden auch von einer amerikanischen Arbeitsgruppe derartige visuelle Inseln und Sehreste im defekten Gesichtsfeldbereich festgestellt [41], und diese scheint es auch nach Schädigung des Nervus opticus zu geben [45].

Die unsystematische Lichtstimulation von Nervenzellen im Übergangsbereich in der Alltagssituation reicht unserer Ansicht nach nicht aus, um einen bewussten Sinneseindruck zu erzeugen. Zum einen wird der Übergangsbereich durch die stärkere Aktivierung benachbarter, intakter Bereiche gehemmt, und zum anderen fokussieren die Patienten ihre Aufmerksamkeit im Alltagsleben vor allem auf die intakten Areale, die noch gut funktionstüchtig sind. So vernachlässigen sie die mangelhafte Wahrnehmung, die aus den Übergangszonen stammt. Dies führt dann zu einem zunehmenden »disuse« der rezeptiven Felder in diesen Gebieten.

Vergleichbare Ereignisse findet man auch in anderen Bereichen der Rehabilitation: Eine Person, die z. B. nach einem Schlaganfall einen gelähmten Arm besitzt, der nur noch über rudimentäre Bewegungsfähigkeit verfügt, verlässt sich im Alltagsleben oft zunehmend auf den anderen, gesunden Arm. Hierdurch kommt es zu einer zunehmenden Verschlechterung der Funktion des gelähmten Arms. Erst durch gezielte krankengymnastische Übungen lassen sich auch in dieser vernachlässigten Extremität wieder Funktionen aufbauen und deren Bewegungsfähigkeit verbessern. Mitunter wird der gesunde Arm sogar in Gips gelegt, um die Benutzung des kranken Arms zu erzwingen. Nach unserer Ansicht ist ein vergleichbares Modell auch auf die hier vorgestellten Ergebnisse anwendbar. Erst durch eine systematische Lichtstimulation der Übergangsbereiche bei gleichzeitiger Dunkelhaltung der intakten Areale, wie sie das visuelle Restitutionstraining gewährleistet, können diese Neuronen wieder soweit aktiviert werden, dass in den teilweise lädierten Gebieten nach einiger Zeit die visuelle Wahrnehmung wieder besser verarbeitet wird. Durch ein gezieltes Training entsteht deshalb eine Kräftigung der stillen (nicht genutzten) Synapsen, wodurch der Informationsfluss dann so weit gesteigert werden kann, dass es zu einer adäquaten, bewussten Weiterverarbeitung kommt. Diese Annahme würde auch die Hypothese der minimalen neuronalen Reststrukturen bestätigen [33].

Zusammenfassend können wir inzwischen umfangreiche wissenschaftliche Forschungsergebnisse vorlegen, welche die Wirksamkeit des visuellen Restitutionstrainings zur Verbesserung der visuellen Funktionen belegen. Auf der Basis dieser Forschungsdaten wurden inzwischen PC-Programme für die aktuelle Benutzeroberfläche »Windows« entwickelt, mit denen Patienten zu Hause trainieren können. Momentan ist es noch notwendig, dass die Betroffenen zur Eingangsuntersuchung, Einstellung des Programms und Einweisung in die Benutzung in ein eigens hierfür eingerichtetes Behandlungszentrum nach Magdeburg kommen (siehe: www.novavision.info). Derzeit suchen wir aber nach Kooperationspartnern wie Rehakliniken und ambulant tätigen Kollegen, um auch weit entfernt wohnenden Patienten die Therapie zu ermöglichen. Verhandlungen mit den Kostenträgern hinsichtlich der Übernahme der hierfür anfallenden Kosten verliefen bislang erfolgversprechend, da durch ein computergestütztes Heimtraining bei sehr hoher Anzahl möglicher Übungsstunden nur vergleichsweise geringe Kosten anfallen. Dies könnte langfristig gesehen auch zur Kostendämpfung im Gesundheitswesen beitragen, da Patienten mit Sehstörungen häufig nicht mehr arbeitsfähig sind, oft sogar Betreuung benötigen und damit fast immer Kosten verursachen.

LITERATUR

1. Balliett R, Blood KM, Bach-y-Rita P: Visual field rehabilitation in the cortically blind? J Neurol Neurosur Psychiatry 1985; 48: 1113-24
2. Chow KL, Steward DL: Reversal of structural and functional effects of long-term visual deprivation in cats. Exp Neurol 1972; 34: 409
3. Das A: Plasticity in adult sensory cortex: a review. Network: Comput Neural Systems 1997; 8: R33-R76
4. Eysel UT, Golzalez-Aguilar F, Mayer U: A functional sign of reorganization in the visual system of adult cats. Brain Research 1980; 181: 285-300
5. Eysel UT, Schmidt-Kastner R: Neuronal dysfunction at the border of focal cortical lesions in cat visual cortex. Neuroscience Letters 1991; 131: 45-48
6. Eysel UT, Eyding D, Schweigart G: Repetitive optical stimulation elicits fast receptive field changes in mature visual cortex. Neuroreport 1998; 9: 949-954
7. Eysel UT, Schweigart G, Mittmann T, Eyding D, Qu Y, Vandesande F, Orban G, Arckens L: Reorganization in the visual cortex after retinal and cortical damage. Rest Neurol Neurosci 1999; 2 (3): 153-164
8. Gilbert CD, Wiesel TN: Receptive field dynamics in adult primary visual cortex. Nature 1992; 356: 150-152
9. Gilbert CD: Adult cortical dynamics. Physiological Reviews 1998; 78: 467-485
10. Hubel DH, Wiesel TN: Receptive fields, binocular interaction and functional architecture in the cat's visual cortex. J Physiol 1962; 160: 106-154
11. Hubel DH, Wiesel TN: Receptive fields of cells in striate cortex of very young, visually inexperienced kittens. J Neurophysiol 1963; 26: 994-1002
12. Hubel DH, Wiesel TN: Binocular interaction in striate cortex of kittens reared with artificial squint. J Neurophysiol 1965; 28: 1041-1059
13. Hubel DH, Wiesel TN: The period of susceptibility to the physiological effects of unilateral eye closure in kittens. J Physiol 1970; 206: 419-436
14. Hubel DH, Wiesel TN: Die Verarbeitung visueller Information, In: Spektrum der Wissenschaft: Gehirn und Nervensystem. Spektrum, Heidelberg 1986: 123-134
15. Kaas JH: Plasticity of sensory and motor maps in adult mammals. Annu Rev Neurosci 1991; 14: 137-167
16. Kaas JH, Krubitzer LA, Chino YM, Langston AL, Polley EH, Blair N: Reorganization of receptive cortical maps in adult mammals after lesions of the retina. Science 1990; 248: 229-231
17. Kasten E, Sabel BA: Visual field enlargement after computer training in brain-damaged patients with homonymous deficits: an open pilot trial. Rest Neurol Neurosci 1995; 8: 113-127
18. Kasten E, Strasburger H, Sabel BA: Programs for diagnosis and therapy of visual field deficits in vision rehabilitation. Spatial Vision 1997; 10: 499-503
19. Kasten E, Wüst S, Behrens-Baumann W, Sabel BA: Computer-based training for the treatment of partial blindness. Nature medicine 1998; 4: 1083-1087
20. Kasten E, Wüst S, Sabel BA: Partial residual vision in transition zones in patients with cerebral blindness. J Clin Exp Neuropsychol 1998; 20: 581-598
21. Kasten E, Gothe J, Bunzenthal U, Sabel BA: Kampimetrische Untersuchung visueller Funktionen am Computermonitor. Zeitschrift für Psychologie 1999; 207: 97-118
22. Kasten E, Sabel BA: Stability of visual field enlargement following computer-based restitution training in patients with cerebral damage – Results of a follow-up study. J Clin Exp Neuropsychol 2001; 23: 297-305
23. Kerkhoff G, Münßinger U, Meier EK: Neurovisual rehabilitation in cerebral blindness. Arch Neurol 1994; 51: 474-481

24. Kerkhoff G, Münßinger U, Haaf E, Eberle-Strauss G, Stögerer E: Rehabilitation of homonymous scotoma in patients with postgeniculate damage of the visual system: saccadic compensation training. Rest Neurol Neurosci 1992; 4: 245-254
25. Kommerell G, Lieb B, Münßinger U: Rehabilitation bei homonymer Hemianopie. Zeitschrift für praktische Augenheilkunde 1999; 20: 344-352
26. Mohler CW, Wurtz RH: Role of striate cortex and superior colliculus in visual guidance of saccadic eye movements in monkeys. J Neurophysiol 1997; 40: 74-94
27. Pöppel E: Midbrain mechanisms in human vision. Neurosci Res Progressive Bulletin 1977; 15: 335-344
28. Pöppel E, Held R, Frost D: Residual visual functions after brain wounds involving the central visual pathways in man. Nature 1973; 243: 295-296
29. Pöppel E, Stoerig P, Logothetis N, Fries W, Boergen KP, Oertel W, Zihl J: Plasticity and rigidity in the representation of the human visual field. Ex Brain Res 1987; 68: 445-448
30. Potthoff RD: Regeneration of specific nerve cells in lesioned visual cortex of the human brain: an indirect evidence after constant stimulation with different spots of light. J Neurosci Res 1995; 15: 787-796
31. Sabel BA: Unrecognized potential of surviving neurons: Within systems plasticity, recovery of function, and the hypothesis of minimal residual structure. The Neuroscientist 1997; 3: 366-370
32. Sabel BA: Residual vision and plasticity after visual system damage. Restorative Neurology and Neuroscience 1999; 2 (3): 73-80
33. Sabel BA, Kasten E, Kreutz MR: Recovery of vision after partial visual system injury as a model of postlesion neuroplasticity. In: Freund HJ, Sabel BA, Witte OW: Advances in Neurology: Brain Plasticity. Lippincott-Raven Publishers, Philadelphia 1997; 73: 251-276
34. Schmielau F: Restitution visueller Funktionen bei hirnverletzten Patienten: Effizienz lokalisationsspezifischer sensorischer und sensomotorischer Rehabilitationsmaßnahmen. In: Jacobi P (Hrsg): Psychologie in der Neurologie. Springer, Berlin 1989: 115-126
35. Schmielau F, Wong EK, Ling CA: Treatment induced recovery of visual function in hemianopia. Investigative Ophthalmology and Visual Sciences 1998: 2571
36. Tegenthoff M, Widdig W, Rommel O, Malin, J-P: Visuelle Stimulationstherapie in der Rehabilitation der posttraumatischen kortikalen Blindheit. Neurologie und Rehabilitation 1998; 4: 5-9
37. Trauzettel-Klosinski S: Eccentric fixation with hemianopic field defects: A valuable strategy to improve reading ability and an indication of cortical plasticity. Neuro-ophthalmology 1997; 18: 117-131
38. Treue S, Martinez-Trujillo JC: Feature-based attention influences motion processing gain in macaque visual cortex. Nature 1999; 399: 575-579
39. Werth R, Möhrenschlager M: Spontanerholung und Wiederherstellung von Sehfunktionen bei cerebral blinden Kindern. In: Kasten E, Kreutz MR, Sabel BA: Neuropsychologie in Forschung und Praxis. Hogrefe, Göttingen 1997: 195-203
40. Werth R, Moerenschlager M: The development of visual functions in cerebrally blind children during a systematic visual field training. Restorative Neurology and Neuroscience 1999; 2 (3): 229-242
41. Wessinger C, Fendrich R, Gazzaniga MS: Islands of residual vision in hemianopic patients. Journal of Cognitive Neuroscience 1997; 9: 203-221
42. Wörgötter F, Suder K, Yongqiang Z, Kerscher N, Eysel UT, Funke K: State-dependent receptive field restructuring in the visual cortex. Nature 1998; 396: 165-168
43. Wörgötter F, Suder K, Funke K: The dynamic spatio-temporal behavior of visual responses in thalamus and cortex. Restorative Neurology and Neurosciences 1999; 2 (3): 137-152
44. Wüst S: Untersuchungen zur Restitution basaler visueller Funktionen sowie zum Phänomen des Blindsehens bei Patienten mit zerebralen Sehstörungen. (Diss.) Universität Magdeburg 1997

45. Wüst S, Kasten E, Sabel BA: Blindsight after optic nerve injury indicates functionality of spared fibers. Journal of Cognitive Neuroscience 2002; 14: 243-248
46. Zeki SM: A Vision of The Brain. Blackwell Scientific Publications, Oxford 1993
47. Zihl J, Cramon D von: Visual field recovery from scotoma in patients with postgeniculate damage. A review of 55 cases. Brain 1985; 108: 335-365
48. Zihl J: Untersuchung von Sehfunktionen bei Patienten mit einer Schädigung des zentralen visuellen Systems unter besonderer Berücksichtigung der Restitution dieser Funktionen. Ludwig-Maximilians-Universität München 1980
49. Zihl J, Pöppel E, Cramon D von: Diurnal variation of visual field size in patients with postretinal lesions. Exp Brain Res 1977; 27: 245-249

Neue Behandlungsverfahren bei multimodalem Neglect und Extinktion

G. Kerkhoff, A. Struppler, P. Havel, C. Marquardt,
B. Heldmann, T. Jahn; München

ZUSAMMENFASSUNG

Der multimodale Neglect und die damit oft assoziierte sensorische oder motorische Extinktion zählen zu den am schwierigsten behandelbaren Krankheitsbildern in der Neurorehabilitation, unter anderem wegen der Multimodalität der Störungen und der fehlenden Einsicht der Patienten. Die Mehrzahl der zur Zeit verfügbaren Therapieverfahren beeinflusst zwar die visuelle, nicht aber die akustische oder taktile Neglectsymptomatik. In Anbetracht der immer kürzeren Behandlungszeiten und der verbesserungswürdigen Behandlungseffekte beim Neglect erscheint die Suche nach neuen, wirksameren Therapieverfahren dringend notwendig. Behandlungsverfahren mit multimodalen Aktivierungseffekten könnten sich möglicherweise effektiver erweisen als traditionelle Scanningverfahren. In der vorliegenden Arbeit fassen wir neuere Ergebnisse zu drei Aspekten der Rehabilitation von Neglect und Extinktion zusammen: a) Kurzzeiteffekte optokinetischer Stimulation auf Neglect und Extinktion, b) Langzeiteffekte nach wiederholter optokinetischer Stimulation bei Patienten mit multimodalem Neglect sowie c) Ergebnisse zur Wirksamkeit somatosensorischer Magnetstimulation in der Behandlung der taktilen Extinktion.

a) Zahlreiche Studien demonstrieren vorübergehende, multimodale Verbesserungen der Neglectsymptomatik während optokinetischer Stimulation. Verbesserungen ergeben sich in den drei Hauptmodalitäten der Vernachlässigungssymptomatik.

b) Diese positiven Modulationseffekte haben zu einer neuen Therapieform geführt: der repetitiven optokinetischen Stimulation (R-OKS). Erste Ergebnisse einer Pilotstudie mit drei Neglectpatienten zeigen, dass diese Methode deutlich effektiver ist als das traditionelle visuelle Explorationstraining. Nach nur fünf Einzelsitzungen linksgerichteter R-OKS ergab sich bei allen Patienten eine deutliche Reduktion der Neglectdyslexie und des akustischen Neglects, was den multimodalen Aktivierungscharakter dieser Behandlungsmethode unterstreicht. Während der Baselinephase und des abschließenden 14 Tage währenden Follow-up-Zeitraumes ergaben sich dagegen keine Veränderungen. Diese Ergebnisse belegen die dauerhafte Wirksamkeit wiederholter optokinetischer Stimulation als Behandlungsmethode des multimodalen Neglects.

c) Behandlungsverfahren für die sensorische Extinktion sind bislang nicht bekannt, obwohl etwa ein Drittel der rechtshemisphärisch geschädigten Patienten chronisch davon betroffen ist. Bildgebende Studien legen als eine mögliche Ursache einen Hypometabolismus im primären und sekundären somatosensorischen Cortex bei Patienten mit taktiler Extinktion nahe. Diese Minderaktivierung lässt sich mit einer neuartigen, nichtinvasiven Stimulationsmethode (RPMS: repetitive, periphere Magnetstimulation) des Handrückens günstig beeinflussen. RPMS führt zu einer intensiven, schmerzlosen somatosensorischen Aktivierung der kleinen Handmuskeln und damit zu einer Aktivierung der ipsiläsionalen, somatosensorischen Cortices. In zwei Pilotstudien konnte mit dieser Methode eine deutliche Verringerung der taktilen Extinktion um etwa 26% erzielt werden. Wiederholte Therapiesitzungen mit dieser Methode könnten sich zu einem effektiven Verfahren zur Rehabilitation der somatosensiblen Extinktion sowie zur Verbesserung der Awareness von Patienten mit taktilem Neglect entwickeln. Insgesamt belegen die hier dargestellten neuen Entwicklungen ein erhebliches Potential zur wirksameren Rehabilitation hirngeschädigter Patienten.

KLINISCHE RELEVANZ VON NEGLECT UND EXTINKTION

Der multimodale Neglect bezeichnet die Vernachlässigung sensorischer Reize in der kontralateralen Körper- und/oder Raumhälfte (auch eines vorgestellten Raumes) und/oder den mangelnden Gebrauch der kontralateralen Extremitäten, ohne dass dies durch elementare sensorische, motorische oder generelle kognitive Einbußen zu erklären ist [10, 13]. In Abhängigkeit vom verwendeten Testkriterium zeigen etwa 50% der rechtshemisphärisch sowie 33% der linkshemisphärisch geschädigten Patienten in der Akutphase (1 Woche nach dem Insult) einen kontralateralen visuellen Neglect; drei Monate später sind dies immer noch 33% bzw. 10% der beiden Patientengruppen [28]. Somit leidet eine beträchtliche Zahl von Patienten in der Neurorehabilitation unter den Folgen dieses Syndroms. Der multimodale Neglect [12] und die mangelnde Einsicht [4] sind neben assoziierten diffusen Läsionen [23] bei diesen Patienten wichtige Prädiktoren für ein ungünstiges Behandlungsoutcome. Darüber hinaus zeigen Patienten mit Neglect stärkere Beeinträchtigungen in kognitiven und ATL-Aufgaben (Aktivitäten des täglichen Lebens) als Patienten ohne

Neglect [12]. Daher schaffen nur wenige Neglectpatienten den Weg zurück in ein selbstständiges Leben ohne permanente Unterstützung durch Dritte, und nur eine verschwindend geringe Zahl wird wieder erwerbstätig.

Die sensorische Extinktion (visuell, akustisch, taktil) von zwei gleichzeitig dargebotenen Reizen ist häufig, aber nicht immer mit dem Neglect assoziiert [13]. Patienten mit Extinktion können auch Monate oder Jahre nach der Hirnschädigung noch dieselbe Symptomatik aufweisen. Dies ist in zahlreichen Alltagssituationen problematisch, in denen die gleichzeitige Verarbeitung mehrerer sensorischer Reize und ihre Abstimmung mit motorischen Re-/Aktionen eher die Regel als die Ausnahme ist [6]. Trotz der Bedeutung im Alltag sind Behandlungsverfahren für diese Störung nahezu unbekannt. Dies liegt unter anderem auch daran, dass der wesentliche Störungsmechanismus noch nicht hinreichend geklärt ist.

Wissenschaftlich basierte und empirisch evaluierte Therapieverfahren für Neglectpatienten sind erst in den letzten 10–15 Jahren entwickelt worden (s. Review in [13]). Die Standardbehandlung des Neglects sieht in vielen Kliniken derzeit so aus, dass verschiedene visuelle Explorationsverfahren [1, 17] zur Verbesserung der Suchstrategien, Verminderung der Auslassungen und Steigerung des Suchtempos durchgeführt werden. Der relative Erfolg dieser Therapiemaßnahmen ist für den visuellen Neglect gut belegt [3]. Allerdings sind zahlreiche Behandlungssitzungen (30–40) nötig, um einen signifikanten Leistungszuwachs zu erzielen. Auf dem Hintergrund immer kürzerer Liegezeiten der Patienten (durchschnittlich vier bis maximal sechs Wochen) wird die Zeitspanne für die Therapeuten kontinuierlich kürzer, in der sie eine signifikante Verbesserung des Neglects erzielen müssen, damit der Patient an Selbstständigkeit gewinnt und reale Chancen auf eine Rückkehr in den Beruf bestehen. Abgesehen von der relativ hohen Anzahl an Behandlungssitzungen, die das traditionelle Scanningtraining bei Neglect erfordert, und den nicht dokumentierten Effekten auf andere Modalitäten weist diese Methode noch eine andere Einschränkung auf: Sie erfordert eine bewusste Übernahme einer Kompensationsstrategie vom Patienten, die aber aufgrund der assoziierten Unawareness zunächst oft schwierig ist. Hier wären Aktivierungs- oder sensorische Stimulationsverfahren vermutlich besser zur Therapie geeignet, weil ihr Mechanismus nicht auf der Einsicht des Patienten beruht. Ein solches sensorisches Stimulationsverfahren ist die optokinetische Stimulation bei Neglect, die ähnlich wie die Nackenmuskelvibration [26] relativ einfach und ohne Nebenwirkungen angewendet werden kann. Im folgenden Beitrag fassen wir die Ergebnisse eigener und fremder Studien zu drei thematischen Bereichen dieser Stimulation zusammen: a) Effekte kurzfristiger optokinetischer Stimulation bei Neglect und Extinktion, b) dauerhafte Ergebnisse nach wiederholter optokinetischer Stimulation (R-OKS) von Neglectpatienten sowie c) Ergebnisse der repetitiven peripheren Magnetstimulation (RPMS) als neuer Therapiemethode zur Behandlung der taktilen Extinktion und der Unawareness (Anosognosie oder Anosodiaphorie) der kontralateralen Extremität.

KURZFRISTIGE EFFEKTE OPTOKINETISCHER STIMULATION (OKS) AUF NEGLECT UND EXTINKTION

Pizzamiglio und Mitarbeiter [25] untersuchten als erste den Effekt von OKS auf Neglect anhand des Linienhalbierungsparadigmas (s. Abb. 1a). Sie fanden, dass bei linksseitiger OKS Patienten mit linksseitigem Neglect die subjektive Teilungsmitte nahe der objektiven Mitte einschätzten, während sie ohne diese Stimulation oder bei rechtsseitiger OKS die typische rechtsseitige Abweichung zeigten. In neueren Experimenten konnten wir zeigen [18, 19], dass dieser günstige Effekt linksseitiger OKS auch für die häufig bei Neglectpatienten gefundenen Größen- und Abstandsverzerrungen des subjektiven visuellen Raumes in der Horizontalebene gilt (Abb. 1b). So schätzten bei linksseitiger OKS Neglectpatienten die Länge horizontaler Balken im kontra- vs. ipsiläsionalen Halbraum in etwa korrekt ein, wenn sich gleichzeitig auf dem Hintergrund des Bildschirmes kleine Quadrate in Richtung vernachlässigtes Halbfeld bewegten. Auch die horizontale Abstandsschätzung verbesserte sich unter dieser Bedingung, während ohne OKS oder bei rechtsgerichteter OKS die typische Überschätzung der im linken Halbraum dargebotenen horizontalen Balken oder Abstände auftrat – eben die geometrische Raumstörung. In einer weiteren Studie konnte schließlich gezeigt werden, dass linksgerichtete OKS auch die gravierenden Leseprobleme von Neglectpatienten (Neglectdyslexie) günstig beeinflusst (s. Abb. 1c). Es kommt hier zu einer Reduktion der Auslassungen auf der linken Textseite um etwa 20% [20].

In zwei weiteren Studien konnte gezeigt werden, dass linksgerichtete OKS sowohl die subjektive visuelle Geradeausrichtung ([9], vgl. Abb. 2a) als auch die subjektive akustische Geradeausrichtung kurzfristig normalisiert ([13], vgl. Abb. 2b).

Vallar und Mitarbeiter konnten in einer Reihe von Studien zeigen [32, 33], dass das Betrachten linksseitiger OKS nicht nur Defizite in der gleichen (visuellen) Modalität reduziert, sondern auch den gestörten Positionssinn des kontralateralen und – in geringerem Umfang – des ipsilateralen Armes beeinflusst. So konnten die von ihnen untersuchten Neglectpatienten bei linksgerichteter OKS besser einschätzen, in welcher von vier verschiedenen Positionen ihr lin-

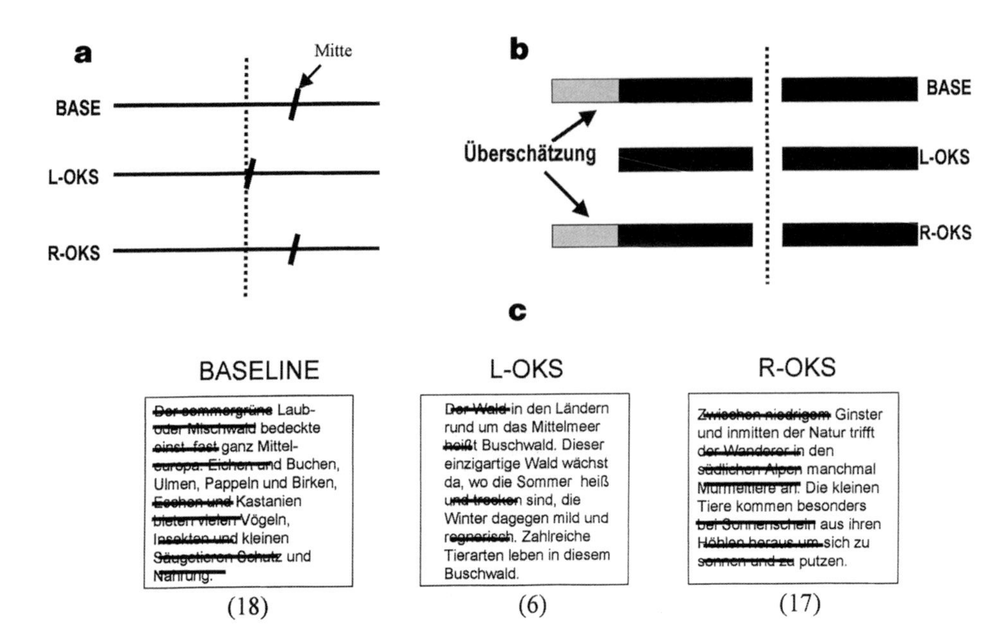

Abb. 1a: Schematische Zusammenstellung der Effekte von linksseitiger (L-OKS) versus rechtsseitiger kohärenter optokinetischer Stimulation in der horizontalen Linienhalbierung, verglichen mit einer Baseline (BASE) ohne OKS-Stimulation. Linksseitige OKS führt zu einer Normalisierung der ipsiläsionalen Abweichung der subjektiven Linienmitte bei linksseitigem visuellem Neglect. Die vertikal gepunktete Linie (bei a und b) gibt jeweils die objektive Mitte an, die mit der Rumpfmitte des Patienten in den Untersuchungen übereinstimmte.

Abb. 1b: Analoge Effekte von OKS-Stimulation auf Störungen im horizontalen Längenschätzen (schwarze Balken). In der Baselinebedingung ohne OKS-Stimulation sowie bei rechtsseitiger OKS (R-OKS) kommt es zu einer pathologisch vergrößerten Reproduktion der linksseitigen Linienlänge (grauer Balken), während bei linksseitiger OKS (L-OKS) die Überschätzung vorübergehend aufgehoben ist. Demnach trägt linksseitige OKS zur Wiederherstellung der normalen, subjektiven Geometrie des horizontalen Raumes bei Neglectpatienten bei.

Abb. 1c: Analoge Effekte von linksseitiger OKS (L-OKS) auf die Neglectdyslexie (horizontale Querstriche geben ausgelassene Worte an, Summenwert unten in Klammern). Es zeigt sich eine deutliche Reduktion der vernachlässigungsbedingten Auslassungen beim Lesen unter linksseitiger OKS (aus Kerkhoff [21]).

ker bzw. rechter Arm gerade vom Untersucher positioniert worden war (die Patienten konnten den Arm nicht sehen), als dies bei rechtsgerichteter oder fehlender OKS der Fall war. In einer Folgestudie an vier Patienten zeigten sie weiterhin, dass mit der gleichen Methodik die mit einem Handdynamometer gemessene Kraft an der kontraläsionalen Hand beim Betrachten linksgerichteter OKS zunimmt [34]. *Nico* [24] konnte in einer ähnlichen Studie darüber

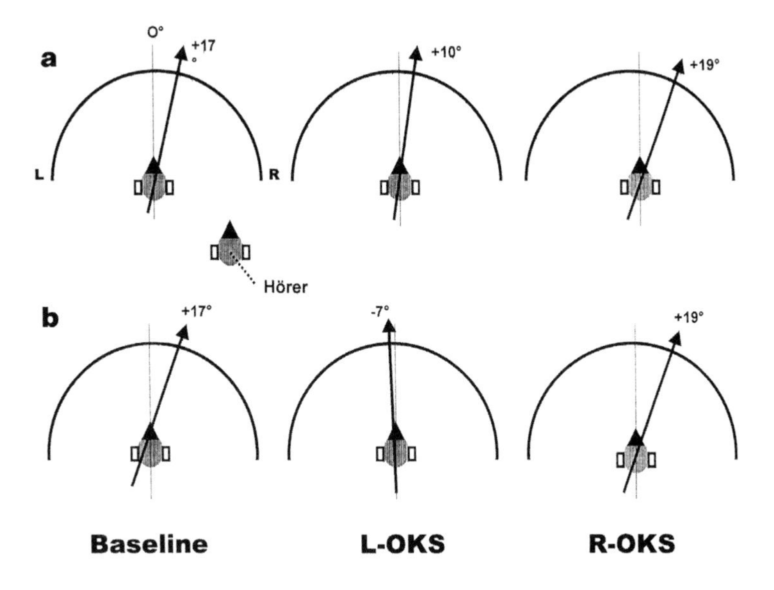

Abb. 2a: Schematische Darstellung der Effekte von linksseitiger (L-OKS) versus rechtsseitiger kohärenter, optokinetischer Stimulation (R-OKS) auf das subjektive, visuelle Geradeaus in der horizontalen Dimension, verglichen mit einer Baselinebedingung ohne OKS. Jeder Halbkreis gibt den vorderen Halbraum in der Horizontalen an, in dessen Mitte der Patient (siehe Symbol) sitzt. Es zeigt sich eine deutliche Abnahme der ipsiläsionalen Abweichung von der objektiven, visuellen Geradeausrichtung bei linksseitiger OKS.

Abb. 2b: Analoge Darstellung der OKS-Effekte auf die Abweichung der akustischen Geradeausrichtung in der Horizontalen; hier zeigt sich eine noch deutlichere Reduktion der Abweichung unter L-OKS. Insgesamt zeigen die Grafiken den Effekt von OKS auf visuelles und akustisches Geradeaus beim linksseitigen Neglect (aus Kerkhoff [21]).

---

hinaus zeigen, dass Patienten mit linksseitiger taktiler Extinktion signifikant mehr Berührungen der linken Hand bei Doppelsimultanstimulation wahrnahmen (die Hand war für den Patienten nicht sichtbar), wenn sie linksgerichtete OKS betrachteten. Zusammenfassend lässt sich demnach feststellen, dass OKS nicht nur visuelle und akustische, sondern auch taktile und kinästhetische Defizite sowie motorische Leistungen bei Neglectpatienten kurzfristig positiv beeinflusst. Somit hat die OKS bei Neglectpatienten günstige supramodale Stimulationseffekte in allen drei wichtigen Sinneskanälen. Das macht sie als Behandlungsmethode attraktiv, da Neglect- und Extinktionspatienten genau in diesen drei Modalitäten die gravierendsten Defizite aufweisen.

REPETITIVE OPTOKINETISCHE STIMULATION (R-OKS) ZUR NEGLECTBEHANDLUNG

Wenngleich die oben referierten Studien eindrucksvoll die Modulation von Neglectphänomenen demonstrieren, sind die Effekte doch immer vorübergehend, d. h. sie enden kurze Zeit nach der Stimulation. Interessant für die Neurorehabilitation wäre dagegen der Nachweis, dass wiederholte OKS zu dauerhaften Verbesserungen führt. In einer ersten Kurzzeit-Pilotstudie mit drei Patienten untersuchten wir, ob fünf einstündige Behandlungssitzungen mit linksgerichteter OKS zu einer signifikanten und dauerhaften Verbesserung visueller und akustischer Neglectdefizite führt.

Patienten und Methoden

Drei Patienten mit linksseitigem visuellem Neglect (s. Tab. 1) erhielten im Rahmen einer Pilotstudie nach dreimaligen Baselinemessungen über einen Zeitraum von 12 Tagen anschließend insgesamt 5 Einzelsitzungen repetitiver linksgerichteter Optokinetikstimulation (im folgenden als R-OKS abgekürzt) in einem Zeitraum von 14 Tagen. Danach wurde ein Posttest durchgeführt sowie eine Nachuntersuchung 14 Tage nach der letzten OKS-Therapiesitzung. Baseline-, Therapie- und Follow-up-Phasen waren demnach gematcht und vergleichbar

Tab. 1: Demographische und klinische Angaben der drei Neglectpatienten (NEG-1 bis NEG-3) in der Therapiestudie mit repetitiver optokinetischer Stimulation (R-OKS)

Patient	Alter, Geschlecht	Ätiologie, Monate seit Läsion	Läsionsort	Zahlen durchstreichen	Linienhalbierung horizontal	Neglectdyslexie
NEG-1	50, m	MTI-rechts, 5	parietal	6/2	+8 mm	leicht
NEG-2	74, w	MTI-rechts, 2	parietal	10/7	+80 mm	schwer
NEG-3	54, m	MTI-rechts, 3	parietal, temporal	3/0	+41 mm	schwer

Zahlen durchstreichen: angegeben ist die Anzahl der Auslassungen in der linken/rechten Blatthälfte (Cutoff: max 1 pro Hälfte); **Linienhalbierung:** angegeben ist die Abweichung in mm von der objektiven Mitte (Cutoff: +/- 5 mm); **Neglectdyslexie:** beurteilt nach der Leseleistung in einem 180 Wörter umfassenden Lesetest; **MTI:** Mediateilinfarkt; **m/w:** männlich, weiblich lang. Während des gesamten Studienzeitraumes erhielten die Patienten Standardneglecttherapie (visuelles Explorationstraining, 3 x pro Woche) sowie ergotherapeutische, krankengymnastische und kognitiv-neuropsychologische Behandlung. Das OKS-Training wurde somit als zusätzliche Therapie durchgeführt (Add-on-Treatment). Eine Reintonaudiometrie ergab bei allen drei Patienten altersentsprechende, normale periphere Hörfunktionen an beiden Ohren (weniger als 10 dB Sensitivitätsunterschied zwischen beiden Ohren).

Repetitive Optokinetische Stimulation (R-OKS)

Diese wurde mit Hilfe des VS-Programms [15] an einem 17-Zoll-Monitor in 35 cm Abstand vom Patienten dargeboten. Es wurden zwischen 30 und 70 Quadrate (Größe: 0,2°–2,5°) jeweils auf dem Bildschirm dargeboten, die sich kohärent mit der gleichen Geschwindigkeit nach links bewegten (in Richtung des vernachlässigten Halbraumes). Die Stimulationsfläche am Monitor entsprach 43 x 35° (horizontale x vertikale Ausdehnung), die Driftgeschwindigkeiten variierten von 5–35°/s. Die Patienten wurden jeweils vom Therapeuten aufgefordert, den Quadraten hinterherzuschauen (Augenfolgebewegungen) sowie nach Möglichkeit für einige Sekunden am linken Bildschirmrand mit dem Blick innezuhalten, bevor sie wieder zurück zur Mitte des Monitors blickten. Um die Aufmerksamkeit des Patienten zu erhöhen, wurden verschiedenartige Optomuster verwendet, auf denen Farbe, Anzahl und Geschwindigkeit variiert wurden. Pro Therapiesitzung wurden durchschnittlich vier R-OKS-Phasen à 10 Minuten durchgeführt, mit jeweils 3–4 Minuten Pause dazwischen.

Neglectdyslexie-Test

Zur Prüfung der Neglectdyslexie wurden pro Messzeitpunkt je fünf unterschiedliche, beidseitig eingerückte Lesetexte an einem PC-Monitor dargeboten (Größe: 25 cm x 18 cm; 60 Worte pro Text), die der Patient laut vorlesen sollte. Die Lesezeit und Auslassungen von Worten wurden registriert. Alle Lesetexte waren vergleichbar lang und von ähnlichem Schwierigkeitsgrad; kein Lesetext wurde zweimal im Lauf der Studie vorgegeben, um Gedächtniseffekte auszuschließen.

Messung der akustischen subjektiven Geradeausrichtung

Wir haben kürzlich ein PC-basiertes System zur Messung räumlicher Hörleistungen bei hirngeschädigten Patienten entwickelt [16], das zur Messung der subjektiven akustischen Geradeausrichtung in der Horizontalebene des Vorderraums eingesetzt wurde. Den Probanden waren die Augen verbunden, und sie hörten über Kopfhörer (Modell AKG-240) jeweils ein akustisches Signal (weißes Rauschen, 75 dB, 3 s Dauer) aus 37 verschiedenen, simulierten Raumrichtungen (entspricht 5°-Auflösung) und sollten verbal angeben, ob das Geräusch von vorne kam (subjektives akustisches Geradeaus). Beschrieb der Patient die Richtung des Geräusches als links oder rechts, wurde es vom Therapeuten jeweils in die Gegenrichtung bewegt und die Prozedur wiederholt. Insgesamt wurden pro Patient und pro Messzeitpunkt 20–37 Einzeldurchgänge gemessen, mit jeweils der gleichen Anzahl von Startpositionen in der kontra- und ipsiläsionalen Raumhälfte. Als Maß wird die mittlere Abweichung von der objektiven Geradeausrichtung (0°) über alle Einzeldurchgänge eines Messzeitpunkts mitgeteilt. Der Normbereich von 22 gesunden Kontrollpersonen liegt zwischen -7 Grad links und +3 Grad rechts von der objektiven akustischen Mitte [16].

ERGEBNISSE

Neglectdyslexie

Abb. 3 fasst die Ergebnisse hinsichtlich der Neglectdyslexie zusammen. Zwei der drei Patienten zeigten eine mittlere bis schwer ausgeprägte Neglectdyslexie mit einem hohen Prozentsatz von kontraläsionalen Auslassungen, Patient 1 zeigt eine eher leichte Symptomatik beim Lesen. Über die drei Baselinemessungen ergab sich keine signifikante Veränderung bei den drei Patienten, aber alle drei zeigten nach nur fünf Behandlungssitzungen (R-OKS) eine deutliche Reduktion der Auslassungen, ohne dass Lesen im Therapiezeitraum speziell trainiert worden war (Abb. 3). Dieser Effekt blieb auch zwei Wochen nach Therapieende beim Follow-up-Test stabil, stellt demnach also keinen kurzzeitigen Aktivierungseffekt dar.

Akustische Geradeausrichtung

Alle drei Patienten zeigten über die drei Baselinetests eine relativ stabile Verlagerung ihrer akustischen Geradeausrichtung von 8–40° zur rechten, ipsiläsionalen Seite, weisen demnach einen ausgeprägten akustischen Neglect auf (Abb. 4). Nach fünf Therapiesitzungen R-OKS normalisierte sich ihre Leistung im akustischen Geradeaus und blieb auch beim 2-Wochen-Follow-up-Test stabil im Normbereich (nahe 0°).

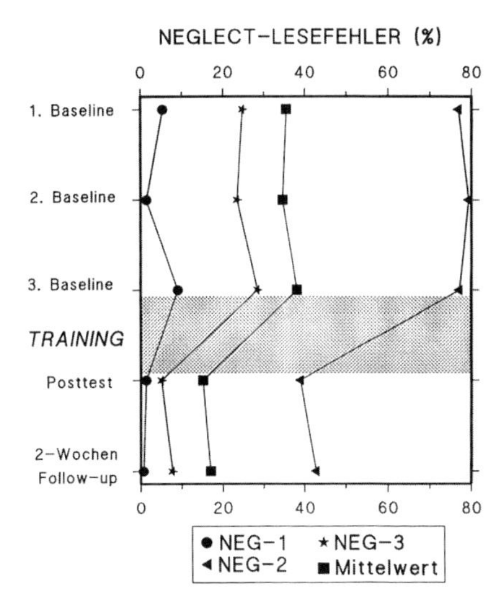

Abb. 3: Ergebnisse im Lesen kurzer, beidseitig eingerückter Texte (60 Worte pro Text) über drei Baselinemessungen hinweg (ohne OKS-Therapie), nach fünf Sitzungen OKS-Training (Posttest) sowie zwei Wochen nach Ende der letzten OKS-Therapiesitzung (2-Wochen-Follow-up). Es zeigten sich stabile Werte für die neglectbezogenen Auslassungen von Worten im kontraläsionalen Halbfeld über die drei Baseline-Messungen sowie eine deutliche Abnahme der Auslassungen nach fünf Sitzungen OKS-Training, die auch beim Follow-up nach zwei Wochen stabil blieb (aus Kerkhoff [21]).

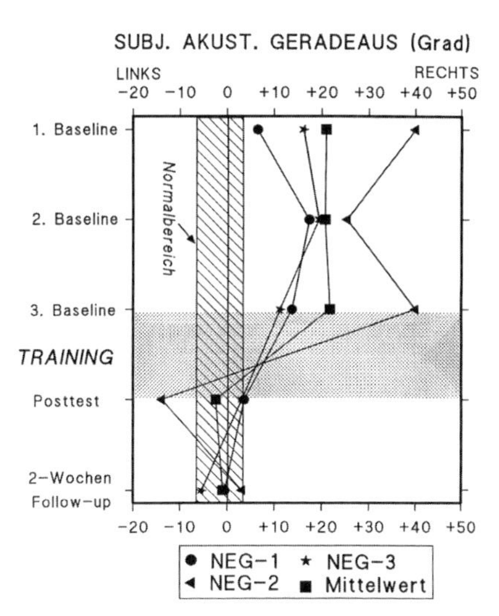

Abb. 4: Ergebnisse im akustischen subjektiven Geradeausempfinden (Horizontalebene, 0°: objektive Mitte) in der Pilotstudie. Legende identisch zu der in Abb. 3. Kein Patient erhielt zu irgendeinem Zeitpunkt ein spezifisches akustisches Training. Jeder Meßzeitpunkt basiert auf ca. 20–37 Messungen zum akustischen Geradeaus. Es zeigt sich eine über die 3 Baselinemessungen hinweg stabile ipsiläsionale Verlagerung der akustischen Geradeausrichtung im Sinne eines akustischen Neglects bei allen drei Patienten sowie eine deutliche Verbesserung nach fünf Sitzungen OKS-Training, die auch beim Follow-up nach zwei Wochen stabil blieb. Der schräg gestreifte Bereich gibt den Normbereich an (aus Kerkhoff [21]).

EFFEKTE REPETITIVER PERIPHERER MAGNETSTIMULATION (RPMS) AUF TAKTILE EXTINKTION

Entwicklungen einer Methode zur Rehabilitation zentral bedingter spastischer Lähmungen von Arm und Hand zeigten, dass durch eine repetitive periphere Magnetstimulation (RPMS) im Arm- und Handbereich sensomotorische Leistungen wie Präzisionsgreifen, Zeige- und Tastbewegungen gut restituiert werden können [30]. Das Behandlungskonzept beruht darauf, durch Aktivierung eines propriozeptiven Einstroms in die für die Zielmotorik von Unter-

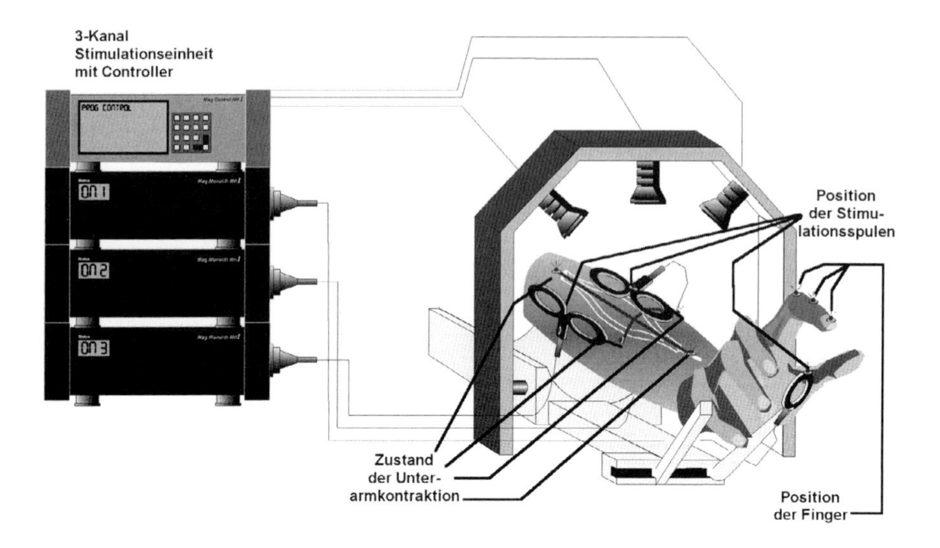

Abb. 5: Aufbau des Stimulationssystems. Über die Stimulationsspulen werden die Muskeln koordiniert kontrahiert und das Bewegungsausmaß über ein Kamerasystem überwacht.

arm und Hand relevanten kortikalen Areale modulatorische Effekte (Plastizität) auszulösen [29, 31]. Für die Induktion des Einstroms ist die RPMS derzeit die geeignetste Methode, da auch kleine Muskelgruppen ohne Schmerz aktiviert werden können. Über die Verbesserung der sensomotorischen Leistungen hinaus konnten klinisch auch kognitive Verbesserungen der Perzeptionsschwelle für periphere Reize festgestellt werden.

Als Defizit einer perzeptual-kognitiven Leistung haben wir das Phänomen der taktilen Extinktion gewählt. Die Extinktion sensorischer Stimuli bezeichnet die Unfähigkeit hirngeschädigter Patienten, auf der kranken Seite sensorische Reize wahrzunehmen, wenn gleichzeitig auf der gesunden Seite sensorische Reize erfolgen.

Zur messtechnischen Evaluierung dieser Beobachtungen wurden Patienten mit rechtshemisphärischen Hirnläsionen und taktiler Extinktion mit einem qualitativen taktilen Extinktionstest (QET) untersucht [8]. Dabei werden beiderseits verschiedene taktile Reize auf dem Handrücken des Patienten gleichzeitig ausgelöst. Hierzu werden verschiedene Materialien wie Sandpapier, Seide, Schaumstoff etc. mit gleichbleibender Geschwindigkeit von proximal nach distal über den Handrücken gezogen. Die Materialien sind auf Holzplättchen für den Patienten nicht sichtbar montiert. Die Aufgabe des Patienten besteht darin, die Reize den Materialien zuzuordnen. In insgesamt 36 Testdurchgängen pro Untersuchung werden auf beiden Seiten gleiche und auch unterschiedliche Materia-

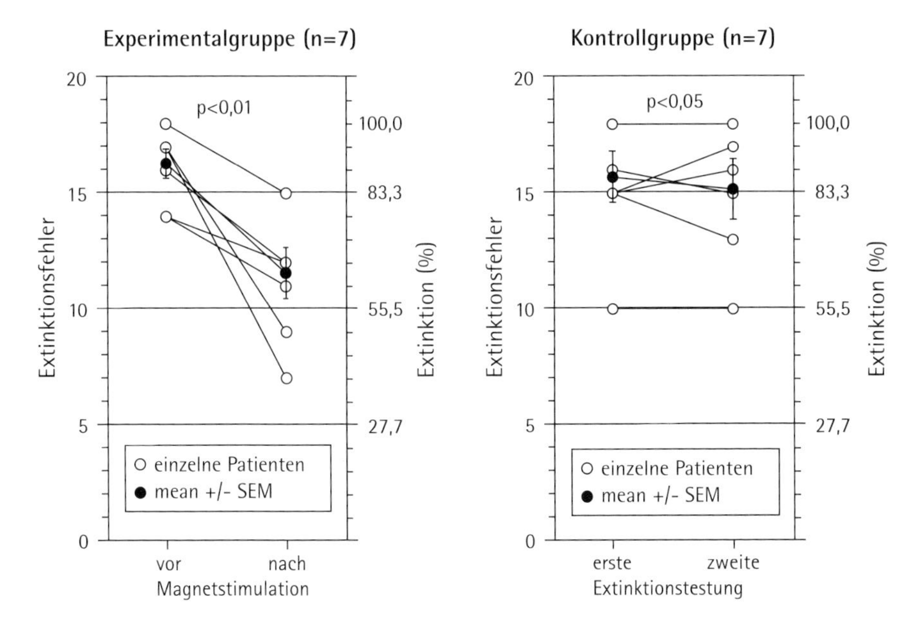

Abb. 6: Ergebnisse im taktilen Extinktionstest bei zwei Patientengruppen mit rechtshemisphärischen vaskulär bedingten Läsionen und linksseitiger taktiler Extinktion (Ergebnisse modifiziert nach Heldmann et al. [8] und Kerkhoff et al. [22]).

lien verwendet. Eine Extinktion liegt dann vor, wenn bei Reizung mit unterschiedlichen Materialien eine Auslassung oder eine Fehlbenennung auftritt.

Insgesamt 14 Patienten mit rechtshemisphärischen vaskulär bedingten Läsionen und linksseitiger taktiler Extinktion wurden zufällig einer Experimentalgruppe und einer Kontrollgruppe zugeteilt. Die Experimentalgruppe wurde unmittelbar vor und 30 min. nach einer einmaligen Behandlung mit RPMS untersucht. Eine Behandlung mit RPMS umfasst etwa 170 Bewegungsinduktionen von Hand und Fingern mit jeweils 1,5 Sekunden Dauer. Stimuliert wird mit einer physiologischen Frequenz von 20 Hz. Die gesamte Behandlung dauert ca. 15 Minuten, dabei gibt der Stimulator insgesamt ca. 5.000 Stimuli ab [7], Abb. 5. Die Kontrollgruppe wird in demselben Intervall untersucht, jedoch nicht mit RPMS behandelt. Hierdurch können Testwiederholungseffekte kontrolliert und ausgeschlossen werden.

In der Experimentalgruppe (n=7) zeigte sich nach der einmaligen Behandlung mit RPMS eine signifikante Reduktion der Wahrnehmungsfehler (Extinktion) um ca. 26% ($p<0{,}01$). In der Kontrollgruppe (n=7) konnte keine Veränderung zwischen den zwei Untersuchungen festgestellt werden. Dadurch konnte der Einfluss von Lerneffekten signifikant ausgeschlossen werden (Abb. 6).

DISKUSSION UND AUSBLICK

Optokinetische Stimulation

Die hier referierten Studien zur kurz- und langfristigen optokinetischen Modulation und Behandlung des multimodalen Neglects zeigen ein deutliches Potential zur Beeinflussung der Neglectsymptomatik. Alle drei Patienten zeigten nach nur fünf Therapiesitzungen mit R-OKS deutliche Verbesserungen, die im gleichen Zeitraum davor nicht festzustellen waren. Auch ergaben sich keine weiteren Verbesserungen zwischen Posttest und Follow-up-Untersuchung, so dass die beobachteten Verbesserungen nicht auf das visuelle Explorationstraining zurückzuführen sind – das ja unverändert über den gesamten Zeitraum der Pilotstudie durchgeführt wurde – sondern spezifisch mit der optokinetischen Behandlung assoziiert sind. Diese Therapie führte zu einer durchschnittlichen Reduktion der Auslassungen beim Lesen um 24% sowie einer vollständigen Normalisierung der akustischen Geradeausrichtung, was in Anbetracht der wenigen Behandlungssitzungen beachtlich ist. Da sich sowohl die visuelle als auch die akustische Neglectsymptomatik gebessert hat, ist der multimodale Stimulationscharakter dieser Behandlungsmethode nachgewiesen. Der grundlegende Mechanismus dieser multimodalen Aktivierung ist physiologisch vermutlich dadurch zu erklären, dass OKS-Stimulation bei Gesunden zahlreiche kortikale (temporo-parietaler und vestibulärer Cortex, Insel) und subkortikale Hirnregionen (Basalganglien) aktiviert, die mit multimodaler sensorischer Integration befasst sind [5]. Selbst bei hemianopischen Patienten kommt es bei OKS-Stimulation im blinden Halbfeld zu deutlichen Aktivierungen (gemessen mit fMRI) in parieto-temporalen Regionen sowie in den Basalganglien [2] beider Hemisphären. Demzufolge ist die häufig assoziierte Gesichtsfeldeinschränkung vieler Neglectpatienten vermutlich kein Hindernis für die Durchführung des OKS-Trainings, da solche globalen visuellen Bewegungsreize offenbar auch in blinden Gesichtsfeldarealen verarbeitet werden können. Einschränkend muss natürlich hinzugefügt werden, dass fünf Behandlungssitzungen keinesfalls ausreichend sind, um einen multimodalen Neglect angemessen zu therapieren. Daher sollen nun ausführlichere Therapiestudien an randomisierten Stichproben und mit einer längeren Behandlungsdauer durchgeführt werden.

Periphere Magnetstimulation (RPMS)

Repetitive periphere Magnetstimulation (RPMS) verbessert nicht nur sensomotorische Leistungen, sondern vermindert auch Extinktionsdefizite bei Patienten mit Hirnschädigungen vaskulärer oder traumatischer Genese. Der neuromodulatorische Effekt nach nur einer Stimulationssitzung (ca. 15 min.) hält bei Patienten mit spastischen Lähmungen über mehrere Tage an und ist nach 72 Stunden immer noch messbar. Bei Patienten mit taktiler Extinktion konnte ein deutlicher Akuteffekt mit längerer Wirkungsdauer beobachtet werden. RPMS über der Innervationszone von Muskeln löst einen propriozeptiven Einstrom zum ZNS auf zwei Arten aus:

- während der rhythmischen Kontraktionen, Relaxationen und Vibrationsreize (20 Hz Impulsmuster) eine adäquate Aktivierung von Mechanorezeptoren des Muskels (Ia, II, Ib),
- durch inadäquate Aktivierung sensomotorischer Nervenfasern mit orthodromer und antidromer Weiterleitung.

Der induzierte Einstrom wird über das Rückenmark bis hin zur kortikalen Ebene weitergeleitet. Simultan bewirkt dieser Einstrom subjektiv Sensationen wie Bewegung und Vibration. Im Gegensatz zur elektrischen Stimulation ist das biologisch wirksame Feld wesentlich größer, dringt durch die Haut und vermeidet die Aktivierung von Schmerzafferenzen. RPMS reduziert die Spastizität sowohl auf spinaler als auch auf supraspinaler Ebene [29, 31]. In PET-Untersuchungen zeigte sich als Folge der RPMS, dass bei willkürlich intendierten Fingerstreckungen eine verstärkte Aktivierung in parietalen und prämotorischen Hirnarealen stattfindet [27]. Somit werden durch die RPMS auch die Hirnregionen aktiviert, die an der Genese der multimodalen Neglectsymptomatik und Extinktion maßgeblich mitbeteiligt sind. Offensichtlich hat die RPMS einen länger anhaltenden, bahnenden Effekt, der für die Rehabilitation hirngeschädigter Patienten mit Neglect, Extinktion, räumlichen Defiziten und Unawareness ausgenutzt werden kann.

Weitere Information zur Therapie des multimodalen Neglects findet der Leser unter www.lrz-muenchen.de/~EKN/

LITERATUR

1. Antonucci G, Guariglia C, Judica A, Magnotti L, Paolucci S, Pizzamiglio L, Zoccolotti P: Effectiveness of Neglect Rehabilitation in a Randomized Group Study. Journal of Clinical and Experimental Neuropsychology 1995; 17: 383-389
2. Brandt Th, Bucher SF, Seelos KC, Dieterich M: Bilateral functional MRI activations during optokinetic stimulation in homonymous hemianopia. Arch Neurol 1998; 55: 1126-1131
3. Cicerone KD, Dahlberg C, Kalmar K, Langenbahn DM, Malec JF, Bergquist TF, Felicetti T, Giacino JT, Harley JP, Harrington DE, Herzog J, Kneipp S, Laatsch L, Morse PA: Evidence-based cognitive rehabilitation: recommendations for clinical practice. Arch Phys Med Rehabil 2000; 81: 1596-1615
4. Denes G, Semenza C, Stoppa E, Lis A: Unilateral spatial neglect and recovery from hemiplegia. A follow-up study. Brain 1982; 105: 543-552
5. Dieterich M, Bucher SF, Seelos K, Brandt T: Horizontal or vertical optokinetic stimulation activates visual motion-sensitive, ocular motor and vestibular cortex areas with right hemispheric dominance. An fMRI study. Brain 1998; 121: 1479-1495
6. Götze R, Höfer B: Alltagsorientierte Therapie. Thieme Verlag, Stuttgart 1999
7. Havel P, Struppler A: First steps in functional magnetic stimulation (FMS)-movements of forearm and fingers induced by closed-loop controlled FMS. Acta Physiol Pharmacol Bulg 2001; 26 (3): 185-188
8. Heldmann B, Kerkhoff G, Struppler A, Havel P, Jahn T: Repetitive peripheral magnetic stimulation alleviates tactile extinction. Neuroreport 2000; 11 (14): 3193-8
9. Karnath H-O: Optokinetic stimulation influences the disturbed perception of body orientation in spatial neglect. JNNP 1996; 60: 217-220
10. Karnath H-O: Neglect. In: Hartje W, Poeck K (eds): Klinische Neuropsychologie. Thieme, Stuttgart 1997: 260-277
11. Karnath H-O, Christ W, Hartje W: Decrease of contraleteral neglect by neck muscle vibration and spatial orientation of trunk midline. Brain 1993; 116: 383-396
12. Katz N, Hartman-Maier A, Ring H, Soroker N: Functional disability and rehabilitation outcome in right hemisphere damaged patients with and without unilateral spatial neglect. Arch Phys Med Rehabil 1999; 80: 379-384
13. Kerkhoff G: Hemispatial neglect in man. Progress in Neurobiology 2001; 63: 1-27
14. Kerkhoff G, Münßinger U, Haaf E, Eberle-Strauss G, Stögerer E: Rehabilitation of homonymous scotoma in patients with postgeniculate damage of the visual system: saccadic compensation training. Rest Neurol Neurosci 1992; 4: 245-254
15. Kerkhoff G, Marquardt C: Standardized analysis of visual-spatial perception with after brain damage. Neuropsychological Rehabilitation 1998; 8: 171-189
16. Kerkhoff G, Artinger F, Ziegler W: Contrasting spatial hearing deficits in hemianopia and spatial neglect. Neuro Report 1999; 10: 3555-3560
17. Kerkhoff G: Rehabilitation of visuospatial cognition and visual exploration in neglect: a cross-over study. Rest Neurol Neurosci 1998; 12: 27-40
18. Kerkhoff G: Multiple perceptual distortions and their modulation in patients with left visual neglect. Neuropsychologia 2000; 38: 1073-1086
19. Kerkhoff G, Schindler I, Keller I, Marquardt C: Visual background motion reduces size distortion in spatial neglect. Neuro Report 1999; 10: 319-323
20. Kerkhoff G, Kriz G, Keller I, Marquardt C: Head direction and optokinetic stimulation modulate space-based but not word-based neglect dyslexia. Neural Plasticity (abstract) 1999; Suppl 1: 155
21. Kerkhoff G, Marquardt C, Jonas M, Ziegler W: Repetitive optokinetische Stimulation (R-OKS) zur Behandlung des multimodalen Neglects. Neurol Rehabil 2001, 7: 179-184

22. Kerkhoff G, Heldmann B, Struppler A, Havel P, Jahn T: The effects of magnetic stimulation and attentional cueing on tactile extinction. Cortex 2001; 37: 719-723
23. Levine DN, Warach JD, Benowitz L, Calvanio R: Left spatial neglect: effects of lesion size and premorbid brain atrophy on severity and recovery following right cerebral infarction. Neurology 1986; 36: 362-366
24. Nico D: Effectiveness of sensory stimulation on tactile extinction. Exp Brain Res 1999; 127: 75-82
25. Pizzamiglio L, Frasca R, Guariglia C, Incoccia C, Antonucci G: Effect of optokinetic stimulation in patients with visual neglect. Cortex 1990; 26: 535-540
26. Schindler I, Kerkhoff G, Karnath H-O, Keller I, Goldenberg G: Neck muscle vibration and visual exploration training: visual and crossmodal effects on neglect rehabilitation. JNNP 2002, (in press)
27. Spiegel S, Bartenstein P, Struppler A, Havel P, Drzezga A, Schwaiger M: Zentrale Bewegungsverarbeitung bei spastisch-paretischen Patienten nach repetitiver peripherer Magnetstimulation (RPMS): Eine PET-Studie mit H_2O-15, Nuklearmedizin 2000; 39: 37
28. Stone SP, Wilson B, Wroot A, Halligan PW, Lange LS, Marshall JC: The assessment of visuospatial neglect after acute stroke. JNNP 1991; 54: 345-350
29. Struppler A, Jakob C, Müller-Barna P, Schmid M, Lorenzen HW, Paulig M, Prosiegel M: Eine neue Methode zur Frührehabilitation zentralbedingter Lähmungen von Arm und Hand mittels Magnetstimulation. Z EEG-EMG 1996; 27: 151-157
30. Struppler A, Havel P: Facilitation of Sensorimotor Performances of Skilled Finger Movements by Repetitive Peripheral Magnetic Stimulation (RPMS) – Cognitive Aspects. Sensorimotor Control, Dengler R and Kossev A (eds): Proceedings of the NATO advanced research workshop on sensorimmotor control (12-14. October, Varna/Bulgaria), ISBN 1 58603 081 7) 2001: 57-64
31. Struppler A, Havel P, Müller-Barna P, Lorenzen H: Eine neue Methode zur Rehabilitation zentraler Lähmungen von Arm und Hand mittels peripherer Magnetstimulation. Neurol Rehabil 1997; 3: 145-158
32. Vallar G, Antonucci G, Guariglia C, Pizzamiglio L: Deficits of position sense, unilateral neglect and optokinetic stimulation. Neuropsychologia 1993; 31: 1191-1200
33. Vallar G, Guariglia C, Magnotti L, Pizzamiglio L: Optokinetic stimulation effects both vertical and horizontal deficits of position sense in unilateral neglect. Cortex 1995; 31: 669-683
34. Vallar G, Guariglia C, Nico D, Pizzamiglio L: Motor deficits and optokinetic stimulation in patients with left hemineglect. Neurology 1997; 49: 1364-1370

Computergestütztes Training bei Aufmerksamkeitsstörungen

W. Sturm, Aachen

EINLEITUNG

Nach neueren psychologischen und neuropsychologischen Theorien kann man Aufmerksamkeit nicht als eine einheitliche Funktion ansehen. Es kann somit bei Aufmerksamkeitsstörungen auch nicht von einem einheitlichen Störungsbild ausgegangen werden, sondern je nach Lokalisation der Hirnschädigung ist mit spezifischen Beeinträchtigungen unterschiedlicher Aufmerksamkeitsaspekte zu rechnen.

In zahlreichen experimentellen Untersuchungen konnten mindestens vier Aufmerksamkeitsfunktionen unterschieden werden. In Übereinstimmung mit *Posner* und *Boies* [8], *Posner* und *Rafal* [10] und *van Zomeren* und *Brouwer* [19] sind dies »Alertness« (Aufmerksamkeitsaktivierung), »Sustained Attention« (längerfristige Aufmerksamkeit, Daueraufmerksamkeit), »Selective Attention« (selektive bzw. fokussierte Aufmerksamkeit) und »Divided Attention« (geteilte oder verteilte Aufmerksamkeit).

Die *Aufmerksamkeitsaktivierung* muss wiederum in *tonische* und *phasische* Aktivierung unterteilt werden. Während die tonische Aufmerksamkeitsaktivierung durch den physiologischen Zustand des Organismus unter anderem in Abhängigkeit von der Tageszeit bestimmt ist, wird durch die phasische Aufmerksamkeitsaktivierung die plötzliche Zunahme der Aufmerksamkeit unmittelbar nach einem Warnreiz ausgedrückt [7], wie es sich elektrophysiologisch zum Beispiel in der Erwartungswelle im EEG [17] zeigt.

Aufgaben zur *längerfristigen Aufmerksamkeit* verlangen vom Probanden, »dass die Aufmerksamkeit über lange Zeiträume ununterbrochen einer oder mehreren Informationsquellen zugewandt wird, um kleine Veränderungen der dargebotenen Information zu entdecken und darauf zu reagieren« [1]. Eine spezielle Variante der längerfristigen Aufmerksamkeit ist die *Vigilanz.* Vigilanzleistungen beanspruchen die Aufmerksamkeit über einen langen Zeitraum, oft Stunden, hinweg, und die relevanten Stimuli kommen hierbei typischerweise nur in sehr unregelmäßigen Intervallen und mit sehr geringer

Auftretenshäufigkeit zwischen einer großen Menge irrelevanter Stimuli vor. Eine typische Vigilanzleistung vollbringt nach der Definition von *Mackworth* [5] zum Beispiel ein Radarbeobachter, der über lange Zeit hinweg aufmerksam sein muss, um auf einem Bildschirm ein Signal zu entdecken, welches sich gegen irrelevante Hintergrundreize abhebt. Nachtfahrten auf einer wenig frequentierten Autobahn zählen ebenfalls zu Vigilanzleistungen. Auch sogenannte »Qualitätskontrollen« bei Fließbandarbeiten erfordern Vigilanzleistungen, da auszusortierende Produkte meist nur sehr selten vorkommen, aber mit großer Sicherheit entdeckt werden müssen.

Ein Aspekt der *selektiven Aufmerksamkeit* ist die Fähigkeit, die Aufmerksamkeit auf bestimmte Merkmale einer Aufgabe zu fokussieren und Reaktionen auf irrelevante Merkmale zu unterdrücken. Dieser Aspekt der selektiven Aufmerksamkeit wird oft mit Wahlreaktionsaufgaben oder raschen Such- und Durchstreichaufgaben untersucht. Ein anderes Konzept der virtuellen selektiven Aufmerksamkeit bezieht sich auf eine offene bzw. verdeckte räumliche Verschiebung des Aufmerksamkeitsfokus. *Posner* und *Petersen* [9] haben gezeigt, dass zum räumlichen Verschieben des Aufmerksamkeitsfokus drei Prozesse notwendig sind: Lösung (disengage) vom aktuellen Stimulus, Verschieben (shift) des Aufmerksamkeitsfokus und Fixierung (engage) beim neuen Stimulus. Die verdeckte Aufmerksamkeitsverschiebung findet bei der Orientierung zu neuen räumlichen Zielreizen zeitlich vor den Augenbewegungen zum neuen Zielreiz hin statt. Das experimentelle Paradigma basiert auf räumlichen Hinweisreizen, meist Pfeilen, welche innerhalb des Fixationspunktes der Aufgabe (den die Versuchsperson während der gesamten Zeit anschauen soll) nach links oder rechts zeigen. Diese Pfeile verursachen eine Verschiebung der Aufmerksamkeit nach rechts oder links und ein leichteres Entdecken von Reizen in der Hälfte des visuellen Felds, zu der die Pfeilspitze gezeigt hat.

Eine *Teilung* oder *Verteilung der Aufmerksamkeit* (divided attention) wird in sogenannten »dual task«-Aufgaben verlangt, in denen die Versuchsperson simultan zwei Informationskanäle überwachen muss. Sie soll dabei relevante Ereignisse, die in jeweils einem der beiden Kanäle oder in beiden gleichzeitig auftauchen, so rasch wie möglich entdecken. Solche Aufgaben untersuchen die Kapazitätsgrenzen der Aufmerksamkeit [3, 8, 16]. Je automatisierter oder überlernter Anteile dieser Aufgaben sind, um so weniger Aufmerksamkeitskapazität wird benötigt [11]. Die Fähigkeit, die Aufmerksamkeit schnell zwischen verschiedenen Informationsquellen wechseln zu lassen, wird als *Aufmerksamkeitsflexibilität* bezeichnet.

Nach *van Zomeren* und *Brouwer* [19] stellen *Selektivität* und *Intensität* grundlegende Aufmerksamkeitsdimensionen dar. Versucht man, eine Taxonomie von Aufmerksamkeit zu erstellen, so würden die ersten beiden obengenannten Aufmerksamkeitsfunktionen »Alertness« und »längerfristige Aufmerksamkeitszuwendung« Intensitätsaspekte, die »selektive« und die »geteilte« Aufmerksamkeit dagegen Selektivitätsaspekte repräsentieren. In Tab. 1 wird zusammenfassend der Versuch unternommen, diesen Aufmerksamkeitsdimensionen und -bereichen typische Aufgaben und Paradigmen zuzuordnen, die den meisten der im nächsten Abschnitt beschriebenen Aufmerksamkeits-Trainingsprogrammen zugrundeliegen.

Tab. 1: Taxonomie von Aufmerksamkeitsdimensionen und -bereichen und zugeordnete Untersuchungs- bzw. Trainings-Paradigmen

Dimension	Bereich	Paradigma
Intensität	Aufmerksamkeitsaktivierung (Alertness: intrinsisch, tonisch und phasisch)	einfache visuelle oder auditive Reaktionsaufgaben ohne (Aktivierungsniveau) oder mit Warnreiz (phasische Aktivierung)
	Daueraufmerksamkeit	langandauernde einfache Signalentdeckungs-Aufgaben, hoher Anteil relevanter Stimuli
	Vigilanz	langdauernde monotone Signalentdeckungs-Aufgaben, niedriger Anteil relevanter Stimuli
Selektivität	selektive oder fokussierte Aufmerksamkeit	Wahlreaktionsaufgaben, Aufgaben mit Störreizen zwecks Distraktion
	visuell-räumliche selektive Aufmerksamkeit, Wechsel des Aufmerksamkeitsfokus	Aufgaben, welche den Wechsel der Aufmerksamkeit von einem räumlichen Fokus zum nächsten verlangen
	geteilte Aufmerksamkeit	Aufgaben, welche eine Verteilung der Aufmerksamkeit auf mehrere »Informationskanäle« erfordern (z. B. »Dual task«-Aufgaben); Aufgaben zur Erfassung der »kognitiven Flexibilität«

Unter der Hypothese spezifischer Störbarkeit verschiedener Aufmerksamkeitsaspekte liegt es nahe, auch eine spezifische Trainierbarkeit dieser Funktionen zu postulieren.

Wir entwickelten daher für die vier beschriebenen Aufmerksamkeitsbereiche spezifische computergestützte Trainingsprogramme [13]. Diese sollten Aufmerksamkeitsfunktionen in alltags- oder spielähnlichen Situationen darstellen und sich im Schwierigkeitsgrad der Aufgabe dem jeweiligen Leistungsstand des Patienten anpassen. Die für die Effizienzstudien verwendeten Kontrolltests waren so ausgewählt, dass sie den jeweiligen Aufmerksamkeitsbereich mit demselben Paradigma wie im Training, aber in einer ganz unterschiedlichen Art von Aufgabenstellung präsentierten. Auf diese Weise war es möglich, über triviale Übungseffekte hinausgehende Auswirkungen des Trainings zu untersuchen.

METHODEN

Trainingsprogramme

Alle Trainingsprogramme wurden zunächst für den Commodore-128-Computer erstellt, später aber für PC-Benutzung neu programmiert. Um eine motorisch möglichst einfache Reaktion des Patienten auf die Trainingsbedingungen zu gewährleisten, muss der Patient lediglich eine oder zwei große Reaktionstasten bedienen. Diese wurden von der Peripherie der Aufmerksamkeitstestbatterie nach *Zimmermann* und *Fimm* [18] übernommen, welche auch zur Kontrolle der Therapieeffekte eingesetzt wurde. Alle Aufgabenstellungen wurden so angelegt, dass auch Patienten mit einer Hemiparese problemlos beide Tasten mit einer Hand bedienen können.

Als Alertnesstraining wurden Fahrszenen mit PKW oder Motorrad in graphischer Darstellung am Computerbildschirm verwendet. Der Patient verfolgt hierbei die Fahrt eines PKW oder Motorrads auf einer kurvenreichen Straße und soll mittels Tastendruck die Geschwindigkeit des Fahrzeugs so regulieren, dass einerseits eine möglichst hohe Durchschnittsgeschwindigkeit erzielt wird, andererseits aber vor Hindernissen rechtzeitig gehalten werden kann. Die Hindernisse werden durch Verkehrszeichen, die als Warnreize dienen, angekündigt. Auf diese Weise wurde im Training das Paradigma der phasischen Alertness (Reaktionsaufgabe mit vorgeschaltetem Warnreiz) operationalisiert. Die Schwierigkeit der Aufgabe kann durch Variation der Maximalgeschwindigkeit (drei Stufen), des Bremsweges (drei Stufen), der Position des Fahrzeuges (drei Stufen), der Position des Fahrzeuges auf dem Bildschirm (vier Positionen von ganz links bis zur Mitte des Bildschirms) oder der Prägnanz der

Warnreize (flackernd, nicht-flackernd, nicht vorhanden) verändert werden. Bei Kollisionen mit den auftauchenden Hindernissen kommt es zu einer optischen und akustischen Rückmeldung.

Das Training von Vigilanzleistungen wurde in Form einer Radarschirm-Beobachtungsaufgabe operationalisiert. Der Patient muss hierbei wie ein Fluglotse mehrere Flugobjekte auf seinem Bildschirm ständig beobachten. Die Objekte bewegen sich sehr langsam über den Bildschirm, und der Patient soll entweder auf plötzliche Geschwindigkeitsänderungen eines der auf dem Bildschirm vorhandenen Flugobjekte oder in einer anderen Aufgabenbedingung auf plötzlich für kurze Zeit auf dem Bildschirm neu auftauchende Flugobjekte reagieren. Wählbar sind die Größe der Objekte (zwei bzw. vier cm), die Unterscheidbarkeit hinsichtlich Typ (gleiche oder verschiedene Flugzeugtypen) und Farbe und die Auftretenshäufigkeit der relevanten Ereignisse (alle 15, 30, 45 oder 60 Sekunden). Wird das kritische Ereignis nicht innerhalb von zwei Sekunden entdeckt, beginnt das Objekt für weitere zwei Sekunden zu blinken. Auch nach vier Sekunden nicht entdeckte Ereignisse können optional durch einen Glockenton als Fehler rückgemeldet werden. Ein zweites Vigilanztrainingsprogramm ist als »Fließband«-Aufgabe konzipiert. Der Patient soll auf einem Fließband vorbeilaufende Objekte beobachten und entweder bestimmte vorher definierte Gegenstände entdecken oder defekte Objekte durch Tastendruck »aussortieren«. Die Schwierigkeitsabstufungen entsprechen denen der Radarschirmaufgabe.

Zum Training der selektiven Aufmerksamkeit wurden zwei Programme entwickelt. Ein Programm simuliert ein Tontaubenschießen mit selektiver Beachtung nur bestimmter, vorher definierter Objekte, das zweite Programm ist als eine Art »Fotosafari« angelegt, bei der der Proband vor einem szenischen Hintergrund an unterschiedlichen Stellen auftauchende relevante Einzel- oder Doppelobjekte, z. B. bestimmte Tiere, Gegenstände oder Personen von vergleichbarer Größe, durch Tastendruck »fotografieren« soll, andere irrelevante Objekte dagegen nicht. Eine sukzessive Komplexitäts- oder Schwierigkeitssteigerung ist durch die Veränderung der Gesamtzahl (zwei, vier, acht oder sechzehn) bzw. der Zahl der relevanten Objekte (eins, zwei oder vier) und durch die Dauer der Objektdarbietung (1–5 Sekunden) möglich. Beim Tontaubenschießen ist außerdem unter einigen Bedingungen auch auf die den Objekten zugeordneten Geräusche zu achten. Richtige bzw. falsche Reaktionen werden dem Patienten unmittelbar optisch oder akustisch rückgemeldet. Die Trainingaufgaben folgen dem Paradigma von Wahlreaktionsaufgaben.

Das Training zur Verbesserung der geteilten Aufmerksamkeit erfordert die simultane Überwachung von zwei oder drei unabhängigen Stimulussequenzen. Hierzu wurde eine »Flugsimulator«-Aufgabe entwickelt, bei welcher der Proband drei Aufgaben entweder einzeln oder je nach Schwierigkeitsgrad kombiniert zu bewältigen hat. Eine Aufgabe besteht in der Beobachtung des Horizonts, welcher innerhalb bestimmter Grenzen schwanken darf. Bei Über- oder Unterschreitung dieser Grenzen (oberer Rand der Flugzeugkanzel bzw. Oberkante des Armaturenbretts) muss eine Reaktion erfolgen. Bei der zweiten Aufgabe muss das Über- bzw. Unterschreiten eines bestimmten Geschwindigkeitsbereichs auf dem Tachometer entdeckt werden, und die dritte, im Gegensatz zu den beiden anderen visuellen Aufgaben auditive Anforderung besteht im Entdecken von zwei kurz hintereinander auftretenden Aussetzern des Motorengeräuschs.

Mit Ausnahme des Programms für die geteilte Aufmerksamkeit sind alle Trainingsprogramme so angelegt, dass nach vorgegebenen Kriterien automatisch eine Anpassung an den Leistungsstand des Patienten erfolgt. Die Adaption orientiert sich dabei an der Anzahl der Fehler und nicht an den Reaktionszeiten.

Am Ende einer Trainingssitzung oder bei Bedarf auch während des Trainings kann dem Patienten bei jedem Training numerisch und graphisch eine Rückmeldung über die durchschnittliche Geschwindigkeit seiner Reaktionen, die Art und Anzahl eventueller Fehler und über den erreichten Schwierigkeitsgrad der einzelnen Aufgabenvariablen gegeben werden. Diese Parameter werden unter einem Kennwort für den einzelnen Patienten abgespeichert und dienen bei der nächsten Trainingssitzung als Startinformation.

EFFIZIENZSTUDIEN

In einer ersten Studie wurden 38 Patienten mit unilateralen vaskulären Hirnschädigungen in der Neurologischen Klinik der RWTH Aachen und in der Neurologischen Rehabilitationsklinik Bernkastel-Kues trainiert [14, 15]. 22 Patienten hatten Schädigungen der linken (LHS), 16 der rechten Hemisphäre (RHS). Bei 19 der linkshemisphärisch geschädigten Patienten wurde eine Aphasie diagnostiziert. LHS- und RHS-Patienten waren bezüglich des Lebensalters und der Krankheitsdauer vergleichbar (s. Tab. 2). Es wurden nur Patienten berücksichtigt, die weder eine symptomatische Epilepsie noch irgendeine progrediente neurologische oder internistische Erkrankung aufwiesen. Weiter wurden nur solche Patienten ausgewählt, die in mindestens zwei der mit der computergestützten Aufmerksamkeitstestbatterie im Vortest erfassten Aufmerksamkeitsfunktionen deutlich unterdurchschnittliche Leistungen erzielten.

Um Aussagen über spezifische Effekte der vier Aufmerksamkeitstrainings auf die vier Aufmerksamkeitsbereiche treffen zu können, wurde jeder Patient nach dem Vortest in einem der beiden am stärksten beeinträchtigten Aufmerksamkeitsbereiche drei Wochen lang in insgesamt 14 einstündigen Trainingssitzungen mit dem zugehörigen Trainingsprogramm behandelt. Danach wurden wiederum alle Kontrolltests durchgeführt. Mit dem gewählten Studiendesign ist es in erster Linie möglich, spezifische Trainingseffekte von unspezifischen zu unterscheiden. Auf diese Weise entfällt auch die Notwendigkeit, zur Kontrolle von Spontanremissions- und Testwiederholungseffekten eine Baseline zu erstellen, da das Aufdecken der spezifischen Wirksamkeit eines Trainingsverfahrens den allgemeinen Nachweis der Wirksamkeit dieses Trainings mit einschließt und auf der anderen Seite das Fehlen von Trainingseffekten für die nicht spezifisch trainierten Aufmerksamkeitsbereiche (z. B. für ein Vigilanztraining bei Defiziten der geteilten Aufmerksamkeit) gegen Spontanremissions- und Testwiederholungeffekte spricht. Nicht berücksichtigt ist bei dieser Überlegung bisher, dass die einzelnen Kontrolltests unterschiedlich änderungssensitiv sein könnten, d. h. Änderungen im jeweils geprüften Funktionsbereich unterschiedlich gut anzeigen. Wenn aber für verschiedene Aufmerksamkeitsbereiche separat jeweils ein spezifischer Effekt aufgedeckt wird, spricht dies gegen deutliche Unterschiede in der Änderungssensitivität der verwendeten Kontrolltests. Die Verwendung standardisierter und normierter Kontrolltests ermöglicht über den Gruppenvergleich hinaus auch eine Analyse der Leistungsveränderung im Einzelfall mit Methoden der psychometrischen Einzelfalldiagnostik [2].

Für jedes Trainingsprogramm und für jeden Leistungsparameter wurde mit dem Wilcoxon-Vorzeichen-Rang-Test überprüft, ob eine signifikante Lei-

Tab. 2: Patientenstichprobe

	Gesamt	LHS	RHS
n	38	22	16
Geschlecht (weiblich/männlich)	17/21	8/14	9/7
Alter (Jahre)			
Bereich	24–64	28–63	24–64
Median	48,0	46,0	50,5
Krankheitsdauer (Monate)			
Bereich	2–35	2–35	2–19
Median	5,5	3,5	9,0
Hemianopsie	1	1	0
Visueller Neglect	8	0	8

Tab. 3: Leistungsveränderung nach den verschiedenen Trainings

Training	n	Aufmerksamkeits-Tests							
		Alertness		Vigilanz		Sel. Aufm.		Get. Aufm.	
		RZoW	RZmW	Treffer	RZ	RZ	Errors	RT	Errors
Alertness Training	8	**.018**	.063	.272	.855	**.017**	.180	**.018**	.735
Vigilanz Training	9	.779	.128	**.011**	.234	.050	.893	.407	.363
Training Sel. Aufm.	9	.767	.944	.767	.286	**.008**	.484	**.017**	.345
Training Get. Aufm.	12	.450	.638	.060	.906	.480	.800	.333	**.028**

p-Werte für den Vergleich der Testleistungen in den verschiedenen Aufmerksamkeitstestvariablen (RZ = Reaktionszeit; RZoW = Reaktionszeit ohne Warnreiz; RZmW = Reaktionszeit mit Warnreiz) vor und nach dem Training (Gesamt-α-Niveau 5% je Aufmerksamkeitsbereich, adjustierte p-Werte nach *Bonferroni*)

stungsverbesserung vom ersten zum zweiten Testzeitpunkt vorlag. Die nach *Bonferroni* je Aufmerksamkeitsbereich adjustierten p-Werte für diese Vergleiche sind in Tabelle 3 angegeben.

Die Ergebnisse zeigen, dass sich die Alertness-Funktion (Reaktionszeiten ohne Vorwarnreiz) und die Vigilanzleistung (Treffer) nur durch das jeweilige spezifische Training signifikant verbessern ließen. Bei der geteilten Aufmerksamkeit (Fehler) und bei der selektiven Aufmerksamkeit (Reaktionszeiten) gab es solche spezifischen Verbesserungen ebenfalls. Bei diesen Aufmerksamkeitsfunktionen konnte aber die Reaktionsschnelligkeit auch durch das Alertness-Training und das Training zur selektiven Aufmerksamkeit signifikant gesteigert werden. Inhaltlich zielen diese beiden Trainingsverfahren allerdings auch tatsächlich auf eine Verbesserung der Reaktionsschnelligkeit ab.

Zusätzlich zur Gruppenstatistik wurde ebenfalls mit inferenzstatistischen Verfahren überprüft, ob es für jeden einzelnen Patienten überzufällige Leistungsverbesserungen oder -verschlechterungen oder keine Veränderungen gab. Für die T-normierten Testvariablen wurden hierzu nach dem Ansatz der psychometrischen Einzelfalldiagnostik kritische Differenzen bestimmt, die für eine signifikante Leistungsveränderung im Einzelfall von der beobachteten Leistungsdifferenz vor und nach dem Training überschritten sein müssen.

Für die Trefferanzahl bei der Vigilanzaufgabe und für die Reaktionszeit ohne Warnreiz bei der Alertness-Prüfung ergaben sich für die spezifisch trainierten Patienten signifikant häufiger überzufällige Verbesserungen im Einzelfall als für die unspezifisch trainierten.

Für jeden einzelnen Patienten, der sich beim spezifischen Training in mindestens einer der zugeordneten Variablen verbesserte, wurde zusätzlich untersucht, in wie vielen Fällen er sich bei mindestens einer Variablen, für die das Training nicht spezifisch war, verschlechterte. Es zeigte sich, dass es bei den insgesamt 24 Patienten, für die es spezifische Verbesserungen gab, in 21 Fällen zu Verschlechterungen in nicht spezifisch trainierten Aufmerksamkeitsvariablen kam.

Eine multizentrische Studie zur Effizienz der gleichen Programme bei traumatisch hirngeschädigten Patienten [12] sowie eine Anwendung der AIXTENT-Programme bei Patienten mit Multipler Sklerose [6] führten zu nahezu identischen Ergebnissen, wobei in letzterer Studie auch positive Auswirkungen auf Alltagsleistungen berichtet wurden.

SCHLUSSFOLGERUNG

Die Ergebnisse der vorliegenden Studien stützen insgesamt die Hypothese, dass unterschiedliche Aspekte von Aufmerksamkeitsstörungen spezifisch trainiert werden sollten. Dies gilt insbesondere für elementare Aufmerksamkeitsfunktionen wie Alertness und Vigilanz, bei denen es ausschließlich nach spezifischen Trainings zu signifikanten Leistungssteigerungen in Kontrolltests kam, die diese Funktionen in standardisierter und zuverlässiger Weise prüfen. Da sich Test und Trainingsverfahren in ihrem Aufbau und Inhalt voneinander unterschieden und lediglich den gleichen Aufmerksamkeitsparadigmen folgten, können die Verbesserungen nicht als triviale Übungseffekte interpretiert werden. Auch bei den Aufgaben zur geteilten und selektiven Aufmerksamkeit ergaben sich spezifische Trainingseffekte, und zwar bei der geteilten Aufmerksamkeit für die Fehlerzahl und bei der selektiven Aufmerksamkeit für die Reaktionszeit. Bei beiden Aufmerksamkeitsbereichen kam es aber auch zu signifikanter Verkürzung der Reaktionszeiten, wenn ein nicht-spezifisches Training durchgeführt wurde, welches auf eine Erhöhung der Reaktionsgeschwindigkeit abzielte. Dies waren bei der geteilten Aufmerksamkeit die Trainingsprogramme »Alertness« und »selektive Aufmerksamkeit« und bei der selektiven Aufmerksamkeit das Training der »Alertness«. Dennoch muss betont werden, dass nur das spezifische Training zu einer Verbesserung der besonders aussagekräftigen Fehlerzahl bei der Aufgabe zur geteilten Aufmerksamkeit führte.

Die Analyse der individuellen Kontrolltestleistungen mit Methoden der psychometrischen Einzelfalldiagnostik zeigt, dass die spezifischen Trainingseffekte nicht nur in der Gruppe, sondern ebenfalls in einer hohen Zahl von Einzelfällen gelten. Die Tatsache, dass es bei nicht-spezifischem Training in einer hohen Zahl von Einzelfällen sogar zu Leistungsverschlechterungen kam, unterstreicht die Notwendigkeit der differenzierten Einzelfalldiagnostik zur Erfassung spezifischer Aufmerksamkeitsstörungen und der konsequenten Anwendung von den betreffenden Aufmerksamkeitsbereichen zugeordneten Trainingsverfahren, wobei insbesondere Defizite der Aufmerksamkeitsintensität (Alertness- oder Vigilanzstörungen) mit spezifischen Therapieverfahren behandelt werden müssen. Eine Verbesserung insbesondere elementarer Aufmerksamkeitsfunktionen scheint – im Gegensatz z. B. zu Gedächtnisfunktionen – durch eine Stimulationstherapie erzielt werden zu können, ohne dass der Patient hierzu spezielle Strategien erlernen muss. Eine Funktionsverbesserung in diesem Bereich kann somit als ein Restitutions- und weniger als ein Kompensationsprozess verstanden werden. Dies wird durch eine Untersuchung zur funktionellen Reorganisation nach Alertnesstraining bestätigt [4]. In den Fällen, wo es nach dem Training zu einer Leistungsverbesserung bis in den Normalbereich hinein kommt, zeigt sich eine Restitution insbesondere der rechtsfrontalen Aktivität innerhalb des bei Gesunden für die Kontrolle der Aufmerksamkeitsaktivierung relevanten rechtshemisphärischen kortikalen und subkortikalen Netzwerks.

DANKSAGUNG

Mit Unterstützung der Deutschen Forschungsgemeinschaft (DFG-Projekt PO 41-16), des Kuratorium ZNS und BIOMED I (E.S.C.A.P.E.)

LITERATUR

1. Davies DR, Jones DM, Taylor A: Selective and sustained-attention tasks: Individual and group differences. In: Parasuraman R, Davies DR (eds): Varieties of Attention. Academic Press, Orlando 1984
2. Huber HP: Psychometrische Einzelfalldiagnostik. Beltz, Weinheim 1973
3. Kahneman D: Attention and Effort. Prentice Hall, Englewood Cliffs (NJ) 1973
4. Longoni F, Sturm W, Weis S, Holtel C, Specht K, Herzog H, Willmes K: Functional reorganization after training of alertness in two patients with right-hemisphere lesions. Zeitschrift für Neuropsychologie 2000; 11: 250-261

5. Mackworth NH: The breakdown of vigilance during prolonged visual search. Quart Exp Psychol 1948; 1: 6-21
6. Plohmann AM, Kappos L, Ammann W, Thordai A, Wittwer A, Huber S, Bellaiche Y, Lechner-Scott J: Computer assisted retraining of attentional impairments in patients with multiple sclerosis. J Neurol Neurosurg Psychiat 1998; 64: 455-462
7. Posner MI: The Psychology of attention. In: Gazzaniga MS, Blakemore C (eds): Handbook of Psychology. Academic Press, New York 1975
8. Posner MI, Boies SW: Components of attention. Psychological Review 1971; 78: 391-408
9. Posner MI, Petersen SE: The attention system of the human brain. Annual Review of Neuroscience 1990; 13: 182-196
10. Posner MI, Rafal RD: Cognitive theories of attention and the rehabilitation of attentional deficits. In: Meier RC, Benton AC, Diller L (eds): Neuropsychological Rehabilitation. Churchill Livingstone, Edinburgh 1987
11. Posner MI, Snyder CRR: Attention of cognitive control. In: Solso RL (eds): Information processing and cognition: The Loyola Symposium. Lawrence Earlbaum Associates, Hillsdale 1975
12. Sturm W, Fimm B, Zimmermann P, Deloche G, Leclerq M: Computerized training of specific attention deficits in stroke and TBI patients. In: Leclercq M, Zimmermann P (eds): Applied Neuropsychology of Attention. Psychology Press, Hove 2002
13. Sturm W, Hartje W, Orgass B, Willmes K: Computer-Assisted Rehabilitation of Attention Impairments. In: Stachowiak FJ (eds): Developments in the Assessment and Rehabilitation of Brain-Damaged Patients. G. Narr, Tübingen 1993: 17-20
14. Sturm W, Hartje W, Orgaß B, Willmes K: Effektivität eines computergestützten Trainings von vier Aufmerksamkeitsfunktionen. Zeitschrift für Neuropsychologie 1994; 5: 15-28
15. Sturm W, Willmes K, Orgass B, Hartje W: Do specific attention deficits need specific training? Neuropsychological Rehabilitation 1997; 6: 81-103
16. Treisman AM: Strategies and models of selective attention. Psychological Review 1969; 76: 282-299
17. Walter WG, Cooper R, Aldridge VJ et al: Contingent negative variation: An electric sign of sensorimotor association and expectancy in the human brain. Nature 1964; 203: 380-384
18. Zimmermann P, Fimm B: Testbatterie zur Aufmerksamkeitsprüfung (TAP). Psytest, Würselen 1995
19. Zomeren AH van, Brouwer WH: Clinical Neuropsychology of Attention. Oxford University Press, New York 1994

Der Einsatz computerunterstützter Therapieverfahren in der Behandlung von Gedächtnisstörungen

Th. Guthke, K. Walther, A. I. T. Thöne-Otto; Leipzig

EINLEITUNG

Solange es Computer in der neuropsychologischen Rehabilitation gibt, wurden diese auch zur Behandlung von Gedächtnisstörungen eingesetzt. Dabei wurden am Computer vor allem Übungsprogramme dargeboten, in denen die Patienten verschiedene Informationen lernen und wiedergeben sollten. Im folgenden soll zunächst eine kritischen Bewertung der Vor- und Nachteile dieser computergestützten Übungsprogramme vorgenommen werden. Darüber hinaus werden weitere Möglichkeiten für den Einsatz von Computern in der Behandlung von Patienten mit Gedächtnisstörungen dargestellt. Der Umgang mit dem PC spielt oft eine zentrale Rolle für die berufliche Wiedereingliederung. Um dies neu zu erlernen, können neuropsychologische Therapieverfahren eingesetzt werden. Im Rahmen der Therapie kann der PC genutzt werden, um möglichst alltagsnahe Lernbedingungen zu simulieren. Dies wird anhand einer Studie zum Lernen verdeutlicht. Schließlich werden Möglichkeiten aufgezeigt, wie moderne Informationstechnologien zur Kompensation von Störungen vor allem prospektiver Erinnerungen eingesetzt werden können.

GEDÄCHTNISTRAINING AM PC

Die meisten computergestützten Gedächtnistrainingsprogramme bieten unterschiedliches Material an, welches die Patienten lernen und später wiedererkennen sollen. So werden beispielsweise unterschiedlich lange Einkaufslisten zum Lernen dargeboten, und der Patient soll aus einer anschließend präsentierten Auswahl die zuvor gelernten Artikel wiedererkennen. Andere Aufgaben bieten kurze Geschichten analog zu Zeitungsnachrichten dar. Anschließend werden Details aus diesen Geschichten (z. B. genannte Namen oder Zahlen) erfragt, die der Patient ebenfalls aus einer Auswahl wiedererkennen soll. Schließlich gibt es Aufgaben zum visuellen oder räumlichen Gedächtnis. Hierbei werden z. B. Muster in einer räumlichen Anordnung abgebildet, ähnlich wie bei dem bekannten Memoryspiel. Anschließend werden die Muster erneut gezeigt, und der Patient soll angeben, an welchem Ort er dieses Muster zuvor gesehen hat. Ziel dieser Übungsprogramme in der Behandlung von Patienten mit organisch bedingten Gedächtnisstörungen ist die Verbesserung der Gedächtnisleistung, wobei davon ausgegangen wird, dass wiederholtes Üben die Erholung erkrankter Hirnareale fördert und eine bessere Ausnutzung bislang wenig genutzter Hirnareale anregt. Aus diesem Grund werden verbale und visuelle Aufgaben unterschieden, um die jeweils linke bzw. rechte Gehirnhälfte besonders anzuregen.

Während in den Rehabilitationskliniken PC-gestützte Übungsprogramme zur Verbesserung der Gedächtnisleistung eine sehr weite Verbreitung haben, sucht man wissenschaftliche Studien zur Überprüfung von deren Effizienz vergeblich. Dies hängt unter anderem mit dem inzwischen in Fachkreisen weitgehend anerkannten Befund zusammen, dass Verletzungen gedächtnisrelevanter Flaschenhalsstrukturen im Gehirn (v. a. im medialen Schläfenlappen, im medialen Zwischenhirn sowie im basalen Vorderhirn) zu schweren und dauerhaften Gedächtnisstörungen führen, die sich durch übende Verfahren kaum beeinflussen lassen. Im Gegensatz dazu finden sich durchaus Effekte übender Verfahren für Aufmerksamkeits-, Wahrnehmungs- und Sprachfunktionen. Konnten Erfolge übender Verfahren im Gedächtnisbereich nachgewiesen werden, so beschränkten sich diese auf die geübten Aufgaben, ein Transfer auf den Alltag fehlte. Dies lässt sich unter anderem darauf zurückführen, dass Gedächtnisanforderungen im Alltag häufig von den in den Übungen verlangten erheblich abweichen (vgl. *Thöne* und *Cramon,* [14]). Beim Lesen eines Zeitungstextes kommt es z. B. auf den Inhalt an, häufig besteht schon ein gewisses Vorverständnis und die Texte werden nach dem Interesse der Leser ausgewählt, was auf die Behaltensleistung einen wichtigen Einfluss hat. Vorverständnis und Interesse der Patienten können bei der computergestützten Textdarbietung kaum berücksichtigt werden. Einzelheiten wie genaue Zahlen oder Namen, die in den PC-gestützten Programmen abgefragt werden, spielen für den Umgang mit Texten im Alltag eine eher geringe Rolle.

Unabhängig von dem Problem, dass die Übungsaufgaben häufig alltagsfern sind, gibt es eine Reihe von alltagsrelevanten Gedächtnisanforderungen (z. B. jemanden auf der Straße zu treffen und sich daran zu erinnern, was man bei dem letzten Treffen miteinander besprochen hat, oder das Einhalten einer Verabredung), die sich durch reine Übungsprogramme nicht verbessern lassen.

Wie sind angesichts dieser Situation die so weit verbreiteten Trainingsprogramme einzuschätzen?

Als Vorteile lassen sich folgende Punkte festhalten:

- Besonders in der Frühphase nach einer Hirnschädigung können Übungsprogramme durchaus eine Verbesserung der Gedächtnisleistung unterstützen. Dies ist vor allem darauf zurückzuführen, dass in diesem Stadium in der Regel auch Aufmerksamkeitsstörungen vorliegen und diese von den Gedächtnisstörungen kaum zu differenzieren sind. Verbessern sich die Aufmerksamkeitsleistungen durch die übenden Verfahren, so führt dies sekundär auch zu einer Verbesserung der Gedächtnisleistungen. *Sturm* et al. [13] haben allerdings gezeigt, dass im Aufmerksamkeitsbereich ein gezieltes Training einzelner Aufmerksamkeitsfunktionen sinnvoller ist als ein unspezifisches, allgemein aktivierendes Üben.
- In der Regel sind die Programme heute graphisch sehr ansprechend gestaltet und arbeiten mit alltagsnahem Material (z. B. Bilder von Gegenständen eines Supermarktes).
- Sie bieten die Möglichkeit, dass der Patient unmittelbar ein Feedback über seine Lernleistung erhält, was die Therapiemotivation deutlich verbessert.
- Da die Programme in der Regel adaptiv arbeiten, d. h. nur dann schwerere Aufgaben anbieten, wenn der Patient mehrmals eine Schwierigkeitsstufe erfolgreich bewältigt hat, bieten sie für die Leistungsfähigkeit des Patienten optimale Anforderungen. Der Patient hat Erfolgserlebnisse, die seine Motivation und die Hoffnung auf Besserung stärken.
- Schließlich bieten die Programme die Möglichkeit, dass Patienten auch eigenständig üben können. Dies gibt ihnen das Gefühl, selbstständig Einfluss auf ihren Krankheitsverlauf nehmen zu können, was sich ebenfalls positiv auf den Therapieerfolg auswirken kann.

Diesen Vorteilen stehen jedoch einige Nachteile gegenüber:

- Die Kehrseite der Möglichkeit, dass die Patienten auch selbstständig üben können, ist, dass in vielen Kliniken der PC teilweise die Fachtherapeuten ersetzt oder zumindest dazu führt, dass ein – häufig wenig qualifizierter – Therapeut mehrere Patienten beim PC-Training betreut.
- Ein weiterer Nachteil der meisten Programme liegt darin, dass sie zwar Material darbieten, jedoch keine Lernstrategien vermitteln. Dies sollte durch die betreuenden Therapeuten erfolgen, was jedoch in der Realität nur sehr unsystematisch erfolgt.
- Die scheinbar guten Übungsfortschritte, die die Patienten erleben und die für ihre Therapiemotivation sehr förderlich sind, führen gleichzeitig dazu, dass ein übungsorientiertes Krankheitsmodell aufrechterhalten wird. Das heißt, die Patienten gehen davon aus, dass sie mit hinreichendem Training

bald den alten Zustand wieder erreichen können. Dies hindert sie häufig daran, erforderliche Kompensationsstrategien im Alltag einzusetzen, was jedoch gerade in der chronischen Phase sehr wichtig wäre.

Als Fazit kann somit gelten, dass übungsorientierte Gedächtnisprogramme in der Frühphase sinnvoll sein können, wenn durch eine unspezifische Verbesserung von Aufmerksamkeitsfunktionen auch die Gedächtnisleistung verbessert wird. In der postakuten Phase wird es jedoch zunehmend wichtig, bleibende Defizite zu kompensieren und den Transfer auf Alltagsanforderungen vorzubereiten [5].

Aus unserer Sicht ergeben sich gerade hinsichtlich letztgenannter Zielstellung Einsatzmöglichkeiten moderner Informationstechnologien, die über die herkömmliche Anwendung computergestützter Gedächtnistrainings hinausgehen. Im folgenden wird dies exemplarisch anhand von drei Einsatzgebieten veranschaulicht.

ERWEITERTE EINSATZMÖGLICHKEITEN DES COMPUTERS IN DER GEDÄCHTNISTHERAPIE

Thöne und *Walther* [15] konnten zeigen, dass Gedächtnisleistungen einen besonders relevanten Faktor für die Wiedererlangung von Selbstständigkeit im Alltag darstellen, wobei die Fähigkeit, einer bezahlten Tätigkeit nachzugehen, als besonders wichtiger Aspekt von Selbstständigkeit gewertet wurde. Der Computer spielt dabei auch abgesehen von den Übungsprogrammen eine zentrale Rolle.

Computer als Arbeitsinstrument

Die meisten Arbeitsplätze sind heute ohne Computer kaum noch vorstellbar. Daher ist der Umgang mit dem PC eine wichtige Voraussetzung für die berufliche Wiedereingliederung. In der neuropsychologischen Therapie kann es dabei sinnvoll sein, gezielt die Anwendungen zu trainieren, welche der Patient an seinem Arbeitsplatz einsetzen muss. *Glisky* [6] konnte zeigen, dass mit sehr umschriebenen Anforderungen (domänenspezifisches Lernen) auf diesem Wege auch Patienten mit schweren Gedächtnisstörungen in der Lage sind, eine bezahlte Tätigkeit wieder aufzunehmen. In ihrem Beispiel handelte es sich um eine Dateneingabetätigkeit am PC. Im Rahmen der Therapie werden die einzelnen Eingabeschritte systematisch mit den für gedächtnisgestörte Patienten entwickelten neuropsychologischen Lernstrategien eingeübt. Dabei wird kein

Transfer vorausgesetzt, sondern in der Therapie muss – möglichst in Absprache mit dem Arbeitgeber – genau das trainiert werden, was der Patient später tun soll. Idealerweise findet die Therapie im Arbeitsumfeld des Patienten statt, bzw. der Patient übt seine Tätigkeit am Arbeitsplatz unter Supervision des Neuropsychologen.

SIMULATION ALLTAGSNAHER LERNBEDINGUNGEN MIT DEM PC AM BEISPIEL: LERNEN MIT TEXTEN

Als wesentliches Kennzeichen unserer Informationsgesellschaft werden wir im privaten und beruflichen Umfeld mit zahlreichen Informationen in Form von Texten konfrontiert, z. B. als Zeitungstexte, Radionachrichten, Instruktionen, Lehrbuchtexte. Berufliche Aus- und Weiterbildung ist ohne das Lernen aus mündlichen und schriftlichen Texten nicht vorstellbar. Für viele Patienten stellt damit die Verbesserung ihrer Fähigkeiten, Texte richtig zu erfassen und die vermittelte Information anwenden zu können, eine wesentliche Voraussetzung dar, um wieder in das gesellschaftliche Leben integriert zu werden. Deshalb ist die Entwicklung von computergestützten Programmen zur Rehabilitation von Textverarbeitungsprozessen so wichtig. Obwohl die oben erwähnten Übungsprogramme häufig Texte als Lernmaterial verwenden, gibt es bislang keine Module, bei deren Konzipierung die relevanten Verarbeitungsprozesse berücksichtigt wurden.

Die Textverarbeitung stellt eine komplexe sprachlich-kognitive Leistung dar, bei der ein Verständnis von Wörtern und Sätzen notwendig und darüber hinaus die Fähigkeit erforderlich ist, kohärente Strukturen des Textes zu erfassen bzw. durch Inferenzen zu erzeugen. Beeinträchtigungen des Textverstehens und der Textproduktion treten nicht nur im Zusammenhang mit Sprachstörungen (Aphasien) auf, sondern auch in Kombination mit anderen kognitiven Defiziten wie Exekutivfunktions-, Gedächtnis- und Aufmerksamkeitsstörungen.

Als theoretisches Gerüst bieten sich die kognitionspsychologischen Modellvorstellungen von *Kintsch* und Mitarbeitern zur Textverarbeitung [10, 11] an, wobei Erkenntnisse empirischer Untersuchungen der Textverarbeitung bei hirngeschädigten Patienten bei der Entwicklung von geeigneten Rehabilitationsprogrammen helfen sollen [3, 4, 7, 17]. Aufgrund der modellorientierten Herangehensweise konnten wir insbesondere spezifische Schwierigkeiten von Patienten identifizieren, die zu behandeln sehr bedeutsam ist. Beispielhaft soll dies an zwei Untersuchungen (*Walther* et al. [17], *Guthke* et al. [8]) demonstriert werden. So sind beim Lernen aus Texten zwei Aspekte besonders relevant. Zum einen müssen die vielen Informationen in geeigneter Weise reduziert werden, indem zwischen wichtigen und unwichtigen Informationen unterschieden wird. Hauptaussagen müssen aus dem Text herausgesucht und können dann beispielsweise als Zusammenfassung abgespeichert werden. Zum anderen müssen Informationslücken durch Hinzuziehen von Hintergrundwissen ausgefüllt werden. Wir konnten in Abhängigkeit von Ätiologie und Lokalisation der Hirnschädigung unterschiedliche Störungsmuster zeigen [17].

Allerdings fiel uns der relativ hohe Anteil von Patienten auf, die über Schwierigkeiten beim Nachvollziehen beispielsweise von Gesprächen unter Alltagsbedingungen (z. B. während einer Familienfeier, auf der Straße) berichteten, die jedoch in unserem Test zum Textverstehen gut abgeschnitten hatten. Bei der Analyse wurde deutlich, dass die Tests unter distraktorarmen Bedingungen (Vorlesen von Geschichten durch den Versuchsleiter in einem ruhigen Raum) durchgeführt wurden, während im Alltag Kommunikation oft unter erheblichen, vor allen akustischen Störbedingungen stattfindet.

Methode

Um den Einfluss dieser Störungen nachzustellen, nutzten wir die Möglichkeiten der Computertechnik, um Texte mit Hintergrundgeräuschen zu hinterlegen und Text und Geräusch simultan computergestützt darzubieten (Details s. *Lange* [12]). Hierbei variierten wir die Charakteristik der Hintergrundgeräusche: Rauschen (unstrukturiert, homogen), Verkehrslärm (strukturiert, nichtsprachlich) und Partylärm (strukturiert, sprachlich).

Den Versuchspersonen wurden 9 Texte per Kopfhörer dargeboten, wobei sich die Texte auf Ereignisse des täglichen Lebens bezogen, um den Einfluss von möglichen Unterschieden im Hintergrundwissen gering zu halten. Die Texte bestanden aus einer Einleitung, einem Hauptteil und einem Schluss und waren 170–200 Wörter lang. Nach dem Hören der Texte mussten die Probanden Fragen zum Text mit Ja/Nein beantworten. Die Fragen bezogen sich entweder auf Hauptideen oder auf Details (Wichtigkeit der Informationen) und auf explizit erwähnte oder implizite Inhalte, die vom Hörer erschlossen werden mussten (Direktheit der Informationen). Für jede Geschichte wurden 8 Fragen abgeleitet, die diesen vier Fragetypen zugeordnet werden konnten. Die Ja/Nein-Fragen waren ausbalanciert und wurden zufällig angeordnet. Die Abbildung 1 enthält ein Text- und Fragebeispiel.

Jeder Person wurden alle neun Texte dargeboten, wobei je drei Geschichten mit Rauschen, Verkehrslärm und Partylärm hinterlegt waren. Die Reihenfolge war ausbalanciert. Die Fehler und die Antwortzeiten wurden registriert (Abb. 2).

In einer ersten Pilotstudie wurden 13 Patienten der Tagesklinik für kognitive Neurologie der Universität Leipzig, die eine Hirnschädigung unterschied-

... Als sie gerade noch rechtzeitig *in der Oper* ankamen, konnte Claudia die Eintrittskarten nicht finden, sie hatte sie zu Hause *auf dem Wohnzimmertisch liegen gelassen.* Mario konnte sich ein Lächeln nicht verkneifen. Doch er hatte sich zu früh gefreut. Denn genau in diesem Augenblick kam eine Kollegin von Claudia auf sie zu. Sie fragte: »Könnt ihr vielleicht noch *zwei Karten gebrauchen? Ich habe nämlich noch welche übrig, weil meine Schwiegereltern* abgesagt haben.«

explizite Hauptidee	Besuchten sie eine Sportveranstaltung?
implizite Hauptidee	Konnte sich Mario vor der Oper drücken?
explizites Detail	Lagen die Eintrittskarten in der Küche?
implizites Detail	Ist Claudias Kollegin verheiratet?

Abb. 1: Ausschnitt aus einer Geschichte und Beispiele für Fragen

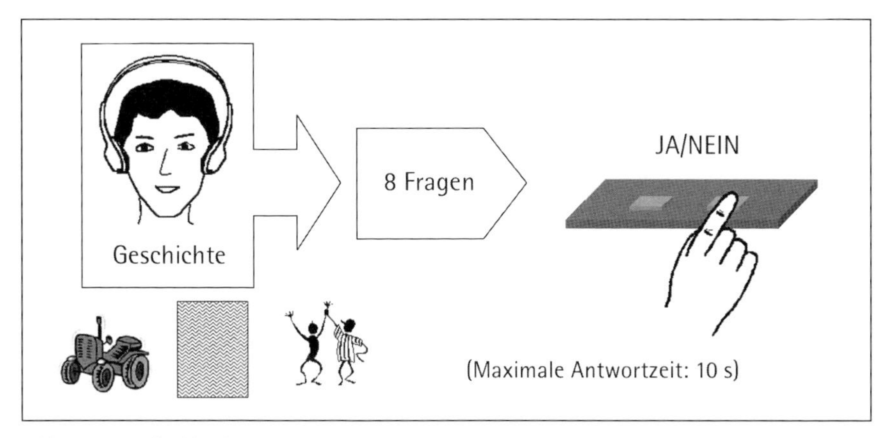

Abb. 2: Versuchsablauf

licher Ätiologie erlitten hatten, einbezogen. Das mittlere Alter betrug 41 Jahre (22–56). Ausgeschlossen wurden Patienten mit Demenz, Aphasie, schwerer Gedächtnisstörung und relevanter Hörstörung. Als Kontrollgruppe (KG) wurden 24 hirngesunde deutschsprachige Erwachsene ausgewählt, die in Alter (MW = 42 Jahre, 25–65) und Bildung den Patienten vergleichbar waren.

Ergebnisse

Während in einer Voruntersuchung mit diesen Geschichten ohne Distraktor bei 30 hirngeschädigten Patienten die Gesamtfehlerzahl bei 15,5 Prozent lag, beantworteten die Patienten mit Distraktor 23,3% der Fragen falsch. Im Ver-

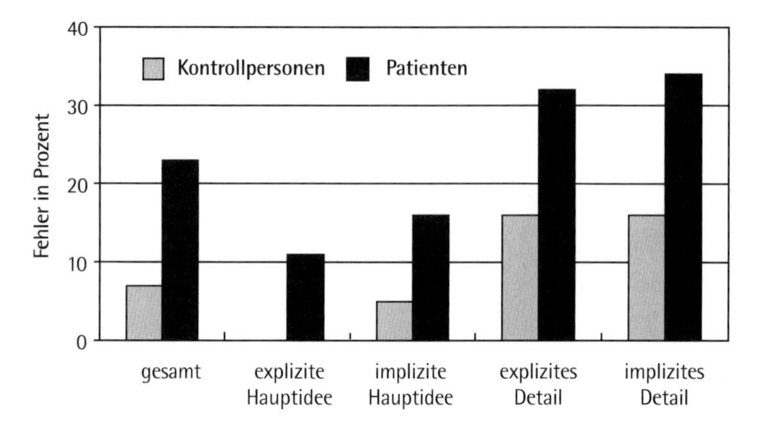

Abb. 3: Mittlere Fehlerzahl (in Prozent) für Kontrollpersonen und Patienten unter Störbedingung

gleich dazu hatten Kontrollpersonen unter Störbedingung mit 8% falsch beantworteter Fragen deutlich weniger Fehler in der Gesamtperformanz ($t(35) = 19{,}3$; $p<.001$). Wie in der Abbildung 3 sichtbar ist, bezog sich die hohe Fehlerzahl auf alle Antwortkategorien. Patienten unterschieden sich daher nicht im qualitativen Antwortverhalten. Sie wurden ähnlich wie Hirngesunde deutlich von der Wichtigkeit der Fragen beeinflusst und beantworteten Hauptaussagen besser als Detailaussagen. Ebenso beantworteten sie wie die Kontrollgruppe Fragen nach expliziten Informationen geringfügig besser als nach impliziten Informationen.

Diskussion

Diese Studie zeigte, dass Patienten unter alltagsnäheren Bedingungen deutliche Probleme beim Textverstehen haben, die unter Testbedingungen möglicherweise übersehen wurden. Angewandt auf die Therapie bedeutet dies, dass es wichtig ist, solche alltagsnäheren Bedingungen auch in der Klinik nachzustellen. Hierzu bietet die Computertechnologie sehr gute Möglichkeiten. So können z. B. im Verlauf eines computergestützten Texttrainings die Patienten zunehmend auch Texte unter Störbedingungen bearbeiten, wobei man hier das Ausmaß und die Art systematisch variieren und den jeweiligen Schwierigkeiten der Patienten und den zu erwartenden beruflichen oder häuslichen Rahmenbedingungen anpassen kann. Wichtig ist natürlich auch, dass man die relevanten Prozesse (Herausfinden von Hauptaussagen und Inferenzbildung) in den Mittelpunkt des Trainings stellt.

EINSATZ MODERNER INFORMATIONSTECHNOLOGIEN ZUR KOMPENSATION VON STÖRUNGEN DES PROSPEKTIVEN ERINNERNS

Weitet man den Begriff »Computer« auf das gesamte Spektrum der modernen Informationstechnologien aus, so könnten sich heute für die Kompensation von Gedächtnisstörungen eine Vielzahl von Möglichkeiten anbieten, doch leider sind es häufig die Gedächtnisstörungen selbst, die die Anwendung dieser Informationstechnologien erschweren. Am ehesten werden die Technologien zur Kompensation von Problemen mit dem sogenannten prospektiven Erinnern eingesetzt. Darunter versteht man die Fähigkeit, eine einmal gefasste Absicht (z. B. am Freitag um 13:00 Uhr die bestellte Torte vom Bäcker abholen) zum richtigen Zeitpunkt oder bei Auftreten der richtigen Situation in der Zukunft abzurufen und umzusetzen. Diese Fähigkeit hat sich als besonders relevant für den Alltag und die soziale Integration gedächtnisgestörter Patienten erwiesen. Die Behandlung der Patienten konzentriert sich daher zunehmend auf die Kompensation dieser Defizite. Im Mittelpunkt steht dabei die Vermittlung von Gedächtnisstrategien, vor allem von externen Merkhilfen wie Kalendern, Notizbüchern oder Merkzetteln. Oft erweist sich jedoch der Ansatz als ineffektiv, weil Patienten neben dem Aufschreiben ihrer Vorhaben häufig vergessen, zum richtigen Zeitpunkt in den Kalender zu sehen. Die Anwendung kommerzieller elektronischer Gedächtnishilfen (z. B. Organizer, Handys), die diese Problematik durch ein Alarmsignal beheben könnten, ist jedoch meist so komplex, dass es für schwerer gestörte Patienten kaum möglich ist, den Umgang mit ihnen zu erlernen.

Die theoretischen Modelle des prospektiven Erinnerns (z. B. *Ellis* [2]) unterscheiden zwischen verschiedenen zeitlich aufeinanderfolgenden Phasen. Gedächtnishilfen sollten in jeder einzelnen dieser Phasen in unterschiedlichem Maße wirksam sein (s. Abbildung 4).

In der Enkodierungs- oder Einspeicherphase muss die Information aufgenommen werden. Viele Angehörige kennen das Problem, dass Informationen bei Patienten gar nicht ankommen, scheinbar »zum einen Ohr rein, zum anderen gleich wieder raus« gehen. Gedächtnishilfen können hier dazu beitragen, dass der Patient die Informationen vollständig aufnimmt und gut verarbeitet. Falls dies aufgrund der Schwere der Störung nicht sicher erlernbar ist, kann die Enkodierung durch Dritte geleistet werden, d. h. ein Angehöriger oder Therapeut gibt z. B. Termine für den Patienten in einen Kalender ein.

In der Speicherungsphase übernimmt die Gedächtnishilfe für den Patienten die Speicherung. Im Kalender wird notiert, was wann zu erledigen ist.

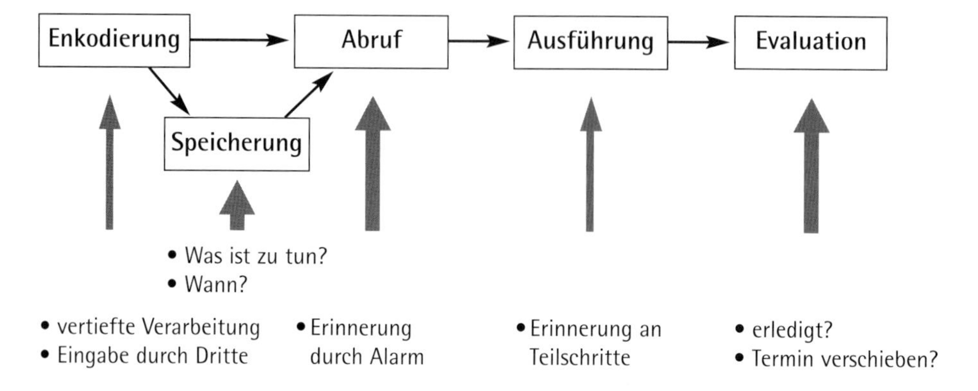

Abb. 4: Aufgaben von Gedächtnishilfen anhand eines Modells des prospektiven Erinnerns (nach Ellis [2])

Zentral für das Gelingen der Erinnerung ist der Abruf im richtigen Moment bzw. in der richtigen Situation. Hieran scheitern viele traditionelle Merkhilfen wie ein Terminkalender in Buchform. Die Patienten vergessen, zum richtigen Moment nachzuschauen. Die Gedächtnishilfe sollte also stets in der Lage sein, zum richtigen Zeitpunkt von sich aus durch ein Wecksignal anzuzeigen, dass etwas zu erledigen ist.

Es reicht natürlich nicht aus, dass der Patient daran erinnert wird, dass er etwas ausführen soll, er muss auch noch wissen, was es war. Diese Information muss ihm zur erfolgreichen Bewältigung der Ausführungsphase angezeigt werden. Kritisch ist hier, dass dies so vollständig erfolgt, wie es für den Patienten erforderlich ist. Reicht für den Gesunden ein Stichwort für die Erinnerung daran, was zu erledigen ist, so sind für Patienten mit Gedächtnisstörungen häufig ausführlichere Informationen erforderlich.

Schließlich folgt eine Evaluationsphase, in der zwei Arten von Problemen auftreten können: Im Fall 1 konnte die Erledigung nicht erfolgreich ausgeführt werden, wenn z. B. jemand, der angerufen werden soll, beim ersten Mal nicht erreichbar ist. Dann muss der Prozess von vorn beginnen, also eine neue Intention gefasst werden, um den Anruf später zu erledigen. Dieses Verschieben von Erledigungen fällt vielen Patienten sehr schwer, selbst wenn sie zunächst den Termin noch erfolgreich erinnerten. Der zweite Fall liegt vor, wenn die Erledigung erfolgreich abgeschlossen werden konnte. Dann ist es wichtig, dass die Absicht gelöscht wird, sonst wird sie erneut durchgeführt. Die Aufgabe einer Gedächtnishilfe muss es daher sein, das Verschieben von Terminen zu ermöglichen oder aber dem Patienten die erfolgreiche Erledigung von Terminen anzuzeigen.

Nachdem sich die ersten elektronischen Kalender als für die Patienten zu kompliziert in der Anwendung erwiesen, entwickelte *B. Wilson* in Kooperation mit einem Ingenieur, dessen Sohn selbst aufgrund eines Verkehrsunfalls schwere Gedächtnisstörungen erlitten hatte, den sogenannten »NeuroPage«, ein einfaches, tragbares Pagingsystem, das am Gürtel befestigt werden kann. Pager waren vor wenigen Jahren in Deutschland unter den Marken Skyper oder Quicks bekannt.

Termine des Patienten werden bei diesem System von einem Betreuer in eine Computerdatenbank eingegeben. Von dort werden sie zum vorgesehenen Zeitpunkt abgerufen und per Modem an eine Telefongesellschaft weitergegeben, die dann den Pager ansteuert und ein Alarmsignal auslöst. Auf dem Display erscheint die Nachricht, was zu erledigen ist.

In einer Studie mit 15 Patienten untersuchten die Autoren [19], inwieweit durch NeuroPage die Erledigung von Aufgaben verbessert werden konnte. Hierfür erhoben sie zunächst die Erledigung von Aufgaben ohne NeuroPage, führten dann den NeuroPage ein und schließlich wurde geschaut, wie gut die Patienten wieder ohne das Gerät zurechtkamen. Die Ergebnisse lassen sich wie folgt zusammenfassen: Alle 15 Patienten profitierten vom Pager, wobei in der Phase nach dem Einsatz des Pagers einige Patienten auf das vorherige Niveau zurückfielen, andere wiederum die guten Leistungen beibehalten konnten. Dies führen die Autoren darauf zurück, dass durch die Einführung des NeuroPage bestimmte Routinen im Alltag zuverlässig aufgebaut werden konnten. Das System hat allerdings verschiedene Probleme: Da ein Pager ein reines Empfängergerät ist, kann der Patient keine Rückmeldung darüber geben, ob er eine Erledigung erfolgreich ausführen konnte oder nicht. Entsprechend ist kein Verschieben der Termine möglich, was sich in der Praxis z. T. als sehr ungünstig erwiesen hat. Ein eher technisches Problem ist, dass durch die schnelle Entwicklung des Handy-Marktes Pager nicht mehr vertrieben werden. Gegenüber einem Handy haben sie allerdings den großen Vorteil, dass das Display wesentlich größer ist und so auch für Patienten hinreichend ausführliche Informationen gesendet werden können.

Im Folgenden soll eine Studie [18] vorgestellt werden, in der wir der Frage nachgingen, welche Voraussetzungen ein Patient mitbringen muss, um kommerziell verfügbare Geräte nutzen zu können, und wie die Benutzerschnittstelle für den Einsatz bei Patienten zu optimieren wäre. Wir verglichen dabei einen elektronischen Organizer (Palm m100) mit einem Handy (Siemens C35i), (Abb. 5). Beide Geräte besitzen eine Kalenderfunktion und melden durch ein Alarmsignal ein Vorhaben an.

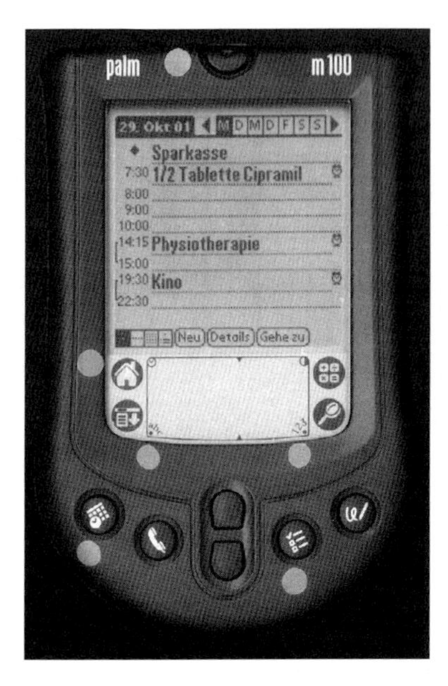

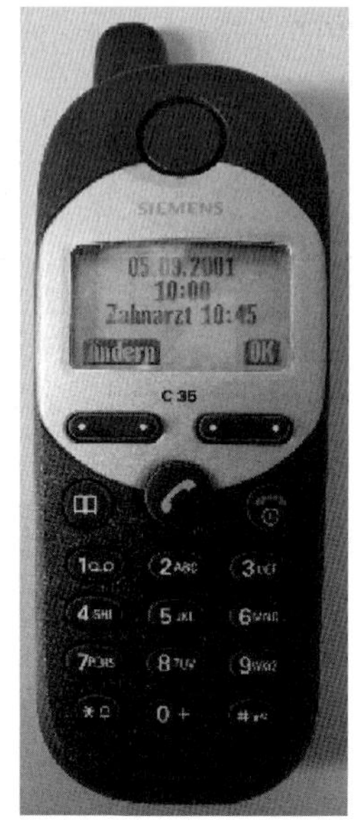

Abb. 5:
Die in der Studie eingesetzten Geräte
links - Palm m100
rechts - Siemens C35i

Methode

Stichprobe: An der Untersuchung nahmen 10 männliche ehemalige Patienten der Tagesklinik für kognitive Neurologie mit einem Altersdurchschnitt von 46 Jahren (31–58 Jahre) teil. Alle Patienten erlitten eine Hirnschädigung unterschiedlicher Ätiologie. Im Durchschnitt lag die Hirnschädigung 46 Monate zurück (28–86 Monate). Die Gedächtnisleistungen der Patienten waren unbeeinträchtigt bis mittelschwer gestört. Tabelle 1 zeigt eine Übersicht über die soziodemographischen und neuropsychologischen Daten der einzelnen Patienten.

Vorgehen: Die Untersuchung erfolgte in einem ABAC-Design (s. Abb. 6). In einer ersten Phase wurde über zwei Wochen die Einhaltung von 20 vorgegebenen Erledigungen ohne elektronische Gedächtnishilfe erhoben (Baselinephase). Die Patienten sollten täglich auf einem Bogen notieren (Gedächtnisbuch), ob sie ein Vorhaben vergessen hatten und wenn ja welches. Diesen Bogen sollten sie am Ende einer Untersuchungswoche als Brief an die Untersucherin schicken sowie eine Mailbox zu vereinbarten Terminen anrufen. Zeitgleich wurde jeder Patient in maximal 5 Sitzungen à 60 Minuten mit einem der beiden Geräte trainiert. Die Reihenfolge war dabei ausbalanciert.

Die Anzahl der geübten Aufgaben (Tab. 2) wurde individuell an die Lernleistung des Patienten angepasst. Für die Eingabe stand dem Patienten jeder-

Tab. 1: Demographische, medizinische und neuropsychologische Daten für jeden Patienten

Patient	Alter Jahre	Ätiologie	Zeit nach Hirnschädigung Monate	WMS-R MQ Index
1	53	SAB	32	65
2	50	SHT	73	69
3	38	SHT	86	78
4	58	SHT	29	86
5	38	SHT	45	88
6	56	HI-r	28	78
7	38	sonst.	29	84
8	31	SHT	64	94
9	53	HI-r	34	100
10	48	SLE	38	118

SAB Subarachnoidalblutung, **SHT** Schädelhirntrauma, **HI-r** Hirninfarkt rechts, **SLE** systemischer Lupus erythematodes, **sonst.** sonstige neurologische Erkrankung

zeit eine vereinfachte Bedienungsanleitung zur Verfügung, auf der Grobziele (z. B. Öffnen der Kalenderfunktion, Eingabe des Datums, Eingabe der Uhrzeit) sowie die einzeln auszuführenden Schritte beschrieben waren (Tab. 3).

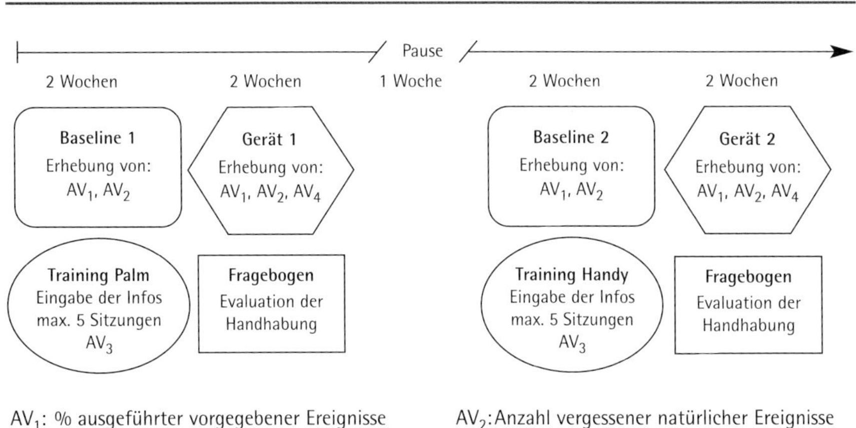

AV_1: % ausgeführter vorgegebener Ereignisse
AV_2: Anzahl vergessener natürlicher Ereignisse
AV_3: Trainingserfolg
AV_4: Anzahl eingetragener Ereignisse

Abb. 6: Überblick Untersuchungsablauf

Tab. 2: Überblick über im Training eingesetzte Übungsaufgaben

	Palm	Handy
mindestens	- Eingabe zeitgebundener Termine - Eingabe zeitungebundener Termine - Eingabe von Aufgaben	- Eingabe von Terminen - Abrufen von SMS - Abrufen von entgangenen Terminen
zusätzlich	- Verschieben von Terminen - Festlegen von Terminwiederholungen - Löschen von Terminen	

Tab. 3: Beispiel eines Ausschnitts aus der angepaßten Bedienungsanleitung

Palm: Eingabe eines zeitgebundenen Termins

1. Öffnen der Kalenderfunktion 
   → Tippen Sie auf *»Kalender«*
   → Stellen Sie die Kalenderansicht *»Zeitplan«* ein 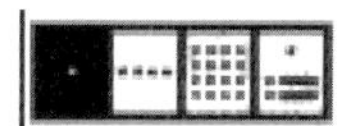
2. Einstellung des Datums
   → Tippen Sie auf *»Gehe zu«*
   → Tippen Sie auf den Monat und den Tag der Erledigung (der heutige Tag ist eingeklammert)
3. Einstellung der Uhrzeit
   → Tippen Sie auf *»Neu«*
   → Legen Sie durch Tippen die Anfangszeit fest (Stunde, Minuten)
   → Tippen Sie auf *»Endzeit«*
   → Geben Sie durch Tippen auf den Zeitleisten die Stunde und Minuten der Endzeit an
   → Tippen Sie auf *»OK«*

In der letzten Trainingsstunde absolvierten alle Patienten einen Abschlusstest, bei dem sie innerhalb von 45 Minuten 10 vorgegebene Vorhaben in das Gerät eingegeben mussten. Anschließend erhielten die Versuchspersonen das Gerät sowie einen Fragebogen über die Nutzerfreundlichkeit des Gerätes. Zur Erfassung des Behandlungserfolges waren auch während der zweiwöchigen Behandlungsphase 20 vorgegebene Aufgaben zu erledigen, die bereits in das Gerät eingegeben waren. Nach einer Pause von mindestens einer Woche folgte die gleiche Prozedur mit dem zweiten Gerät.

Ergebnisse

Trainingserfolg: Mit durchschnittlich 4,3 erlernten Aufgaben beim Palm und 5,3 beim Handy konnten die Patienten insgesamt etwas mehr Aufgaben beim Handy erlernen (p =.05). Hier erwies sich die Eingabe von Vorhaben als leichter, da die Abfolge der Schritte durch das Gerät vorgegeben und der Patient dadurch in seinen Ausführungen geführt wurde. Zusätzlich standen den Patienten jeweils nur zwei Auswahlalternativen zur Verfügung. Im Gegensatz dazu musste der Patient beim Palm unter mehreren Auswahlalternativen die geeignete Taste auffinden, welches zudem durch eine ungeeignete Tastenbeschriftung erschwert wurde.

In Abhängigkeit von den trainierten Aufgaben wurden die Patienten in zwei Gruppen eingeteilt: Gruppe 1 mit Patienten, die alle 12 Aufgaben beherrschten (schnelle Lerner), und Gruppe 2 mit Patienten, die nicht alle Aufgaben erlernten (langsame Lerner). Für zwei dieser langsam lernenden Patienten war jedoch die Eingabe von Vorhaben so komplex, dass keine der Aufgaben erlernt werden konnte. Sie hatten sogar deutliche Schwierigkeiten, den Überblick über die Bedienungsanleitung und die bereits eingegebenen Schritte zu behalten, obwohl die zu den Geräten mitgelieferte Anleitung von der Untersuchungsleiterin bereits für die Patienten vereinfacht worden war. Schnell Lernende und langsam Lernende unterschieden sich auch in der Leistung im Abschlusstest. Während schnell Lernende mit 94% der möglichen Punkte fast ein optimales Ergebnis erzielten, erreichten langsam Lernende lediglich 67% der möglichen Punkte. Tendenziell ließ sich zudem ein Zusammenhang zwischen der Anzahl an erlernten Aufgaben und der Gedächtnisleistung (erhoben über die Wechsler Memory Scale-Revised WMS-R: MQ) nachweisen. Patienten, die alle Aufgaben erlernten, wiesen bessere Gedächtnisleistungen auf.

Vergleich Baseline-Behandlungsphase: Um zu überprüfen, ob und inwieweit Patienten von einer elektronischen Gedächtnishilfe profitierten, wurde die Anzahl an erfüllten Aufgaben bzw. vergessenen eigenen Vorhaben ohne sowie mit Gerät verglichen. Insgesamt erfüllten Patienten in der Behandlungsphase geringfügig mehr der von uns vorgegebenen 20 Vorhaben als in der Phase ohne Gerät. Parallel dazu nahm die Anzahl an vergessenen Vorhaben pro Tag unter Einsatz der Geräte ab (vgl. Abb. 7). Unterschiede zwischen schnell bzw. langsam Lernenden traten dabei nicht auf.

Eingetragene Vorhaben: Neben den Vorhaben, die durch die Untersuchungsleiterin vorgegeben waren, galt als ein wichtiges Kriterium für die Akzeptanz

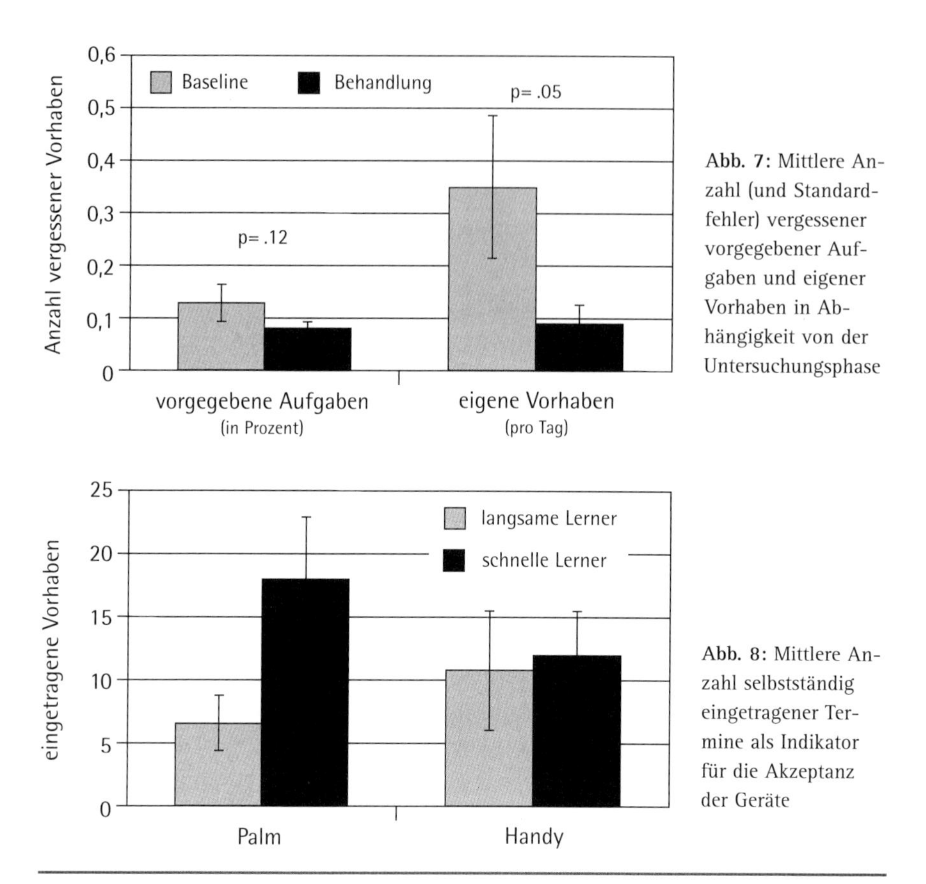

Abb. 7: Mittlere Anzahl (und Standardfehler) vergessener vorgegebener Aufgaben und eigener Vorhaben in Abhängigkeit von der Untersuchungsphase

Abb. 8: Mittlere Anzahl selbstständig eingetragener Termine als Indikator für die Akzeptanz der Geräte

des Gerätes, inwieweit die Patienten selbstständig zusätzliche Erledigungen eintrugen. In bezug auf die eingetragenen Termine wurden bei beiden Geräten etwa gleich viele Eintragungen selbstständig vorgenommen. (Palm: 12,3 vs. Handy 11,4 Eintragungen). Zwischen den beiden Patientengruppen traten jedoch Unterschiede in der Anzahl eingegebener Vorhaben pro Gerät auf ($p = .05$). Langsam Lernende gaben mehr Termine in das Handy ein. Schnelle Lerner trugen nicht nur insgesamt mehr Termine bei beiden Geräten ein, sondern nutzten im Gegensatz zu langsam Lernenden häufiger den Palm (vgl. Abb. 8).

Dies bedeutet, den langsam Lernenden fiel, wie oben schon erwähnt, offensichtlich die Handhabung des Handys leichter. Dass sie insgesamt weniger eigenständige Erledigungen eintrugen, kann verschiedene Ursachen haben:

Zum einen ist es möglich, dass für sie die Eingabeoberfläche nicht hinreichend komfortabel ist und somit die Eingabe zu beschwerlich. Zum anderen kann es sein, dass ihre Gedächtnisleistungen im Alltag häufig nicht ausreichen, um vorausschauend einzuschätzen, dass Dinge eingetragen werden müssten. Falls dies der Fall wäre, müsste die Eingabe über eine dritte Person erfolgen.

Tab. 4: Positive ☺ und negative ☹ Aspekte im Umgang mit einem Palm bzw. Handy

	Palm	Handy
Geräteformat (Größe, Gewicht)	☺	☺
Termineingabe	☹ Tastenbeschriftung nicht logisch	☺
Anzahl der Schritte für Termineingabe	☹ zu viele (19) Schritte	☹ zu viele (13) Schritte
Tastenbedienung	☹ Felder für Touchpanel zu klein	☹ Tasten zu klein, Belegung mit zu vielen Buchstaben
Schriftgröße	☹ zu klein	☹ zu klein
Termintext	☺	☹ auf 16 Buchstaben begrenzt
Alarm	☹ zu leise, zu kurz	☺
Anzeigen verpaßter Vorhaben	☺	☺
Terminübersicht	☺	☹ nur Datum und Uhrzeit

Fragebogen – Zufriedenheit mit der Gerätehandhabung: Positiv empfanden die Patienten das allgemeine Format der Geräte wie Größe und Gewicht. Vor allem für schwerer gedächtnisgestörte Patienten war jedoch die Eingabe der Vorhaben aufgrund der vielen Schritte zu komplex. Als deutlich einschränkend erwiesen sich bei beiden Geräten Beeinträchtigungen im Sehen und in der Feinmotorik. Hier konnte einerseits die Schrift von einigen Patienten nur unter großen Anstrengungen erkannt werden, andererseits erwies sich die Bedienung der viel zu kleinen Tasten als schwierig. Vor allem beim Handy war die Eingabe des Textes bei Patienten mit großen Händen selbst bei intakter Feinmotorik erschwert. Zusätzlich konnte beim Palm nicht adäquat auf Umgebungsgeräusche oder Hörstörungen eingegangen werden, da das Alarmsignal sich nicht in der Länge und Lautstärke verändern ließ. In Tabelle 4 sind die jeweiligen positiven Aspekte und Probleme der Geräte gegenübergestellt.

Präferenz für ein Gerät: Befragt danach, ob sie das Gerät weiter nutzen würden, konnten sich 80% der schnell Lernenden, aber nur 20% der langsam Lernenden eine Weiternutzung des Palms vorstellen (p=.06). Das Handy würden in beiden Gruppen 40% der Patienten weiter nutzen wollen. Sollten sich die Patienten für eines der beiden Geräte entscheiden, dann würden 80% der schnell Lernenden den Palm und eine Person das Handy wählen, während sich bei den langsam Lernenden niemand für den Palm, 60% für ein Handy und eine Person für keines von beiden entschieden. Eine Person gab keine Angaben dazu an (p=.05).

Zusammenfassung und Diskussion

Die Ergebnisse dieser Untersuchung zeigen, dass die Erlernbarkeit der Bedienung einer kommerziellen elektronischen Gedächtnishilfe abhängig von der Schwere der Gedächtnisstörung ist. Während leichter gestörte Patienten durchaus ohne große Schwierigkeiten den Umgang erlernten, war es für schwerer gestörte Patienten nahezu unmöglich, sich den komplexen Eingabeablauf anzueignen. Obwohl eine logische Abfolge der Eingabe, wie z. B. beim Handy, den Lernprozess erleichtert, scheint es für schwerer gedächtnisgestörte Patienten geeigneter zu sein, sie von der selbstständigen Eingabe der Vorhaben zu entbinden.

Wie bereits in anderen Studien nachgewiesen werden konnte, profitierten auch unsere Patienten von einer elektronischen Gedächtnishilfe. Sie erfüllten geringfügig mehr der vorgegebenen Aufgaben, vor allem aber vergaßen sie mit Hilfe der Geräte weniger eigene Vorhaben. Patienten mit Schwierigkeiten beim Erlernen einer Gedächtnishilfe profitierten dabei in gleichem Maße wie Patienten, die den Umgang problemlos erlernten, wobei die vorgegebenen Aufgaben bereits durch die Untersucherin eingegeben waren.

Auffallend war, dass selbst schwerer gestörte Patienten im Vergleich zu *Wilson* [19] oder *van den Broek* [1] eine ziemlich hohe Anzahl an erfüllten vorgegebenen Aufgaben hatten, aber auch wenige eigene Vorhaben vergaßen (vgl. Abbildung 7). Als kritisch erwies sich hier die Erhebung der Baseline, vor allem die Aufgabe einer täglichen Eintragung ins Gedächtnisbuch. Zum einen lässt sich die zeitliche Genauigkeit des Eintrages nicht überprüfen. So kann es durchaus möglich sein, dass Eintragungen einige Tage später vorgenommen wurden. Eine Aufgabe galt hier jedoch als erfüllt, wenn an dem jeweiligen Tag ein Kreuz für »nichts vergessen« eingetragen oder vergessene Vorhaben notiert waren. Andererseits sind sich schwerer gedächtnisgestörte Patienten häufig nicht bewusst, dass sie Vorhaben vergessen haben. Dies ist vereinbar mit unserer Beobachtung, dass leicht gedächtnisbeeinträchtigte Patienten zum Teil eine enorme Menge vergessener Vorhaben angaben, während schwerer gedächtnisgestörte Patienten wenige bzw. keine eigenen vergessenen Vorhaben notierten. Möglicherweise haben sie vergessen, was sie vergessen haben.

Als problematisch im Umgang mit den Geräten erwies sich, dass auf visuelle, akustische und motorische Probleme nur unzureichend eingegangen werden kann. Als einzige wirkliche Erleichterung in dieser Hinsicht sehen wir die Möglichkeit der Eingabe neuer Vorhaben mittels Spracheingabe.

Sowohl die Anzahl eingegebener Vorhaben als auch die Präferenz des Weiternutzens deutet darauf hin, dass für die Nutzung der beiden Geräte unterschiedliche kognitive Ressourcen nötig sind. Das Handy war für schwerer gedächtnisgestörte Patienten einfacher zu bedienen als der Palm. Bei besseren kognitiven Voraussetzungen erwies sich die Handhabung des Palms als komfortabler.

Als Fazit bleibt festzuhalten, dass leicht gedächtnisgestörte Patienten durchaus in der Lage sind, den Umgang mit einer kommerziellen elektronischen Gedächtnishilfe zu erlernen. Für schwerer gestörte Patienten bedarf es jedoch einer patientengerechten Anpassung. Eine zusätzliche Unterstützung der Patienten kann dabei durch eine Interaktion mit einer Betreuungsstation geschaffen werden.

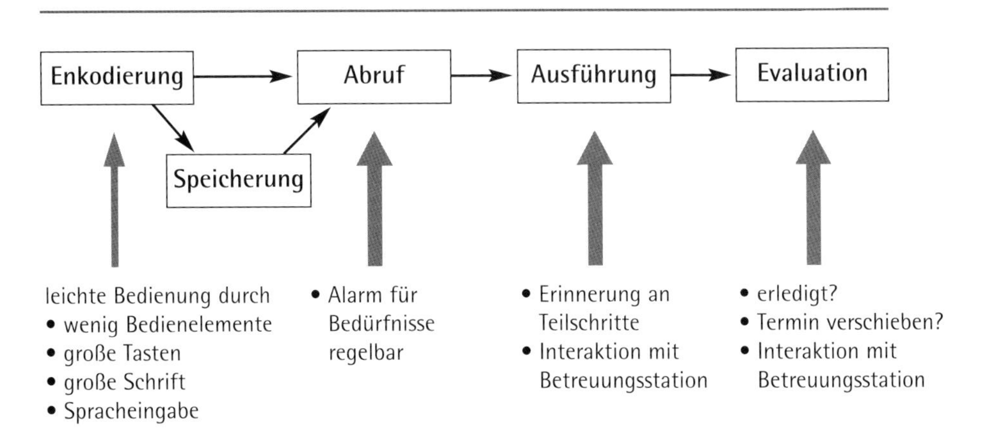

Abb. 9: Anforderungen an eine patientengerechte Gedächtnishilfe anhand des Modells des prospektiven Erinnerns

Abgeleitet aus den bisherigen Ergebnissen und Erfahrungen sollten folgende Aspekte Beachtung finden:

a) Patienten sollten von der Eingabe der Informationen entbunden werden, indem Angehörige oder Therapeuten diese Funktion übernehmen
b) das Gerät sollte sehr leicht handhabbar sein, zu bedienen über möglichst wenige Tasten bzw. Auswahlalternativen, die eindeutig bezeichnet sind

c) Berücksichtigung visueller, akustischer und motorischer Probleme
d) Spracheingabe
e) patientengerechte Ablaufpläne, die ermöglichen, ein komplexes Ereignis (z. B. Physiotherapie) in verschiedene Teilschritte aufzugliedern
f) Möglichkeit zur Überprüfung der Aufgabendurchführung, indem relevante Aufgaben bestätigt werden müssen und der Therapeut ein Feedback erhält
g) Interaktivität zwischen Patient und Betreuungsperson, indem in kritischen Situationen Kontakt über Mobilfunk aufgenommen werden kann.

An einer Realisierung dieser Anforderungen für eine patientengerechte Gedächtnishilfe wird derzeit im Rahmen des Projekt MEMOS gearbeitet [16].

ZUSAMMENFASSUNG

Im Rahmen der neuropsychologischen Therapie gedächtnisgestörter Patienten spielt der Computer heute mehr denn je eine zentrale Rolle, wobei seine Funktion inzwischen weit über die reine Reizdarbietung von Lernmaterial in Übungsaufgaben hinausgeht. Neuropsychologische Therapieverfahren können eingesetzt werden, um den Umgang mit dem PC für eine berufliche Wiedereingliederung erneut zu lernen. Der PC kann in intelligenter Weise genutzt werden, um Alltagssituationen zu simulieren. Schließlich bieten die modernen Informationstechnologien als externe Gedächtnishilfen neue Möglichkeiten zur Kompensation von Gedächtnisstörungen. Werden kommerziell verfügbare Geräte auf die Bedürfnisse der Patienten angepasst, können sie zu einer deutlichen Verbesserung der Selbstständigkeit und damit der Lebensqualität der Patienten beitragen.

DANKSAGUNG

Wir danken dem sächsischen Ministerium für Wissenschaft und Kunst (SMWK) für die Förderung des Projektes zur Untersuchung elektronischer Gedächtnishilfen.

LITERATUR

1. Broek MD van den, Downes J, Johnson Z, Dayus B, Hilton N: Evaluation of an electronic memory aid in the neuropsychological rehabilitation of prospective memory deficits. Brain injury 2000; 14 (5): 455-462
2. Ellis J: Prospective Memory or the Realization of Delayed Intentions: A Conceptual Framework for Research. In: Brandimonte M, Einstein GO, McDaniel MA (Hrsg): Prospective Memory: Theory and Applications. Lawrence Erlbaum Associates, Mahwah 1996: 1-22
3. Ferstl EC, Guthke T, Cramon DY von: Change of perspective in discourse comprehension: Encoding and retrieval processes after brain injury. Brain and Language 1999; 70: 385-420
4. Ferstl EC, Guthke T, Cramon DY von (subm.): Inference processes after brain damage: Is it the left hemisphere after all?
5. Gauggel S, Konrad K, Wietasch A-K: Neuropsychologische Rehabilitation. Ein Kompetenz- und Kompensationsprogramm. Beltz Psychologie Verlagsunion, Weinheim 1998
6. Glisky EL: Acquisition and transfer of declarative and procedural knowledge by memory-impaired patients: a computer data-entry task. Neurospychologia 1992; 30: 899-910
7. Guthke T, Ferstl EC: Der Aufbau einer Mehrebenenrepräsentation während der Textverarbeitung bei hirngeschädigten Patienten. Vortrag, Kongress der Deutschen Gesellschaft für Psychologie, Dresden, September 1998
8. Guthke T, Lange I, Ferstl EC: Textverstehen bei hirngeschädigten Patienten unter unterschiedlichen akustischen Störbedingungen. Zeitschrift für Neuropsychologie 2001; 12 (supplement): 17
9. Hauptmann A, Guthke T, Ferstl EC: Semantische Elaboration und Clusterung: Differentielle Effekte. Zeitschrift für Neuropsychologie 2001; 12 (1): 74
10. Kintsch W: The role of knowledge in discourse comprehension: A construction-integration model. Psychological Review 1988; 95 (2): 163-182
11. Kintsch W: Comprehension: A paradigm for cognition. Cambridge University Press, Cambridge 1998
12. Lange I: Textverstehen nach Hirnschädigung: Wie sprachliche und nichtsprachliche Distraktoren das auditive Sprachverständnis beeinflussen. Diplomarbeit, Universität Leipzig, Fakultät für Biowissenschaften, Pharmazie und Psychologie, Leipzig 2001
13. Sturm W, Hartje W, Orgaß B, Willmes K: Effektivität eines computergestützten Trainings von vier Aufmerksamkeitsfunktionen. Zeitschrift für Neuropsychologie 1994; 5: 15-28
14. Thöne AIT, Cramon DY von: Gedächtnisstörungen. In Frommelt P, Grötzbach H (Hrsg): Neurorehabilitation. Blackwell-Wissenschafts Verlag, Berlin 1999: 293-305
15. Thöne AIT, Walther K: Neuropsychologische Störungen als Prädiktoren von Selbstständigkeit im Alltag. Zeitschrift für Neuropsychologie 2001; 12: 102-103
16. Thöne-Otto AIT, Schulze H, Irmscher K, Cramon DY von: MEMOS – Elektronische Gedächtnishilfe für hirngeschädigte Patienten. Deutsches Ärzteblatt (Ausgabe B) 2001; 11: 598-600
17. Walther K, Ferstl EC, Guthke T, Cramon DY von: Diagnostik des Textverstehens hirngeschädigter Patienten. In: Vorberg D, Fuchs A, Futterer T, Heinecke A, Heinrich U, Mattler U (eds): Experimentelle Psychologie: 42. Tagung experimentell arbeitender Psychologen in Braunschweig, Pabst., Lengerich 2000
18. Walther K, Thöne-Otto AIT: Der Einsatz elektronischer Gedächtnishilfen in der Behandlung von Patienten mit Störungen prospektiver Gedächtnisleistungen – Möglichkeiten und Grenzen. Zeitschrift für Neuropsychologie 2001; 12 (supplement): 44
19. Wilson BA, Evans JJ, Emslie H, Malinek V: Evaluation of NeuroPage: a new memory aid. Journal of Neurology, Neurosurgery, and Psychiatry 1997; 63: 113-115

Teletherapie und Internet

Moderation:
Prof. Dr. Dr. Paul Walter Schönle (Magdeburg/Universität Konstanz)

Teletherapie in der Neurologischen Rehabilitation

P. W. Schönle, L. M. Schönle-Lorek; Magdeburg/Universität Konstanz

EINLEITUNG

Die modernen Technologien bringen für Menschen mit chronischen Erkrankungen und Behinderungen in ihrer Bedeutung noch kaum zu erahnende Möglichkeiten und Vorteile mit sich und stellen für die Rehabilitation eine einzigartige Herausforderung dar, die darin besteht, das Potential der modernen Technologien für die behinderten Mitbürger frühzeitig zu erkennen, deren besondere Bedürfnisse und Anforderungen in die Entwicklung mit einzubringen und schließlich die neuen Verfahren und Produkte in die Lebenspraxis zu integrieren.

Neben Miniaturisierung (bis hin zu Nanotechnologie), Single-chip Computern, enormen Rechenkapazitäten, synthetischer Sprache, Spracherkennung, Informationskompression, Steuerungs- und Komplexe-Systeme-Theorie, Robotertechnik, Sensortechnologie einschließlich Chemosensoren zum Beispiel zur transkutanen Blutanalyse spielen derzeit die Informations- und Kommunikationstechnologien eine herausragende Rolle (siehe Abbildung 1).

Oberstes Ziel bei der Anwendung dieser Vielfalt modernster Technologien ist die Verbesserung des Lebens unserer Mitbürger mit chronischen Erkrankungen und Behinderungen, um ihnen eine weitgehend normale Lebensführung und Teilhabe am Leben in der Gemeinschaft einschließlich der Teilhabe an der Erwerbstätigkeit zu ermöglichen.

Im folgenden Beitrag wird die Teletherapie, eine erfolgreiche, in der Praxis bereits erprobte neue Telematikanwendung der modernen Informations- und Kommunikationstechnologie in der Neurologischen Rehabilitation, vorgestellt. Sie ist das Ergebnis einer Projektentwicklung, die wir im Jahre 1995 mit der Planung und Antragstellung begonnen und in den folgenden Jahren mit Unterstützung der DeTeBerkom/Deutsche Telekom und des Kuratoriums ZNS durchgeführt haben. Als wesentliche Ziele sollten die technische Machbarkeit, die rehabiliationsmedizinische Bedeutung und Akzeptanz durch die Tele-Patienten und die Tele-Mitarbeiter untersuchen werden [3].

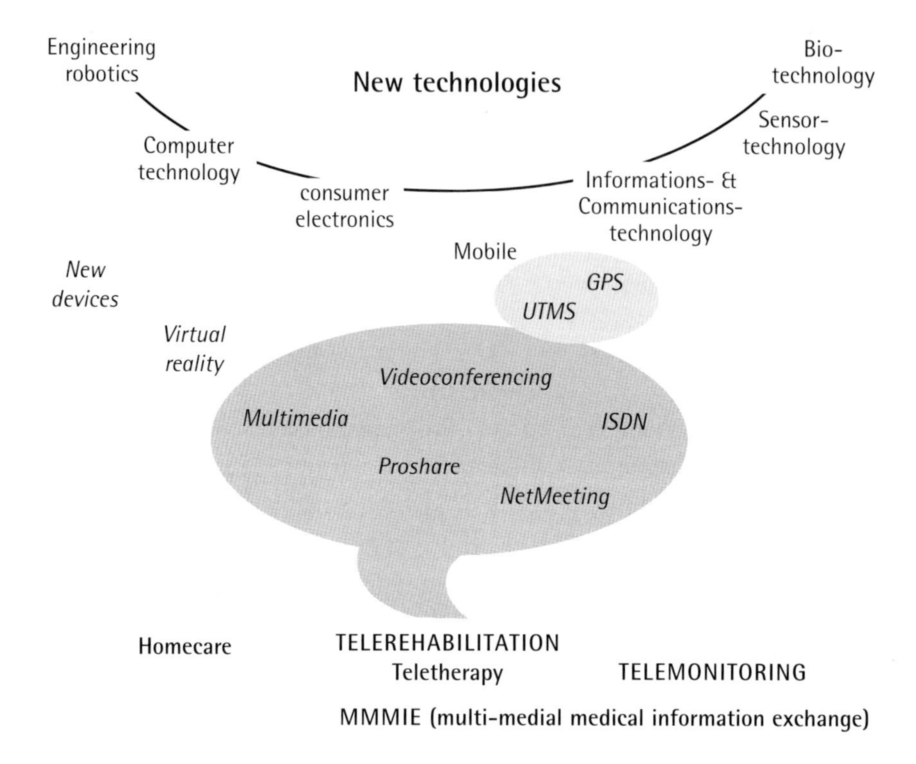

Abb. 1: Neue Technologien, die für die Kurativ- und Rehabilitationsmedizin, insbesondere für die Neurologische Rehabilitation von Bedeutung sind [2]

Zur Einordnung des Stellenwertes der Teletherapie im Kontext der neurologischen Rehabilitation werden zuerst einige wesentliche Aspekte der neurologischen Rehabilitation skizziert. Es folgen dann die wichtigsten Informationen zum Projekt selbst mit einem abschließenden Ausblick auf eine breitere Anwendung der Teletherapie.

ZUR BEDEUTUNG DER NEUROLOGISCHEN REHABILITATION

In Deutschland erleiden jährlich ca. 200.000 bis 300.000 zumeist jüngere Menschen ein Schädelhirntrauma, ungefähr ebenso viele Menschen erleiden einen Schlaganfall. Die Hirnschädigung trifft sie im Kern des menschlichen Daseins. Neben Lähmungen und Gefühls- und Wahrnehmungsstörungen können die geistigen Funktionen betroffen sein wie Bewusstsein, Sprache, Denken, Aufmerksamkeit, Gedächtnis, Lern- und Merkfähigkeit, Planungs- und Handlungsfähigkeit, aber auch die psychischen Bereiche: Persönlichkeit, Antrieb, Affekt, Emotionen, Leidensfähigkeit, Lust, Freude, kurz das Ich in allen seinen

Facetten (Ich-Identität, Ich-Integration) und darüber hinaus die beruflichen und sozialen interaktiven Fähigkeiten, nämlich mit Mitmenschen umgehen, zusammenleben und zusammenarbeiten zu können. Das menschliche Gehirn steuert alle seelischen, geistigen und körperlichen Funktionen; ohne unser Gehirn wären letztlich Zivilisation, Kultur, Kunst bis hin zu Philosophie und Religion weder denkbar noch möglich. Das menschliche Gehirn ist daher etwas Besonderes – und daher kommt der Neurologischen Rehabilitation eine besondere Aufgabe und Verpflichtung zu.

Eine besondere Aufgabe und Herausforderung für die Neurologische Rehabilitation und die Solidargemeinschaft ergeben sich damit sowohl wegen der großen Häufigkeit der genannten Hirnschädigung durch Schlaganfälle und Schädelhirntraumen als auch wegen der besonderen Bedeutung der Hirnschädigung für den einzelnen Patienten.

Glücklicherweise gelingt es in der Neurologischen Rehabilitation auf Grund der Anpassungsfähigkeit des Gehirns (Plastizität) häufig, die gestörten Funktionen wieder herzustellen oder zu bessern und die Betroffenen wieder in Familie und Beruf zu integrieren.

Die Rehabilitation muss allerdings in vielen Fällen wegen der Komplexität der Funktionsstörungen über mehrere Monate, in Einzelfällen über mehrere Jahre durchgeführt werden. Sie umfasst die Frührehabilitation von Patienten mit schwersten Hirnschädigungen und vitalen Funktionsstörungen (Phase B), die sich anschließende Rehabilitation von Schwerhirngeschädigten mit Störung der Alltagskompetenz (Phase C), die allgemeine (traditionelle) Rehabilitation (AHB, Anschlussheilbehandlung) mit dem Ziel der Wiederherstellung der Berufskompetenz (Phase D/E) unter Einschluss von Belastungserprobung und Berufstherapie.

Die Komplexität und Vielfalt der oben genannten Funktionsstörungen macht einen interdisziplinären Therapieansatz in der Neurologischen Rehabilitation

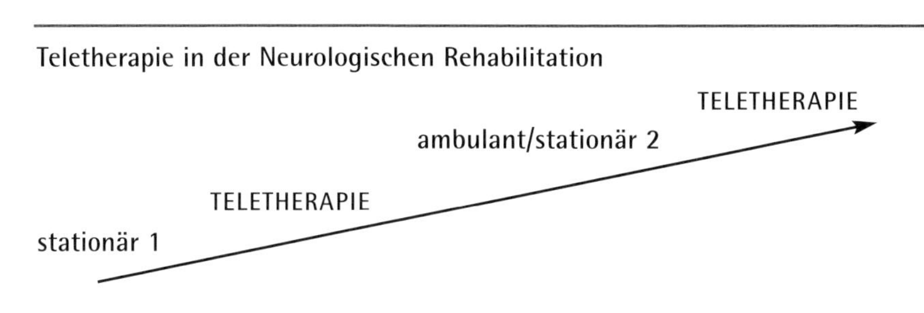

Abb. 2: Teletherapie/Rehabilitation als Verkürzung stationärer Maßnahmen, Ergänzung im Intervall, z. T. als Ersatz für stationäre Wiederholungsmaßnahmen?

erforderlich[1], der Intensivneurologie, Neurologie, Neurophysiologie, Neuro-Psychiatrie, Psychotherapie zur Krankheitsverarbeitung, Familientherapie, Klinische Neuropsychologie, Neuropädagogik, Ergotherapie, Logopädie, Neurolinguistik und Neurophonetik umfasst. Die Therapiemaßnahmen werden von einem in der Neurologischen Rehabilitation erfahrenen Neurologen für jeden einzelnen Patienten individuell geplant und mit dem Rehabilitationsteam integrativ durchgeführt.

Traditionell erfolgt die Rehabilitation zunächst in behandlungsintensiven, z. T. mehrfachen stationären Maßnahmen, an die sich teilstationäre und ambulante Maßnahmen anschließen[2], soweit sie in Ballungsräumen zur Verfügung stehen. Für die überwiegende Zahl der Patienten kommt es allerdings wegen des Fehlens von entsprechenden Versorgungsstrukturen, insbesondere außerhalb der Ballungsräume zu einem nicht immer optimalen Behandlungsverlauf mit z. T. noch erheblichen Behandlungspotentialen. Im Intervall entsteht so häufig das sogenannte »Rehabilitationsloch«, d. h. nach einer intensiven Rehabilitationsmaßnahme findet keine Weiterbehandlung statt. Die Teletherapie kann hier potentiell eine Lücke schließen und therapeutische Angebote zur Verfügung stellen, wo sie sonst nicht bestehen würden. Die neuen telekommunikativen und multimedialen Technologien eröffnen für die Rehabilitation und die berufliche Wiedereingliederung von Patienten mit Hirnschädigungen in Form der Teletherapie damit ein neues Medium, das das Spektrum der bisherigen Behandlungsmöglichkeiten grundlegend erweitert und Versorgungsdefizite mit beseitigen kann.

TELETHERAPIE - TECHNISCHE ASPEKTE

In Abbildung 3 und 4 sind schematisch die technischen Komponenten der Teletherapie und die wichtigsten therapeutischen Prozesse dargestellt, die durch die Technik implementiert werden und die Grundlage für das gesamte therapeutische Vorgehen darstellen.

Zum Einsatz kommen konventionelle, IBM kompatible multimediale Personalcomputer, Windows™, Proshare™, Net meeting™, die ein »application sharing« unter Videokonferenzbedingungen erlauben. Konventionelle ISDN Telefonleitungen werden benutzt, um zwei PCs miteinander zur interaktiven

---

[1] Die Multi- und Interdisziplinarität bildet sich auch im Teleteam ab (s. Danksagung).

[2] In fast allen Fällen ist die neurologische Rehabilitation keine einmalige Maßnahme (keine Einschritt-Behandlung), sie bedarf vielmehr mehrerer stationärer und/oder ambulant/teilstationärer Rehabilitationsmaßnahmen.

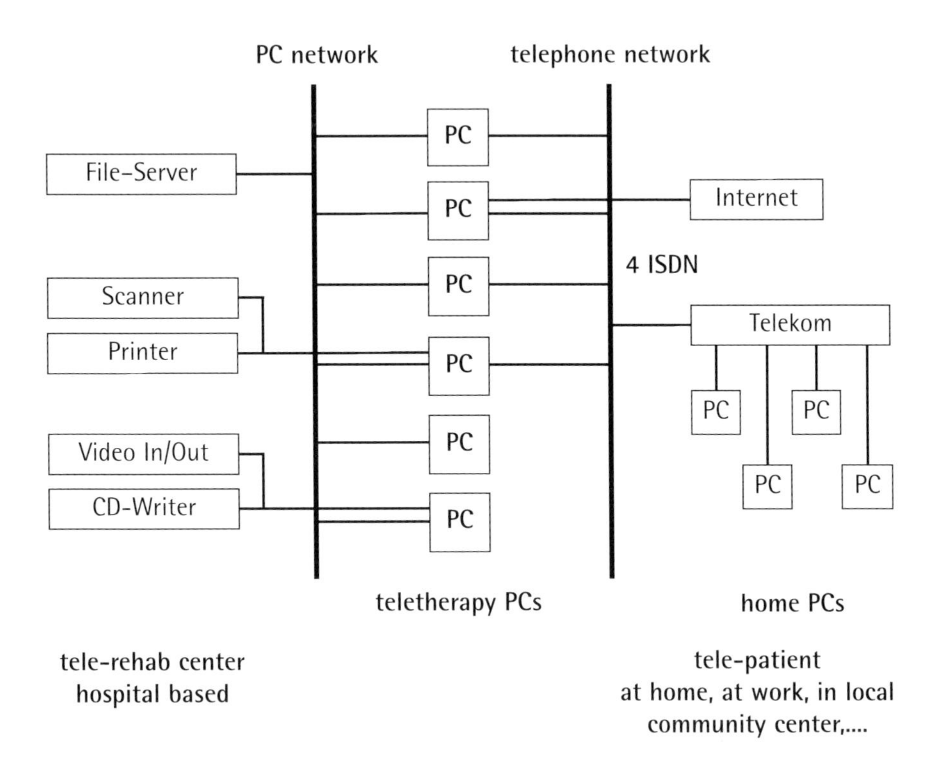

Abb. 3: Struktur der Teletherapiekomponenten klinikintern und -extern. Auf dem Server stehen die Programme und das gesamte Therapiematerial inklusive multimedialer Materialien zur Verfügung, auf das in der aktuellen Teletherapie zugegriffen werden kann. Eingebunden in das klinikinterne Netzwerk sind auch PCs für die Weiterentwicklung von Programmen und Therapiematerialien und für die technische Online-Intervention. Unten ist die therapeutische Einzelsituation vergrößert dargestellt.

Kommunikation zu verbinden. Unter diesem technischen Szenario können Tele-Patient und Tele-Therapeut einander sehend und hörend miteinander kommunizieren und gemeinsam bestimmte Programme anwenden (application sharing). D. h. der Therapeut kann mit dem Patienten so umgehen, als ob dieser physisch anwesend wäre. Er kann das Therapieprogramm auf dem Computer des Patienten hochladen, beobachten, wie der Patient Aufgaben bearbeitet, und direkt in die Aktivitäten des Patienten hineinintervenieren, wenn er dies für angezeigt hält. Soll ein Patient mit einer schriftsprachlichen Störung einen zusammenhängenden Text verfassen, z. B. in Word, kann der Therapeut von der Klinik aus das Programm auf dem Computer des Patienten starten, eine Datei öffnen, ihm Material ›an die Hand geben‹, das weitere Verfassen und Gestalten des Textes supervidieren, direkt im Text Ergänzungen und Korrekturen vornehmen. Neben konventionell erhältlichen Applikationsprogrammen kön-

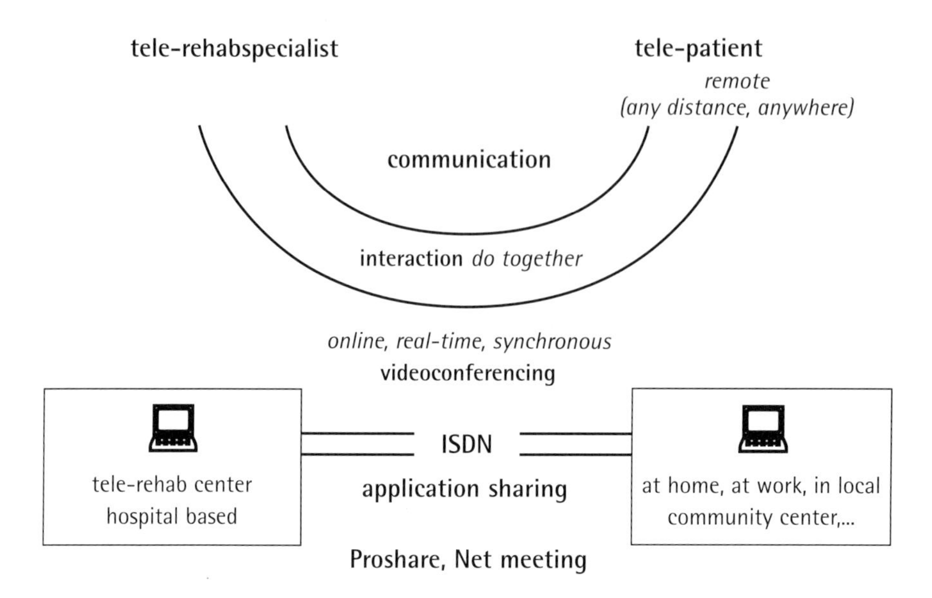

Abb. 4: Darstellung der Teletherapieprozesse basierend auf Kommunikation und Interaktion zwischen Teletherapeut und Tele-Patient und technische Implementierung [2]

nen auch proprietäre Therapieprogramme und mulitmediales Therapiematerial (Therapiefilme) eingesetzt sowie gemeinsame Arbeiten im Internet durchgeführt werden.

Durch die Verwendung multimedialer Techniken können neue didaktisch-therapeutische Vorgehensweisen angewandt werden. Insbesondere lassen sich z. B. für die Sprachtherapie kurze Filmszenen und Animationen von alltags- und berufsrelevanten Situationen aufnehmen und in die Behandlung nach Bedarf einspielen, mit anderen methodischen Vorgehensweisen mischen (geschriebene Sprache auf Wort-, Satz-, Text-, Dialogebene) und sogar sprachliche Rollenspiele durchführen, um das Sprachverhalten unter den Realbedingungen der zeitlichen Situationsanforderungen zu erproben. Auch im Hinblick auf die Berufstherapie können für eine realistische Erprobung des beruflichen Wissens multimediale Materialien angewandt werden.

TELETHERAPIE – PATIENTEN, BEHANDLUNGSBEREICHE UND BEHANDLUNGSVERLAUF

Um unter dem Aspekt der rehabilitationsmedizinischen »Machbarkeit« der Teletherapie auch deren Grenzen von seiten der Patienten her zu untersuchen, wurde ein möglichst breites und heterogenes Spektrum von neurologischen

Patienten ausgewählt. Es wurden Patienten beiderlei Geschlechts unterschiedlichen Alters mit unterschiedlichen Krankheitsbildern, unterschiedlichen Krankheitsverläufen, unterschiedlichen Therapiezielen, unterschiedlichen Bildungsgraden und unterschiedlicher Sozialisation und Schichtzugehörigkeit ins Projektsample aufgenommen. Ferner wurde darauf geachtet, dass sowohl allein lebende als auch in Partnerschaft oder in der Ursprungsfamilie lebende Patienten im Patientenkollektiv vertreten waren. Schwerpunktmäßig wurden unter rehabilitationsmedizinischen Gesichtspunkten in die erste Gruppe Patienten mit Sprachstörungen, in die zweite Patienten mit Aufmerksamkeits-, Gedächtnis- und Planungs-/Handlungsdefiziten aufgenommen. In der Gruppe drei fand sich im Befund bei vier Patienten unabhängig von der Ätiologie ein hirnorganisches Psychosyndrom verschiedenen Ausprägungsgrades, die Gruppe vier wurde schwerpunktmäßig unter dem Gesichtspunkt einer Vorbereitung auf eine mögliche berufliche Wiedereingliederung ins Projekt aufgenommen.

In einem ersten Teil des Projektes wurden 20 Patienten mit Affektionen des zentralen Nervensystems untersucht. Die Patienten wurden so ausgewählt, dass ein breit gefächertes neurologisches Krankheits- und Funktionsstörungsspektrum abgedeckt werden konnte. Diagnostisch fanden sich folgende Krankheitsbilder: drei Patienten mit Media-Infarkt links, Ein Patient mit Kleinhirninfarkt rechts und Thalamusinfarkt links nach Vertebralisverschluss rechts und Posteriorverschluss links, vier Patienten mit intrazerebraler Massenblutung, sieben Patienten mit Schädelhirntrauma, ein Patient mit Contusio cerebri im Rahmen eines Polytraumas, ein Patient nach Ependynomoperation, ein Patient mit Multipler Sklerose, zwei Patienten mit infektiösen Erkrankungen (Masernmeningoenzephalitis, Borreliose mit nachfolgendem, sich zentral manifestierendem Morbus Wegener).

Als Folge der neurologischen Erkrankungen fanden sich bei diesen Patienten folgende Funktionsstörungsprofile: Sprach- und Sprechstörungen verschiedengradiger Ausprägung (Wortfindungsstörungen, erschwerter Wortzugriff, Textverständnisstörungen [einschließlich der Sprachmetaphorik], Alexie, Agraphie, Störungen des Sprachantriebs, Störungen der Sprechmotorik), Störungen der Zahlenauffassung und Rechenfähigkeit (Akalkulie), Störungen der Aufmerksamkeit, des Gedächtnisses, des Auffassens, Lernens und Behaltens, Störungen im Bereich der Konzeptbildung und des Planens und Handelns. Bei einigen Patienten verstärkten zusätzliche Verhaltensstörungen auf der Basis eines hirnorganischen Psychosyndroms die Befunde.

Die Patienten wurden von der Teleärztin unter Einbeziehung der Angehörigen ausgewählt und mit dem Teleteam bekannt gemacht. Patienten und Angehörige konnten sich dann in einem »Schnupperkurs« vertraut machen und überlegen, ob sie an dem Programm teilnehmen wollten. Nach einer positiven Entscheidung erhielten die Patienten in der vierwöchigen Klinikphase zusätzlich zur konventionellen Behandlung im Teletherapiezentrum an fünf Tagen pro Woche täglich drei Stunden Teletherapie. Daran schloss sich eine achtwöchige Heim-Teletherapiephase an, ebenfalls mit drei Therapiestunden pro Tag an fünf Tagen pro Woche.

Da die Patienten initial über keine Computerkenntnisse verfügten, wurden sie in der Klinikphase zunächst mit der Handhabung des Computers und der Softeware vertraut und »computerkompetent« gemacht. Die häusliche Therapiesituation wurde bereits in der Klinik simuliert. Der Therapeut, der die Kliniktherapie durchführte, setzte auch die Heim-Teletherapie fort, um eine konstante Patienten-Therapeuten-Beziehung zu gewährleisten.

Außer einem Patienten haben alle Patienten ihre Teletherapie konsequent und erfolgreich zu Ende durchgeführt. Sie alle haben diese sich an die Klinikphase anschließende Form der Therapie als positiv erlebt und in ihr die Möglichkeit gesehen, die in der Klinik erzielten Rehabilitationserfolge noch weiter verbessern zu können.

Fünf der teilnehmenden Patienten nahmen nach Abschluss der Teletherapie wieder ihre ursprüngliche (Apotheker, Goldschmiedemeister, Journalist) oder eine ihrer Ausbildung adäquate Berufstätigkeit auf (Halbtagstätigkeit mit sukzessiver Anpassung an eine Ganztagsstelle, stufenweise Wiedereingliederung) oder begannen eine weiterqualifizierende Ausbildung (Meisterschule, Lehre). Eine Patientin bemühte sich trotz Berentung um eine Telearbeit bei der Deutschen Telekom.

Tab. 1: Anwendungsbereiche der Teletherapie in der Neurologischen Rehabilitation

1. mental/kognitiv Funktionen
   Aufmerksamkeit, Sprache, Sprechen, Lesen, Schreiben, Rechenfähigkeit, visuellkonstruktive Leistungen, Planung und Handlung, intellektuelle Fähigkeiten, Schulwissen, Computerfähigkeiten, Applikation von Computerprogrammen
2. Berufstherapie (z. B. Verwaltungsberufe)
3. Berufliche Wiedereingliederung
4. Wiedereingliederung mit Hilfe der Telearbeit
5. Nachsorge mit Beratung und Betreuung
6. Langzeitbetreuung und -beratung von Patienten und Angehörigen
7. Selbsthilfegruppen

Fünf weitere Patienten erhofften sich von der selbstständigen Fortsetzung der »Arbeit« am eigenen oder vom Kuratorium ZNS zur Verfügung gestellt PC eine Erweiterung der beruflichen Wiedereinstiegsmöglichkeiten unter Einbeziehung der ursprünglichen Berufskenntnisse. Diese Gruppe ist nach unseren bisherigen Erfahrungen in der Lage, aufbauend auf den Telekenntnissen weitgehend selbstständig an den eigenen Defiziten zu arbeiten; wobei gerade bei diesen Patienten eine niederfrequente edukativ-supportive Begleittherapie (»therapy on demand«), auch unter motivationalen Aspekten, sich äußerst positiv auswirkt.

Neben der symptomzentrierten Funktionstherapie wurde von allen Patienten, in Abhängigkeit von der Primärpersönlichkeit graduell verschieden, eine gesprächstherapeutische Unterstützung und Beratung durch die Teleärztin und das übrige Teleteam zu sowohl medizinischen, sozialrechtlichen, familiären als auch persönlichen Fragen und Problemen in Anspruch genommen. Gehäuft thematisiert wurde in diesen Gesprächen die Reflexion über die Nachklinikzeit und die dann wieder massiver in den Vordergrund tretenden persönlichen und auch psychosozialen Probleme. Das Bewusstwerden der eigenen Vereinsamung bildete hierbei ein zentrales Thema.

Insgesamt kommen für die Teletherapie alle therapeutischen Situationen in Frage, die visuell und akustisch mediiert werden. Situationen, in denen der körperliche Kontakt zwischen Therapeut und Patient erforderlich ist (z. B. in der Krankengymnastik), sind prinzipiell nicht geeignet. Feinmotorische Fertigkeiten können jedoch trainiert werden, soweit sie mit entsprechender Computerperipherie ausführbar sind (z. B. Joystick, Playstation).

Dementsprechend eignet sich die Teletherapie vor allem zur rehabilitativen Behandlung mental/kognitiver Funktionsstörungen, zur Berufstherapie, zur beruflichen Wiedereingliederung einschließlich der Wiedereingliederung mit Hilfe der Telearbeit und zur Nachsorge mit Beratung und Betreuung. Der zuletzt genannte Bereich geht in den Bereich der Langzeitbetreuung und -beratung von Patienten und Angehörigen über sowie in den Bereich der Selbsthilfe. Selbsthilfegruppen können die neuen Telekommunikationstechniken zu neuen Kommunikationsmöglichkeiten erschließen und dadurch eine Vertiefung der Kontakte und gegenseitige Beratung herbeiführen. Diese Entwicklung kann durch die Einrichtung von Internet-Cafés (z. B. ZNS-Internet-Café der Kliniken Schmieder in Mannheim und Stuttgart) nachhaltig unterstützt werden[3] [1].

---

[3] Mit Unterstützung des Sozialministeriums Baden-Württemberg

LIFE-DEMONSTRATION DER TELETHERAPIE: ZWEI FALLBEISPIELE

Die Machbarkeit und die Breite der multimedialen Anwendungen wurden auf der Tagung des Münchner Kreises vom 1.-3. Juli 1997 in einer Life-Übertragung mit zwei Patienten demonstriert. Bei dem ersten Patienten handelte es sich um einen 43jährigen Tierarzt, der einen linkshirnigen ischämischen Insult erlitten hatte. In der Folge litt er an einer rechtsseitigen Lähmung sowie Sprach- und Sprechstörungen, die unter rehabilitativer Behandlung weitgehend zurückgebildet werden konnten. Das Ziel der Teletherapie war, mit dem Patienten sein Wissen und seine Kompetenz in seinem Beruf als Tierarzt zu überprüfen, zu stabilisieren und in der täglichen Praxis zu erproben. Für diesen Patienten haben wir multimediale Therapiematerialen erstellt und unter anderem einen Therapiefilm gedreht, der Szenen aus einer Tierarztpraxis beinhaltete. Ziel des Filmes war die Wissensüberprüfung und die Implementierung der sprachlichen Performanz in »virtuellen« Realsituationen – gleichsam unter simulierten Realbedingungen. Damit war eine Steigerung der Komplexität der Therapieinhalte möglich mit einem stufenweisen Übergang in die wirkliche Realität von mündlichen und schriftlichen Wort- und Satzübungen, Benennübungen bis hin zu natürlichen sprachlichen Rollenspielen, mit der Notwendigkeit, sprachliche Äußerungen unter den Zeitbedingungen der realen Kommunikation produzieren zu müssen (der Patient übernimmt in den Filmszenen die Rolle des Tierarztes in dessen Praxis und spricht dessen Dialoge). Damit gelang eine Übung beruflicher Sprechaktivitäten unter quasi realen Wirklichkeitsbedingungen, nach deren erfolgreicher Beherrschung der Patient in die reale Wirklichkeit seiner Berufssituation treten kann, ohne sich vor seinen Mitarbeitern bloßzustellen.

In der Übertragung, bei der der Therapeut im Auditorium in München saß und der Patient sich in Allensbach befand, wurden einige Therapiesequenzen online demonstriert, wobei die verschiedenen multimedialen und telematischen Anwendungen gezeigt wurden.

Bei der zweiten Patientin handelte es sich um eine 29jährige Frau, die vor drei Jahren ein schweres Schädelhirntrauma im Rahmen eines Wegeunfalls erlitten hatte und über ein halbes Jahr im Koma (Wachkoma) lag. Zum Zeitpunkt ihrer Aufnahme in die Teletherapie konnte die Patientin nur eine Hand beegen und den Zeigefinger benutzen, die beide bizarr entstellt waren. Sie konnte nicht sprechen und musste über einen »Sprech«-Computer kommunizieren. Ziel der Teletherapie war es, sie in den Umgang mit dem Computer und in seine Benutzung einzuarbeiten und sie ins Internet einzuführen. In München konnte gezeigt werden, wie die nahezu immobile Patientin sich im Internet frei bewegte und durch die Datenkontinente surfte.

Insgesamt ergab sich eine hohe Akzeptanz der Teletherapie bei den Patienten und Angehörigen, die so groß war, dass die Patienten nach acht Wochen Heim-Teletherapie unbedingt weitermachen wollen. Bei vielen Patienten führt die Teletherapie neben den enger rehabilitativen Effekten zu einer positiven Reorganisation der Lebensabläufe mit klarer Tagesstrukturierung, Sinn- und Zielsetzungen.

Insgesamt konnte bislang nicht nur die technische Machbarkeit der Teletherapie in der Neurologischen Rehabilitation nachgewiesen werden, es zeigte sich vielmehr auch eine große Akzeptanz bei den Patienten, auch wenn sie zu Beginn über keine Computer- oder Interneterfahrung verfügten. Allein die relativ hohe Anzahl der positiven beruflichen Entwicklungen bei den eher chronischen Krankheitsverläufen weist auf die hohe Wirksamkeit der Teletherapie hin.

ENTWICKLUNGSPERSPEKTIVEN DER TELETHERAPIE

Prinzipiell erscheinen Entwicklungen bis hin zu virtuellen Rehabilitationseinrichtungen mit virtuellen Rehabilitationsteams möglich. Patienten mit schwer ausgeprägten Funktionsstörungen werden stationär aufgenommen, über 2–3 Monate behandelt und nach der stationären Phase von ihrem stationären Rehabilitationsteam weiter betreut (Kontinuität der Behandlung und Betreuung/Nachsorge). Damit eröffnen sich Perspektiven, die für eine Vielzahl von Patienten eine wesentliche Verbesserung für deren soziale und berufliche Reintegration bedeuten.

Im weiteren wird die Einbeziehung der virtuellen Realitätstechnologie, des Telemonitoring und der Homecare mit Hilfe der eingangs skizzierten Technologien in naher Zukunft nicht nur möglich, sondern auch sehr wahrscheinlich werden, so dass eine integrierte Teletechnologie zu einer noch nicht vorstellbaren Verbesserung der Lebenssituation gerade auch der neurologischen Patienten – unserer am schwersten betroffenen Mitmenschen – führen wird.

ZUSAMMENFASSUNG

Merkmale der Teletherapie

- Teletherapie ist die Nutzbarmachung moderner Kommunikations- und Informationstechnologien für die Rehabilitation von behinderten Menschen mit neurologischen Erkrankungen.

- Teletherapie ermöglicht erstmals die rehabilitative Behandlung von Patienten vor Ort in ihrer häuslichen Umgebung (Integration von Rehabilitation und konkreter Lebenssituation) oder an ihrem Arbeitsplatz (Integration von Rehabilitation und Arbeit). Teletherapie erlaubt auch die Einführung von Patienten in Telearbeit und deren Betreuung während der Telearbeit.
- Teletherapie verwendet konventionelle multimediale Computer und Telefonverbindungen (z. B. ISDN etc.) und benötigt daher keine Sonderentwicklungen.
- Teletherapie erlaubt erstmals, höchste Kompetenz überall zur Verfügung zu stellen, auch wenn sie vor Ort nicht zur Verfügung steht (Die beste rehabilitationsmedizinische Versorgung an jedem Ort). Damit wird die in Deutschland bestehende hohe neurologische Rehabilitationskompetenz überall verfügbar.
- Die vom Klinikaufenthalt vertrauten Therapeuten (Ärzte, Ergotherapeuten, Logopäden, Pädagogen, Psychologen) betreuen die Patienten weiter (Kontinuität der Patientenbetreuung).
- Teletherapie ist ein Modell für die Telematikanwendung in der Medizin, das sich in einem der schwierigsten Medizinbereiche (Neurologische Rehabilitation) bereits bewährt hat und auch in anderen Bereichen des Gesundheitssystems zur Anwendung kommen kann.

Ziele der Teletherapie

- Versorgung unterversorgter Gebiete (z. B. Schwäbische Alb, Schwarzwald, aber auch in Ballungsgebieten, wenn keine Spezialtherapien (z. B. Neuropsychologie) zur Verfügung stehen oder Patienten nur mit großem Aufwand in Therapien transportiert werden können (Tetraparesen mit Lähmung am ganzen Körper), Fortführung der in Baden-Württemberg begonnenen Rehabilitationsmaßnahmen bei ausländischen Patienten und deren Nachsorge (Schaffung neuer Arbeitsplätze durch »Export via Patienten-Import«)
- Verbesserung der medizinischen Versorgung durch Kontinuität der Rehabilitation und Nachsorge (Vermeidung des Nachsorge- und Rehalochs)
- Verfügbarkeit bester rehabilitationsmedizinischer Kompetenz von Exzellenz-Zentren in der ganzen Bundesrepublik und in Europa
- Schrittmacherfunktion der Teletherapie für andere telemedizinische Anwendungen
- Stärkung der Selbsthilfe von Menschen mit Behinderung durch Zurverfügungstellung von teletherapeutischen Elementen (z. B. freier Zugang zu

Therapieprogrammen mit der Möglichkeit zur Eigentherapie unter »Supervision on demand«)
- Stärkung der Selbsthilfe durch Einsatz moderner informationstechnologischer Kommunikationsmittel (Aufbau von Tele-Selbsthilfegruppen, Internet-Clubs für Behinderte mit Foren, Gesprächsrunden, Tele-Befragung und Tele-Beratung)

Innovationsgrad der Teletherapie

- Es handelt sich – national und international – um ein völlig neues Therapie-Konzept, das in Kooperation mit der Deutschen Telekom im Feldtest bereits erfolgreich erprobt wurde und jederzeit sofort in eine breite Anwendung in der rehabilitationsmedizinischen Versorgung gehen könnte.
- Die Entwicklung neuer multimedialer virtueller Therapieprogramme wird die Rehabilitation revolutionieren und völlig neue rehabilitative Arbeitswelten schaffen (virtuelle therapeutische Teams, virtuelle Reha-Einrichtungen, Telearbeit, Aus- und Weiterbildung von Ärzten und Funktionstherapeuten in modernster Informations- und Kommunikationstechnologie).

DANKSAGUNG

Mit Unterstützung der De-Te-Berkom und des Kuratoriums ZNS.
Besonderer Dank gilt an erster Stelle den »Tele«-Patienten, die mit wachsender Begeisterung an dem Projekt teilgenommen haben und es nicht beenden wollten, dann dem interdisziplinären Teleteam (G. Burghardt, Inf.), C. Guillaumier (Dipl. Psy.), H. Heigel (Dipl. Psy.), M. Hild (Inf. St.), A. Heim (Ling.), Ch. Jerke (Tech.), P. Koebbel (Ling.), Ch. Peiler (Logop./Ling.), L. Schönle-Lorek (Ärztin, Ling.), U. Spiewack (Phys./Inf.), G. Storch (Ling.), I. Weng (Ling.), H. Zell (Psych. Ass.), B. Zurek (Dipl. Psy.), das mit großer Motivation das Projekt vorantrieb, und schließlich dem Berliner Institut für Sozialforschung für die kontinuierliche Begleitung des Projektes.

LITERATUR

1. Schönle PW: Erprobung der Möglichkeiten von Telematik- und Multimedia-Anwendungen in der Selbsthilfe und Langzeitbetreuung hirngeschädigter Patienten: Einrichtung eines Internet-Cafés für Hirngeschädigte im NRZ Mannheim – dem Neurologischen Rehabilitationszentrum der Kliniken Schmieder Mannheim. Projektantrag. Allensbach 1997
2. Schönle PW: Research and New Technologies in Rehabilitation, 4th World Congress on Brain Injury Research, Innovation and New Quality of Life for the New Millenium, Turino, Italy, May 5-9, 2001
3. Schönle PW: Teletherapie in der Neurologischen Rehabilitation – Erprobung der Möglichkeiten der Teletherapie und Telearbeit in der medizinisch-beruflichen Rehabilitation von Patienten mit Hirnschädigungen – Projektantrag an die Deutsche Telekom, Allensbach, Juni 1996

Teletherapie – Sprachtherapie im Internet

A. Körner, Pohlheim

EINLEITUNG

Beginnen wir mit einer Frage: Haben sich die denkbaren und die tatsächlichen Möglichkeiten des Einsatzes von Computern in der Sprachtherapie mit deren rasanter Entwicklung in den letzten Jahren vielleicht grundsätzlich geändert?[1]

Zunächst, und das war vor mehr als zehn Jahren, blieben die Möglichkeiten ganz im Rahmen des Üblichen:

- Bildbenennung
- Lückentexte, Lückenwörter
- Ergänzungsübungen, Umstellungsübungen (z. B. Verb-Nomen-Relationen, Nomen-Adjektiv-Übungen)
- Zuordnungsaufgaben[2]
- Sequenzierung
- Lexikographische Übungen

Diese Liste ist keineswegs erschöpfend, lässt aber erkennen, in welcher Weise Übungen auf dem PC realisiert werden konnten. Die Aufzählung ist intuitiv plausibel, und viele der Programme, die im REHA-Bereich angeboten werden, sind nach wie vor sprachsystematisch fundiert.

Das erste Übungsprogramm dieses Typs, das wir in Bad Salzhausen verwendet haben, war das unter der Leitung von *Franz Stachowiak* entwickelte System »Lingware« oder »STACH« der Firma Phönix Software in Bonn. Die Grundkonzeption dieses Entwicklungsprojektes bestand in der Annahme, dass ein gewisser Teil der Sprachtherapie vom Patienten allein, nach einer Einführung in das System und bei entsprechender Eignung, durchgeführt werden konnte. Diese Konzeption hat sich seit 1987 bis heute gehalten [11].

---

[1] Die Lebenszeit vieler Hardware-Elemente beträgt heute nur sechs Monate; gemeint ist die Zeit, in der diese Element bei den Hardware-Anbietern gelistet und gelagert werden.

[2] Wobei die Zuordnungsbasis systematisch (semantisch prädikativ) oder kontingent (assoziativ) sein konnte.

Die Vorzüge von apparativen Verfahren liegen auf der Hand:

- Sie sind gleichförmig, so dass sich die Leistungen von Patienten unmittelbar abzeichnen, während die Übungen durchgeführt werden.
- Sie sind insofern variabel, dass unter gegebenen Aufgabentypen die Elemente vielfältig ausgetauscht werden können.
- Sie können ohne weiteres alleine gewählt und durchgeführt werden, und es ergibt sich aus der jeweiligen Durchführung ein messbares Resultat, d. h. auch ein Entwicklungsverlaufsprotokoll (outcome-Statistik).
- Sie sind für Patienten eine spielerische Herausforderung, ohne dass ein Scheitern von anwesenden Personen unmittelbar registriert würde.
- Sie passen sich klassischen Aufgabentypen an, sie ermöglichen interaktives Design und bringen den Patienten eine zusätzliche Kompetenz, helfen Defizitgefühle zu vermindern.

Naturgemäß hat diese Auffassung für einige Unruhe unter den Therapeuten gesorgt, weil die Implikationen im Hinblick auf den arbeitslosen Therapeuten einerseits und den einsamen Patienten vor der Maschine/dem Bildschirm andererseits so nahe lagen. Und es bedurfte 1988 schon eines entschiedenen Auftretens von *Herrn von Cramon* auf der AGA Tagung in Bern, und zwar mit dem Hinweis auf die Einführung der Buchdruckkunst und auf die bereits zu dieser Zeit auftauchenden Bedenken dagegen, dass sich alle über alles informieren können, um *Herrn Stachowiak* aus der Schusslinie zu bringen. Bis heute wünschen sich viele Patienten den freien Zugang zu Therapiesoftware, und bis heute bleiben die Bedenken gegenüber der mangelnden Kontrolle bei der Anwendung der Übungen bestehen. Für beide Positionen gibt es meines Erachtens Argumente. Der Patient will soviel wie möglich tun. Der Therapeut will auswählen, führen und dosieren. Es ist nicht zuletzt aufgrund der Eigentümlichkeiten des deutschen Gesundheitssystems und der Erstattungsmodalitäten nicht leicht, sich grundsätzlich für eine der beiden Positionen zu entscheiden, denn meines Wissens gibt es für eine reine Computertherapie kein Erstattungssystem[3].

So war auch der 1997 in Innsbruck vorgestellte Ansatz für ein Modell »Sprachtherapie im Internet« von *Berthold Simons, Andreas Heinemann* und *Axel Körner* ein sprachsystematisches Übungsmodell zum Selbsttraining, das nicht durch Therapeuten kontrolliert wurde. Im Unterschied zu den vorherigen Systemen wie Lingware bestand die Verfügbarkeit nicht darin, eine CD-Rom

---

[3] Eines, das dem Therapeuten die Anschaffungskosten vergüten würde (ein Lizenzmodell sozusagen). Dem Patienten werden die Kosten für die Anschaffung eines PC im Regelfall nicht ersetzt.

zu erwerben, sondern darin, sich über einen Internetzugang und den Zugriff auf eine Webseite das Übungsmaterial zu beschaffen. 1997 waren die Möglichkeiten des Zugriffs noch wesentlich schlechter als heute, sowohl im Hinblick auf die Einwahlmöglichkeiten und die Bandbreite der Verbindungen, als auch – aus Sicht des Anbieters – auf das Hosting (d. h. das Anmieten von Serverkapazitäten). Dennoch lagen die Vorteile gegenüber abgeschlossenen Programmpaketen auf der Hand:

- Keine weiteren Kosten außer denen für den Zugang zum Internet (z. B. für ein Programmpaket)
- Erneuerbarkeit oder Abonnementmodell (d. h. dass die Übungen turnusmäßig ausgetauscht werden konnten)
- Interaktivität bzw. Einbindung quasi animierter Sequenzen
- Verbindungs- und Übungsstatistiken
- Direkte Versorgung, z. B. von Selbsthilfegruppen
- Unbegrenzte Einbindung von Bild-, Film- und Tonmaterial
- Erreichbarkeit weltweit

Der Kostenaspekt soll an dieser Stelle noch einmal besonders hervorgehoben werden: Über den Zugang zum Internet hinaus fallen keine weiteren Kosten an. Die Refinanzierung sollte von Anfang an über Werbung, d. h. Bannerlinking, auf unserer Homepage laufen. Ausersehen dafür waren Unternehmen, die wie wir den Patienten und seine Therapie, seine Rehabilitation, im Fokus hatten. Natürlich haben wir ein Zurverfügungstellen eines Therapieangebots stets auch als Werbung in eigener Sache verstanden. Allerdings waren Besonderheiten der Rechtssituation im deutschen Gesundheitswesen in Bezug auf Werbung vs. Information für manchen internen Disput verantwortlich. Was durfte auf einer Internetseite erscheinen? Welche Banner waren zulässig? Wo verlief/verläuft der schmale Grad?

Darüber hinaus wurde andernorts grundsätzlich bezweifelt, dass die Menge der Patienten, die für ein Internetangebot in Frage kommen, einen derartigen Aufwand von Entwicklung, Pflege und Realisierung des Angebots rechtfertigen könnte. Man bezweifelte unausgesprochen das Moment, das unserer Meinung nach aus der Werbewirkung hervorgehen könnte, und stellte demnach in Frage, ob eine Geldausgabe für dieses Projekt kaufmännisch gerechtfertig werden könnte.

Beim Vortrag 1997 selbst kam in der Diskussion die Frage von *Walter Huber: »Wer kontrolliert das eigentlich, wenn Sie diese Übungen ins Internet stellen und jeder Patient sich die Übungen downloaden und damit machen kann, was er will?«*

Auf diese grundsätzliche Frage nach der Kontrolle hin versuchten wir zu eruieren, auf welche Weise überhaupt ein Kontrollmechanismus in unser Modell eingebaut werden könnte. Vom Prinzip her waren zwei Varianten denkbar. Der Therapeut kontrolliert die Therapiesitzung, indem er:

1. Das schriftliche Übungsergebnis nachprüft, also extern
2. Das Üben selbst kontrolliert, also intern – auf derselben Ebene

Der externe Ansatz hat den Nachteil, dass einige der genuinen in Java[4] programmierten Online-Übungen, z. B. die Quantorenübung, bei der Gegenstände in ein Regal gestellt bzw. herausgeholt werden müssen, nicht oder nur bedingt kontrolliert werden können (vgl. [14]). Ich will das an einem Beispiel erklären.

Zunächst müssen wir davon ausgehen, dass der Patient, der sich für die Internet-Variante der Sprachtherapie entscheidet, mit einem PC umgehen kann. D. h. er kann ihn hochfahren, kann Programme starten, was wiederum heißt, dass er via Tastatur und Maus den Rechner steuern kann. Keineswegs ist dies selbstverständlich (Accessibility...)[5]. Dann muss eine Verbindung zum Internet hergestellt und getrennt werden können. Einerseits ist es fraglich, ob man dies ohne einen persönlichen Erstkontakt (und einige Folgetreffen, mithin eine zumindest weiche Diagnose) feststellen kann, andererseits könnte man sich heute Screeningverfahren vorstellen, mit denen man ausprobieren könnte, ob der Patient die Übungen am PC durchführen kann. Aber wir hatten zu keinem Zeitpunkt ein solches Verfahren zur Verfügung[6]. Es ist im übrigen von unserer Seite ein solches Verfahren nicht angestrebt. Wir suchen zunächst die direkte Begegnung mit unseren Patienten.

Wenn wir als praktische Voraussetzung für die »Teletherapie« fordern, dass der Patient mit einem Computer in der erforderlichen Form umgehen kann, dann ist evident, dass eine externe Kontrolle der sprachlichen Leistungen des Patienten nur bei den Downloadübungen möglich ist, den Übungen, die ausgedruckt und handschriftlich bearbeitet werden. Auch in diesem Fall behält

---

[4] Java Beans ist eine plattformunabhängige Programmiersprache, mit der einige Übungen auf unserer Webseite programmiert worden sind.

[5] Microsoft bietet beim Zugang zum Internet für Menschen mit Handicaps sehr viel Unterstützung an. Zum einen ist in W2k bereits ein Online-Keyboard der Firma Madentec integriert – was an sich überaus beachtlich ist. Zusätzlich haben sie die Website www.microsoft.com/enable eingerichtet, auf der Sonderformen der PC-Peripherie für Menschen mit Behinderungen angeboten werden.

[6] Unser Plättchentest war ein Versuch eines solchen Screeningverfahrens. Denkbar sind ebenso Checklisten im Hinblick auf Aphasie.

die Internetlösung gegenüber den Programmpaketen den Vorteil, dass sie immer wieder ausgetauscht und erneuert werden kann, und dieser Aspekt darf nicht außer acht gelassen werden. Trotzdem aber haben wir darüber nachgedacht, ob nicht doch eine interne Kontrolle des Übens auf der gleichen Ebene - während der Internetverbindung - möglich wäre.

Bevor wir 1997 das Sprachtherapieangebot im Internet vorgestellt haben, haben wir uns auch für Video-Konferenz-Systeme interessiert und daran gearbeitet, diese Möglichkeit zu integrieren. Wiederum stand ein Kostenaspekt im Vordergrund:

- Die Integration der Kontrollebene darf keine zusätzlichen Kosten verursachen.
- Die Integration der Kontrollebene, darf zu keiner Zunahme der Komplexität des Betriebssystems führen.
- Die Unterstützung der Kontrollebene muss bei Fehlern vom Betriebssystem selbst geleistet werden.

Bei diesen Kriterien fielen die meisten angebotenen kommerziellen Lösungen weg. Selbst bei reinen Softwarelösungen wurden uns damals Angebote in fünfstelligen DM-Beträgen gemacht[7]. Besonders interessant erschien ein System der Firma Intel, und zwar Video System 500. Es integrierte eine Web-Kamera und ein Headset (eine Kopfhörer-Mikrofon-Einheit) über eine eigene PCI Karte für den Computer in die IP- bzw. LAN-Netzwelt. Dieses System basierte außerdem auf MS-Netmeeting und bot die Anwendungsoptionen diese Systems:

- eine Anwesenheitsliste,
- Freigabe von Ordnern,
- eine gemeinsam zu nutzende Tafel,
- ein Dateiübertragungssystem,
- Steuerungsübernahme.

Darüber hinaus waren die Plausibilitätsannahmen im Hinblick auf die Verbreitung von Netmeeting faszinierend. Das Programm kommt aus der Netzwelt amerikanischer Universitäten; ebenso interessant war für uns die Tatsache, dass Netmeeting mit den Microsoft-Betriebssystemen bzw. dem Microsoft Internetexplorer (sic!) ausgeliefert wurde. Im Hinblick auf die Prämisse, dass über die Bedienung eines PC hinaus kein Zuwachs an Komplexität zugelassen werden durfte (und der PC wurde ja in den allermeisten Fällen mit Microsoft

[7] Z. B. PictureTel, das viele aus der CNN-Welt kennen, wo Übertragungen via ISDN mit PictureTel Systemen gemacht werden, meistens über 3 Kanäle

Betriebssystemen bestückt – also war anzunehmen, dass unsere Patienten auch ein solches Betriebssystem benutzen würden), so war diese Prämisse mit einer Entscheidung für MS-Netmeeting erfüllt.

Der Schnittpunkt waren also – ganz einfach – Mikrosoftprodukte, weil mit dem Erwerb eines zum jeweiligen Zeitpunkt aktuellen Computers alles Notwendige vorinstalliert war und der Patient mit den Grundfunktionen bereits die Verbindung zum Internet und damit zu Teletherapie herstellen konnte. Für uns waren politische Überlegungen, die auf die Unabhängigkeit von MS-Produkten hinauslaufen sollten, zweitrangig. Auch die Frage, ob es nicht bessere Betriebssysteme oder Web-Browser gibt als den MS-Internetexplorer, spielten keine Rolle mehr.

Wir haben schnell festgestellt, dass man sich bei der Sprachübertragung auf Standards geeinigt (H323) und festgelegt hatte, dass die Verbindungen sowohl über POTS (plain old telephone systems) als auch über die schnelleren ISDN-Verbindungen möglich sein müssen – in LAN-Netzen sowieso. Von DSL war noch nicht die Rede. Also haben wir uns für Netmeeting als Video-Konferenz-System entschieden.

Betriebspolitisch entstand insofern eine Zäsur, dass wir diese Fortführung unseres Angebots zu einer Therapie im Internet nicht mehr vermitteln konnten. Im Prinzip sah die Geschäftsführung der Klinik ein lobenswertes Engagement seitens zweier Therapeuten und eines Informatikers, der seine Diplomarbeit im Hause geschrieben hatte, unterschätzte jedoch, welche Möglichkeiten das Internet in absehbarerer Zukunft bieten würde.

»Das Internet ist das zentrale Medium. Alle kommunikationsorientierten Dienstleistungsbereiche wie z. B. die Telekommunikation sind im Internet verschmolzen.« [1] So beginnt das Hauptszenario in der bereits zitierten Studie von *Arthur Andersen*. Zum Zeitpunkt des Erscheinens dieser soziologischen Studie, die auf der Szenariotechnik basierte, haben uns ihre Grundannahmen zur zukünftigen Entwicklung im deutschen Gesundheitswesen in erheblichem Maße zur Weiterführung und zur Beibehaltung unseres Optimismus ermutigt.

Zu dieser Zeit begegneten uns bei der Einführung des Angebotes von Teletherapie noch sehr viele Vorbehalte, z. B.:

- Patienten können das nicht.
- Die Videobilder sind zu klein.
- Die Videobilder ruckeln.
- Die Internetinhalte bedürfen einer Kontrolle durch die Experten.
- Die Leistungen werden niemals von den Kostenträgern bezahlt.

Unsere Gruppe hat sich zu diesem Zeitpunkt getrennt, und *Herr Heinemann* und ich haben allein weitergearbeitet. D. h. wir haben von nun an die Kosten selbst übernommen und uns darum bemüht, das Therapieangebot für die Patienten selbst kostenfrei zu halten. Leider war der Versuch, Werbepartner zu finden, überaus enttäuschend. Einige der angesprochenen Firmen hatten noch keine Internetpräsenz, andere bezweifelten den Nutzen unserer Unternehmung.

Vor zwei Jahren mußten wir den Aspekt der Kostenfreiheit fallen lassen, weil sich mehr und mehr Patienten für das Teletherapie-Modell entscheiden wollten. Wir führten also ein Kostenerstattungsmodell ein, bei dem der Patient für ein halbes oder ein ganzes Jahr die Therapiesitzungen abonniert. Dies hat für uns den Vorteil, dass wir Investitionen vornehmen können, die unter anderen Bedingungen nur schwer zu erreichen sind. Hierzu zählen eigene Server, professionelle Datenbanken, Hosting bzw. In-Housing, Hardware zum Testen für die Patienten.

Was man in dieser Zeit jedoch feststellen konnte, war ein enormer Zuwachs an Interesse für den Computer im allgemeinen. Während es Mitte der 90er Jahre nur wenige Patienten waren, die nach Programmen zum Selberüben nachgefragt haben, wurde es Ende der 90er Jahre und seit dem Jahr 2000 nahezu selbstverständlich, die Möglichkeit der Nutzung eines Computers für die Heimtherapie zu erwägen. Parallel ergab sich eine wachsende Zustimmung zur Möglichkeit, ins Internet zu gehen und ein Element der Therapiestruktur von dort zu realisieren.

Die Kombination aus Video-Konferenz-System und Internetseiten hat sich indessen im Laufe der Zeit nicht so verbunden, wie wir zu Beginn der Unternehmung hofften. Unsere Internetseiten dienen heute eigentlich nur noch zur Information. Die Therapie findet nur noch in der Netmeetingwelt statt, und zwar folgendermaßen: Mit der Entwicklung von Netmeeting, dem MS-Messenger, dem Microsoft Instant-Messaging-System, und MS-Passport ist es gelungen, Netmeeting aus einer Schmuddel- bzw. Voyeurecke herauszuholen. Hier trifft man nur die Personen, die sich einvernehmlich damit einverstanden erklärt haben, dass der Partner die Anwesenheit im Internet registriert und eventuell darauf reagiert. Dies betrachten wir als unschätzbaren Vorteil. Außerdem werden mit der Einführung dieses Systems und mit der schnell wachsenden Hardwarekapazität sehr viele Installations- und Suchaufgaben obsolet. Man braucht heute keine PCI-Karte für den Anschluss einer Web-Kamera, hier genügt ein USB-Anschluss, der auf jedem ATX-Mainboard vorinstalliert ist. Dadurch reduzieren sich die Kosten für Webcam, für eine webfähige Grundausstattung dramatisch. Indem wir uns für den MS-Messenger als Instant-Messaging-System entscheiden, reduzieren wir die Komplexität der Verbindungsaufnahme, die Kontaktschwelle, dramatisch: Wer mit einem PC arbeiten kann, schafft es auch, den eingeloggten Therapeuten anzusprechen. Wohlgemerkt sind auch für dieses System keine weiteren Kosten aufzuwenden, außer denen, die sowieso für den Internetzugang anfallen.

Es handelt sich noch nicht um ein peer-to-peer-Netz wie Napster oder Groove[8], in dem ganze Platten bzw. Verzeichnisse für den anderen Nutzer zur Bearbeitung freigegeben werden. Daran arbeiten wir auch. Bei einer Messenger oder Netmeeting Verbindung werden Dateien (also *.doc, *.exe, *.jpg, um nur einige zu nennen) aktuell freigegeben. Diese Freigabe endet spätestens, wenn die Verbindung unterbrochen wird. Selbstverständlich ist es möglich, Dateien zur Weiterbearbeitung zu senden. Man überlässt damit dem Patienten einen Schatz von Übungen, den er in einem Ordner auf seinem PC verwaltet. Ähnliche Ordner in Papierform sieht man oft bei Patienten, die diese von der behandelnden Therapeutin, dem behandelnden Therapeuten bekommen haben.

Jedem, der mir bis hierher gefolgt ist, wird eins unmittelbar evident geworden sein: Jeder Therapeut, der datenbasierte Übungen hat bzw. der sich die Mühe macht, datenbasierte Übungen zu entwerfen oder zumindest vorliegende Übungen in solche zu transferieren, kann diese Form der Teletherapie durchführen. Wenn er es ernsthaft betreibt, wird er diese Form der Therapie eng vermascht mit herkömmlichen Therapieformen anbieten. Er sollte den Patienten gut kennen und adäquat diagnostiziert haben, um eine adäquate Auswahl von geeigneten Übungen treffen zu können. Er wird dem Patienten und den Angehörigen bei der Beschaffung der Grundausstattung helfen und die im jeweiligen Fall geeignete Hilfestellung seitens der Angehörigen organisieren. Dazu gehört z. B., dass er darauf hinweist, dass es Virenprogramme und Firewalls gibt, die die Verbindung einigermaßen sicher machen und auch über die Teletherapie hinaus nützlich sind. Wichtig ist ebenfalls, dass die Verbindung sicher getrennt wird. Dies gilt vor allem dann, wenn kein DSL- oder ISDN-Zugang mit Pauschaltarif für den Internetzugang vorhanden ist. Allerdings besorgen sich die Patienten diese Zugangsvarianten heutzutage meist schon von allein.

Die Vor- und Nachteile dieser Therapieform gegenüber herkömmlichen Therapieformen liegen auf der Hand:
Vorteil: Zugang für jeden deutschen Muttersprachler, egal, wo auf der Welt.
Nachteil: Man kann keine taktilen Hilfestellungen geben.

---

[8] Interna besagen, dass die 2003 erscheinende neue MS-Windows-Version, Codename Longhorn, der Nachfolger des soeben erschienenen Windows XP, eine peer-to-peer Lösung enthalten wird (mutmaßlich die Groove-Lösung).

Wir kennen nur zu gut die komplementären Strukturen aus mangelhafter Flächendeckung und Wartelisten bei der ambulanten Nachversorgung unserer Patienten. Auf dem Land lassen sich keine Therapeuten nieder (und es klappt nicht mit der Nachversorgung) und in der Stadt beträgt die Wartezeit ein Jahr (und es klappt auch nicht mit der Nachversorgung). An dieser Schnittstelle sehen wir die großen Vorteile der teletherapeutischen Nachversorgung von Aphasikern und Dysarthrikern [2].

Weiter oben habe ich von der Arbeitsintensität und – zumindest andeutungsweise – von der finanziellen Ausstattung solcher Projekte gesprochen. Selbst wenn wir von allergrößter Unterstützung in unserem Bereich ausgehen, liegen diese Investitionen mutmaßlich noch weit unter dem, was für kommerzielle Projekte (z. B. Werbung) ausgegeben wird. Wir haben ja auch noch nicht den vollständigen Absprung gewagt und betreiben die Teletherapie neben der klinischen Tätigkeit. Dennoch lohnt es sich, über den Zaun zu schauen und über die Möglichkeiten zu spekulieren. Zum einen geht es – natürlich – um Bandbreiten. Eine größere Bandbreite bringt ganz einfach mehr Informationen zum Patienten und, das ist ganz entscheidend, hier bedeutet ein Mehr des Gleichen nicht nur Quantität, sondern auch Qualität der Übertragung. Es wächst die Größe des Bildes, die Synchronizität von Ton und Sprechbewegung und die Qualität der Sprachübertragung. Es wachsen aber auch die Möglichkeiten der Materialien: Zu denken sind hier sog. Flash-Animationen, die kleinere Prozessabläufe darstellen, oder Streaming-Sequenzen, die das gleiche tun, nur dass es sich hier um kleine Filme handelt. State of the art sind hier z. B. die Streamingbeispiele der Firma BMW unter www.bmwfilms.com. Mit dem wachsenden Konkurrenzdruck durch Kabelnetzbetreiber und Energieversorger wird vielleicht bald die zweite Stufe der DSL-Technik mit 1,5 Mbits freigegeben. Schön wäre es auch, wenn die Verbindung nicht asymmetrisch wäre, sondern für upstream und downstream die gleichen Kapazitäten zur Verfügung stünden. Mit diesen Techniken (auch Flash von Makromedia) lassen sich kleine Sequenzen darstellen:

- X mäht den Rasen.
- X spielt Klavier.
- X spielt Fußball.
- X kocht eine Suppe.
- X schläft.

In eine ganz andere Richtung geht der denkbare Qualitätszuwachs, wenn man an die anterograde Internetpräsentation des letzten Steven Spielberg Films »AI - Künstliche Intelligenz« denkt. (aimovie.warnerbros.com): ein Chatroboter, mit dem man sich unterhalten kann. Unwillkürlich fällt der Test von *Alan Turing* ein: Man unterhält sich mit zwei Chatpartnern und muss dann entscheiden, welcher von beiden eine Maschine war. »Can Automata think?«

Wenn man ein Kontinuum annimmt zwischen dem, was wir bei der Teletherapie machen (der Therapeut ist das Produkt!) und dem, was dieser Roboter (hier natürlich noch über die Tastatur) bietet, dann wird natürlich ein wichtiger Zwischenschritt erforderlich: die Entwicklung eines Datenbanksystems von der Therapieübung bis hin zum Datawarehousing. Wir denken dabei an eine Grundversion des Aspekte-Modells von *Noam Chomsky* [3], vor allem an ein Subkategorisierungsmodell, welches wir analog zu den Ausführungen *Chomsky/Millers* in »Finitary Models of Language Users« entwickeln würden.

Die Frage also lautet: Ist es realistisch oder lohnt es sich heute bereits, über die Automatisierung von Teilen der Sprachtherapie nachzudenken? Wir meinen, dass das die lohnendste Aufgabe ist. Natürlich sehen oder befürchten wir Widerstände dagegen. Aber letztlich ist entscheidend, ob diese Therapie-Varietät für den Patienten etwas bringt. Derartigen Systemen ist ja durch die Ebenen an Komplexität eine Effektivitätskontrolle inhärent, z. B. durch eine genaue Kontrolle der Hilfsmaßnahmen und Hilfsvorräte oder durch eine Anpassung der verwendeten Elemente an eine Prototypik.

Andererseits: Aus der langjährigen Tätigkeit kennt man mancherlei Habitualisierungen von Sprachtherapie: Es gehört sozusagen zum Leben des Patienten dazu, dass der Therapeut seit Jahren an bestimmten Wochentagen kommt. Ich will das gar nicht diskreditieren, zumindest dann nicht, wenn noch Kompensationsarbeit geleistet werden kann und mit *Heidegger* gesprochen, »das Haus des Seins noch renoviert wird«. Im Gespräch mit dem Roboter wird ein Moment jedenfalls abgeschwächt, welches man in solchen Langzeittherapien allzu häufig sieht: Die Übungserfolge wollen sich nur dann einstellen, wenn der Therapeut anwesend ist.

Ein Computer, der die Komplexität der Übungen nach Erfolg und Misserfolg steuert, ist dabei kein generelles Problem. Aufgabe des Therapeuten ist es, die Therapie so zu dosieren und zu indizieren, dass der Patient davon maximal profitiert. An dieser Stelle fehlt ein pragmatisches Konzept, um zu ermessen, in welcher Form der Patient von den therapeutischen Bemühungen profitiert: Wie steht es mit Ambiguität, Witz, Färbung, Selbstkorrektur, Konsequenz und Kohärenz; kann der Patient implizieren, Implikationen verstehen, Präsuppositionen verarbeiten, Verträge abschließen, seine Lebensführung mündlich oder schriftlich organisieren?

Zuletzt: Wie realistisch ist das angenommene Szenario zukünftiger Formen von Teletherapie? Meines Erachtens hängt sehr viel von einer angestrebten Umstrukturierung des Gesundheitswesens ab und davon, in welchem Ausmaß private Geldgeber derartige Projekte als unterstützenswert einstufen. Ich kann mir nicht vorstellen, dass dies im nationalen Rahmen, mit dem gegenwärtigen Modell, in dem Kostenträger und Leistungserbringer getrennt sind, gelingen kann. Ich kann mir eine Realisierung nur dann vorstellen, wenn ich Leistungserbringer und Kostenträger als Glieder einer verbundenen Wertschöpfungskette sehe. Hierin liegt m. E. der Schlüssel für qualitativen Zuwachs bei der Möglichkeit, wie Computer Menschen bei der Sprachtherapie helfen können.

Die Antwort auf unsere Eingangsfrage lautet: Gedacht an diese Möglichkeiten haben wir schon lange: *Turing* [16], *Putnam* [12], *Miller/Chomsky* [10] und viele andere in den Jahren danach, zuletzt *Bill Joy* in zwei Artikeln in der FAZ im Frühjahr dieses Jahres. Die Möglichkeit, die Visionen zu realisieren, ist zum Greifen nahe – es bräuchte nur jemand das entscheidende Signal zu setzen.

LITERATUR

1. Andersen A: Krankenhaus 2015 – Wege aus dem Paragraphendschungel. Dep Health Care, Berlin 1999
2. Basso A, Caporali A: Aphasia Therapy or The Importance of Being Earnest. In: Aphasioloy 2001; 15: 4: 307-332
3. Chomsky N: The Logical Structure of Linguistic Theory (1955). Mimeographed, Plenum, Harvard 1975 (in part)
4. Chomsky N: Aspects of the Theory of Syntax. MIT, Cambridge/Mass.1965
5. Davidson D: On the very Idea of a Conceptual Scheme. Presidential Adress delivered before the 70th Annual Eastern Meeting of the American Philosophical Association in Atlanta, Dec. 28th 1973
6. Drexler KE: Engines of Creation. New York 1986
7. Grice HP: Logic and Conversation (1967). In: Davidson D, Harman G (eds): The Logic of Grammar. Dickenson, Encino CA./USA 1975
8. Huber W, Kummer W: Transformationelle Syntax des Deutschen 1. UTB, München 1974
9. Kripke S: Wittgenstein on Rules and Private Language. Oxford 1982
10. Miller G, Chomsky N: Finitary Models of Language Users. In: Luce D, Bush R and Galanter E (eds): Handbook of Mathematical Psychology vol. 2, Wiley, New York 1963
11. Pedersen PM et al: Improvement of oral naming by unsupervised computerised Rehabilitation. Aphasiology 2001; 15 (2): 151-169
12. Putnam H: Mind, Language and Reality. Cambridge University Press, Cambridge 1975
13. Putnam H: The Nature of Mental States. In: Rosenthal (ed): The Natur of Mind. New York 1967: 197-203
14. Quine W: Logic as Source of Syntactical Insights (1961). In: Davidson D, Harman G (eds): The Logic of Grammar. Encino, CA/USA 1975
15. Stachowiak FJ: Computer als Werkzeug der Sprachtherapie. In: Neurolinguistik 1987; 1: 57-94
16. Turing A: On Computable Numbers with an Application to the Entscheidungsproblem (1936). In: Proceedings of the London Mathematical Society. Series 2, London 1936-1937; 42: 230-265
17. Turing A: Computing Machinery and Intelligence (1950). In: Oxford Universitiy Press on behalf of MIND (Journal of the Mind Association). Oxford 1950; vol. LIX (236): 433-460
18. Ziegler W et al: Mikrocomputer - Based Experimentation, Assessment an Treatment. Mimeographed paper, München 1990
19. Ziegler W et al: Mikrocoputergestützte Methoden in der Neurophonetik. Mimeographed paper, München1990

Homecare - Telematische Konzepte für integrierte Versorgungsformen im häuslichen Bereich am Beispiel der Nachsorge von Schlaganfallpatienten

S. Kiefer, St. Ingbert

EINLEITUNG

Homecare - Dieser aus dem Amerikanischen stammende Begriff erweckt seit Jahren vielfache Hoffnungen in der Gesundheitsbranche. So erhofft man sich bei Gesetzgebern und Leistungsträgern der Sozialversicherung eine Kostenentspannung durch Verlagerung von Versorgungs- und Pflegeleistungen aus dem stationären in den ambulanten bzw. häuslichen Bereich. In einer stagnierenden medizintechnischen Industrie verknüpfen sich mit Homecare Erwartungen an einen neuen Wachstumsmarkt. Nicht zuletzt verbindet sich damit der Wunsch vieler Patienten wie chronisch Kranker, Pflegebedürftiger und Risikopatienten nach mehr Lebensqualität durch Verbleib in den eigenen vier Wänden bei möglichst selbstständiger Lebensführung und bestmöglicher medizinischer Versorgung.

Sieht man einmal von neuen ambulanten Pflegeformen ab, die sich mit Einführung der Pflegeversicherung etablierten, so bleibt die häusliche medizinische Versorgung in unserem Gesundheitswesen weit hinter den technischen und medizinischen Möglichkeiten zurück. Dabei wird gerade die demografische Entwicklung Deutschlands mit einem steigenden Anteil älterer Mitbürger bei weiter sinkenden Geburtenzahlen unsere sozialen Sicherungssysteme vor große Herausforderungen stellen, denen nur begegnet werden kann, wenn neue, kostengünstigere Versorgungsformen gefunden werden, um der zu erwartenden drastischen Zunahme von chronischen Erkrankungen und Alterskrankheiten und dem damit verbundenen Anstieg der Pflegebedürftigkeit Herr zu werden.

Häusliche Versorgungskonzepte und insbesondere solche, die sich des Fortschritts in den Informations- und Kommunikationstechnologien bedienen, die also Telematik nutzen, versprechen eine kostengünstigere Versorgung bei gleichzeitiger Steigerung der Versorgungsqualität. Dennoch haben sich bisher im deutschen Gesundheitswesen anders als etwa in den USA oder Israel keine telematischen Versorgungskonzepte etablieren können.

Die Ursachen hierfür sind vielfach. So fehlen wichtige rechtliche Rahmenbedingungen für den Einsatz von Telemedizin, die beispielsweise die Arzt-Patientenbeziehung bei telemedizinischer Behandlung regeln und die Frage der ärztlichen Haftung klären. Ferner enthält der Leistungskatalog der GKV keine Abrechnungsmöglichkeiten für telemedizinisch erbrachte Versorgung, so dass es an Leistungsanreizen für die Ärzteschaft mangelt. Mit als Grund hierfür wird häufig das Fehlen von in Deutschland durchgeführten epidemiologischen Studien genannt, die den krankheitsspezifischen Nachweis einer Versorgungsverbesserung bei gleichzeitiger Kosteneinsparung erbringen. Zudem herrscht die Ansicht vor, dass keine etablierten Diagnose- und Therapieleistungen durch kostengünstigere, telemedizinisch erbrachte häusliche Versorgungsleistungen substituiert werden sollten, sondern dass Telehomecare allenfalls eine Ergänzung zur üblichen Versorgung bilden kann.

Was den Markt der telematikfähigen Homecare-Produkte betrifft, so erweisen sich existierende Systeme, wie sie beispielsweise im Homemonitoring-Bereich eingesetzt werden, als zu starr und proprietär, um in die vorhandene EDV-Infrastruktur in Kliniken und Praxen integriert werden zu können. In der Regel erstellt jeder Hersteller eigene, auf sein Produkt ausgelegte Computeranwendungen mit einer jeweils eigenen Patientenstammdatenhaltung, die völlig losgelöst von der in der ärztlichen Einrichtung vorhandenen elektronischen Patientenaktenverwaltung arbeitet. Angenommen, ein niedergelassener Arzt würde Patienten mit den unterschiedlichsten Krankheitsbildern telemedizinisch betreuen, so entstünde durch den individuellen Monitoringbedarf und die dadurch nötige Installation mehrerer Anwendungsprogramme mit jeweils eigener Datenhaltung eine im Praxisalltag kaum zu handhabende Patientendatenverwaltung. Für einen individuellen, an das Krankheitsbild angepassten Betreuungsbedarf des Patienten ist hier gefordert, dass medizinische Geräte und Telematiksysteme in einer Anwendung unter einer einzigen Patientenakte zusammengefasst werden können und dass Austauschschnittstellen zu den gängigen Standards in Praxis und Klinik zur Verfügung stehen.

Hinzu kommen nicht oder nur unzureichend gelöste Probleme des Datenschutzes in bestehenden Telehomecare-Produkten, wie etwa der Vertraulichkeit medizinischer Daten, der Datenintegrität und der Authentizität.

Ferner werden in Telematikanwendungen Besonderheiten unseres Gesundheitswesens wie die freie Arztwahl nur unzureichend abgebildet. Sollen die sicherlich vorhandenen Potentiale von integrierten Formen der telemedizinischen häuslichen Versorgung genutzt werden, so müssen weitere Anforderungen an die Telematiklösungen gestellt werden. Dabei ist das technologische Dilemma von Telehomecare in unserem Gesundheitswesen durchaus lösbar.

Die Lösung besteht in plattformähnlichen Telematikapplikationen, die zunächst ein Kommunikationsgrundgerüst für den Datenaustausch zwischen häuslicher Gerätetechnik und ärztlichen Versorgungseinrichtungen bereitstellen und dabei die prinzipiellen Probleme des Datenschutzes – Authentizität, Datenintegrität, Vertraulichkeit – lösen und die Patientendaten in einer standardisierten Patientenakte bereitstellen.

Dieses Kommunikationsgrundgerüst muss weiterhin offene Schnittstellen und Mechanismen für den Import und Export von Patientendaten auf Versorgerseite beinhalten und auf Patientenseite telematische, modulare Endsysteme mit offenen Schnittstellen und standardisierten Datenformaten zur Verfügung stellen, in die weitere medizinische Geräte integriert werden können. Integrierte Versorgungsformen können bereits in der Architektur dieser Plattformen berücksichtigt und abgebildet werden.

Mit dem Konzept der Homecare-Telematikplattform wird kein Plattformansatz von oben verbunden. Vielmehr wird von konkurrierenden Systemlösungen Interoperabilität, Datenschutz, Modularität und Erweiterbarkeit gefordert. Damit könnte zumindest von der technischen Seite her der Weg für telematische, häusliche Vesorgungsformen im Gesundheitswesen geebnet werden.

DIE PGS HOMECARE-PLATTFORM

Im Rahmen der Fraunhofer-Forschungsinitiative »Persönlicher Gesundheitsservice (PGS)« hat ein Institutsverbund der Fraunhofer-Gesellschaft unter der Federführung des Fraunhofer-Instituts für Biomedizinische Technik mit der PGS Homecare-Plattform exemplarisch eine Telematik-Plattform für häusliche Versorgungsformen entwickelt. Auf ihrer Grundlage wird zur Zeit im Saarland integrierte, telemedizinische Versorgung beispielhaft für Schlaganfallpatienten erprobt. Im folgenden werden das technische Konzept und die Funktionalität der auf Schlaganfall hin ausgelegten Plattform vorgestellt.

DAS PGS-KOMMUNIKATIONSKONZEPT

Die PGS Homecare-Plattform bildet ein auf PC-Systemen basierendes telematisches Kommunikationssystem. Die Plattform unterscheidet zwei spezielle Endsysteme für die Anwender. Die medizinische Station ist ein speziell für die ärztliche Versorgung ausgelegtes PC-System, das ein Videokonferenzsystem und eine Datenbank für die elektronische Patientenaktenverwaltung enthält. Die Haustelematikstation ist das tastaturlose Telematiksystem des Patienten, das ebenfalls ein Videokonferenzsystem und eine Datenbank zur Pflege der medizinischen Daten des Patienten enthält. An die Haustelematikstation sind medizinische Geräte direkt oder über Funkschnittstellen angeschlossen. Die Verwendung von Videokonferenzsystemen macht einen ISDN-Anschluss bei den Anwendern erforderlich. Über die Direktverbindung während eines Videotelefonates zwischen Arzt und Patient können Vitaldaten des Patienten direkt übertragen werden (»Online«-Modus).

Üblicherweise werden medizinische Daten jedoch unter Verwendung eines Kommunikationsservers den versorgenden Ärzten zur Verfügung gestellt (»Offline«-Modus). Dies trägt dem Aspekt Rechnung, dass der Patient in der Regel selbstständig und ohne Hilfe des Arztes Messungen durchführt und dass niedergelassene Ärzte nur während ihrer Sprechstunden erreichbar sind.

Zur Versendung und zum Empfang medizinischer Daten stellt die Plattform daher einen E-Mail-Mechanismus bereit, bei dem Dokumente mit medizinischen Daten über Postfächer auf dem Kommunikationsserver ausgetauscht werden. Die Einwahl in den Kommunikationsserver und der Versand oder Empfang von Dokumenten erfolgen automatisch ohne Mitwirkung der Anwender. Das Kommunikationsverfahren der Plattform lehnt sich an ein Kommunikationskonzept des Fraunhofer-Instituts für Biomedizinische Technik zu einer den Patienten begleitenden, elektronischen Dokumentation namens PaDok® an. PaDok® wurde insbesondere für die Kommunikation in Ärztenetzen entwickelt.

Die Pflege der medizinischen Daten, insbesondere auch von Dokumentations- und Verordnungsdaten der Ärzte, erfolgt auf Patientenseite, wo ein elektronisches Krankenblatt des Patienten geführt wird. In den medizinischen Stationen werden Kopien dieser Krankenblätter gehalten. Der Zugang zu den Patientendaten ist an die Behandlung des Patienten geknüpft und erfordert eine zuvorige Anmeldung des Arztes auf der Haustelematikstation unter Einschluss einer Berechtigungsprüfung durch den Netzadministrationsdienst auf dem Kommunikationsserver. Alle Dokumente werden nach einem PublicKey-Verfahren verschlüsselt und elektronisch unterschrieben.

Anhand der Signaturprüfung auf der Gegenstelle wird die Authentizität des Dokumentes überprüft. Abbildung 1 verdeutlicht das der PGS Homecare-Plattform zugrunde liegende Konzept.

Die auszutauschenden medizinischen Dokumente werden in einer XML-Notation beschrieben. Dadurch können die Inhaltstypen der Dokumente strukturiert und einer automatischen Verarbeitung unterzogen werden. XML (eXtended Markup Language) ist eine der Schlüsseltechnologien des Internets und scheint sich zur Integrationssprache der Zukunft zu entwickeln. Die PGS-Plattform verwendet diese Technologie, um Schnittstellen auf der Basis von

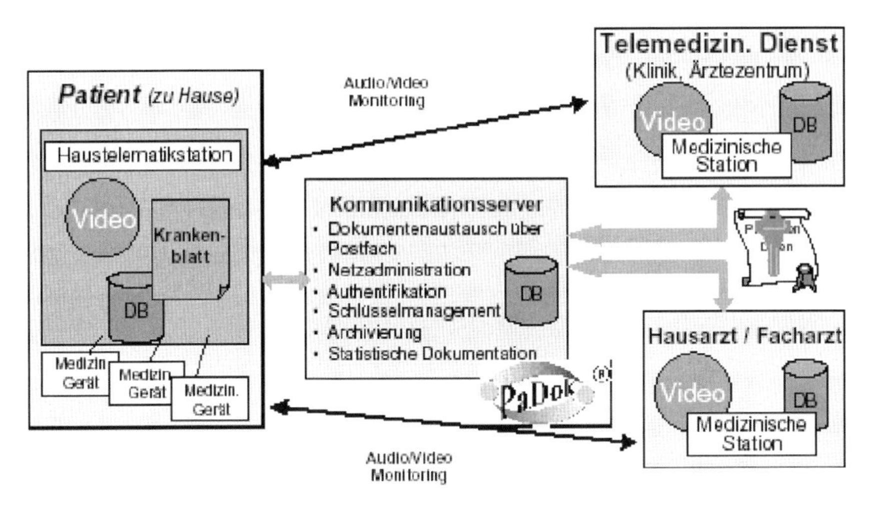

Abb. 1: Schema der Architektur der PGS Homecare-Plattform

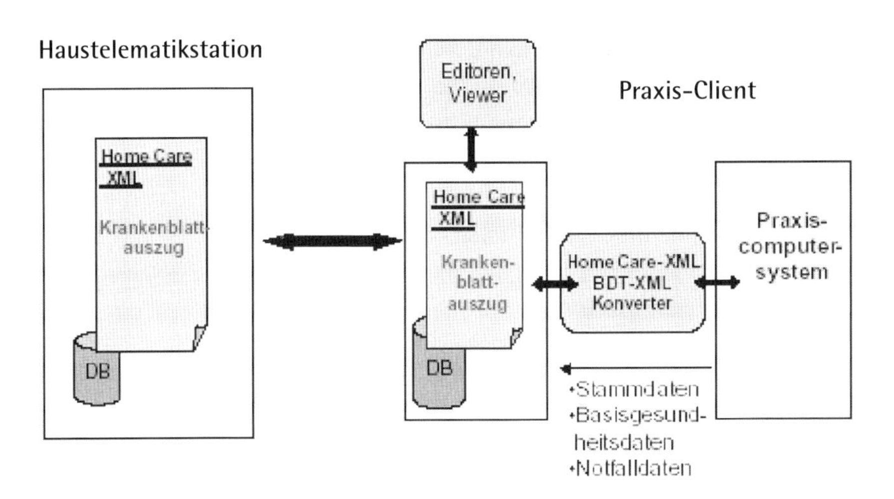

Abb. 2: PGS Homecare-Plattform: XML-Techniken zum Export von medizinischen Dokumenten aus dem häuslichen Umfeld in ein Praxiscomputersystem

XML zu bestehenden Standards in Praxiscomputersystemen oder Krankenhausinformationssystemen implementieren zu können und so Interoperabilität zu gewährleisten. Abbildung 2 illustriert diese Mechanismen. Für den elektronischen Patientendatenaustausch in der häuslichen Gesundheitsversorgung wurde die sog. PGS Homecare-XML-Notation definiert. Durch die Verwendung von XML profitiert die PGS-Plattform auch von der raschen Weiterentwicklung von XML-Werkzeugen.

DIE PGS-HAUSTELEMATIKSTATION

Schlaganfallpatienten haben je nach Art und Schwere ihres Krankheitsbildes einen sehr unterschiedlichen Nachsorgebedarf. Viele Patienten leiden unter Lähmungserscheinungen oder dem Verlust des Sprachvermögens oder sind etwa dement. Den damit verbundenen Einschränkungen im Umgang mit Technik ist in besonderer Weise in einem patientengerechten Telematiksystem Rechnung zu tragen.

Neben der Überwachung von Risikofaktoren wie Blutdruck, Blutzucker, Blutgerinnungszeiten, Gewicht, EKG u.a. durch Selbstmessung und Weiterleitung der Messwerte an die Versorger halten Neurologen insbesondere die Möglichkeit der Videokommunikation zur neurologischen Sichtbefundung mit dem Telematiksystem für erforderlich. Das Telematiksystem des Patienten besteht daher aus einem kleinen Desktop-PC mit integriertem Soundsystem und eingebauter Videokonferenzkarte. Er wird ohne Tastatur und mit einem Touchscreen ausgestattet ausgeliefert. Die Videoeinrichtung des Patienten umfasst eine Standardkamera mit eingebautem Freisprechmikrofon sowie eine fernsteuerbare Motorkamera zur Verbesserung der videodiagnostischen Möglichkeiten. Das Videokonferenzsystem macht einen ISDN-Anschluss erforderlich.

An die Haustelematikstation sind medizinische Geräte zur Kontrolle von Vitalparametern und In-vitro-Diagnostikparametern anschließbar. Zur Zeit werden die folgenden Messgeräte unterstützt:

- Vitalparametermonitor Propaq 100® von Protocol System: 3-Kanal-EKG, SaO_2, Blutdruckmessung
- Medizinische Säulenwaage S20® von Soehnle
- Blutzuckermessgerät Accutrend® von Roche Diagnostics zur Selbstkontrolle
- Blutgerinnungsmessgerät Coagucheck® von Roche Diagnostics zur Selbstkontrolle
- Handgelenksblutdruckmessgerät Visomat® von Hestia
- Ohrthermometer Thermoscan® von Braun

Die Geräte sind über Funk oder Kabel an die Haustelematikstation angeschlossen. Zur Übertragung der Messwerte in die Haustelematikstation sind in Abhängigkeit vom Gerät keine oder nur einige wenige Bedienaktionen durch den Patienten nötig. Für die Waage und den Propaq-Monitor stehen exemplarisch Funkmodule auf der Basis des DECT-Funkstandards bereit, um mit der Haustelematikstation zu kommunizieren. Damit können diese Geräte an einem anderen Ort als die Haustelematikstation aufgestellt werden, wie z. B. am Bett des Patienten oder im Bad. Die Funkmodule und die an der Haustelematikstation angeschlossene Funkbasisstation bilden Eigenentwicklungen der Arbeitsgruppe für Drahtlose Kommunikation und Multimedia des Fraunhofer-Instituts IIS-A, die auf die spezifischen Belange der medizinischen Geräte und der medizinischen Messdatenerfassung im Telehomecare-Bereich angepasst wurden. Abbildung 3 illustriert die Haustelematikstation und ihre Peripheriesysteme.

Als Betriebssystem kommt Windows NT® 4.0 auf der Haustelematikstation zum Einsatz. Das Softwaredesign ist komponentenorientiert. Während die Kommunikationsmodule für den medizinischen Datenaustausch in Java implementiert sind, wurden alle übrigen Komponenten in C++ erstellt. Als Datenbank wird Oracle® 8 Personal Edition eingesetzt.

Ein Designziel bildete die Umsetzung eines offenen Gerätekonzeptes, damit weitere am Markt erhältliche medizinische Geräte einfach in die Plattform zu integrieren sind. Dazu wurden sogenannte virtuelle medizinische Geräte definiert, die den Anwendungsmodulen ein Standardinterface zur Gerätekommunikation bieten. Die Verwendung sogenannter »Channels« erlaubt dabei, von der jeweiligen Schnittstelle, über die die Geräte an den PC angeschlossen sind, zu abstrahieren. Abbildung 4 stellt dies schematisch dar.

Für Aphasie-Patienten wurde auf der PGS-Haustelematikstation ein spezielles Produkt der Firma Neurosoft zum kognitiven Sprach- und Gedächtnistraining integriert. Das Sprach- und Gedächtnistraining erfolgt mit Fernkontrolle durch den Therapeuten. Übungsaufgaben können unter Nutzung der

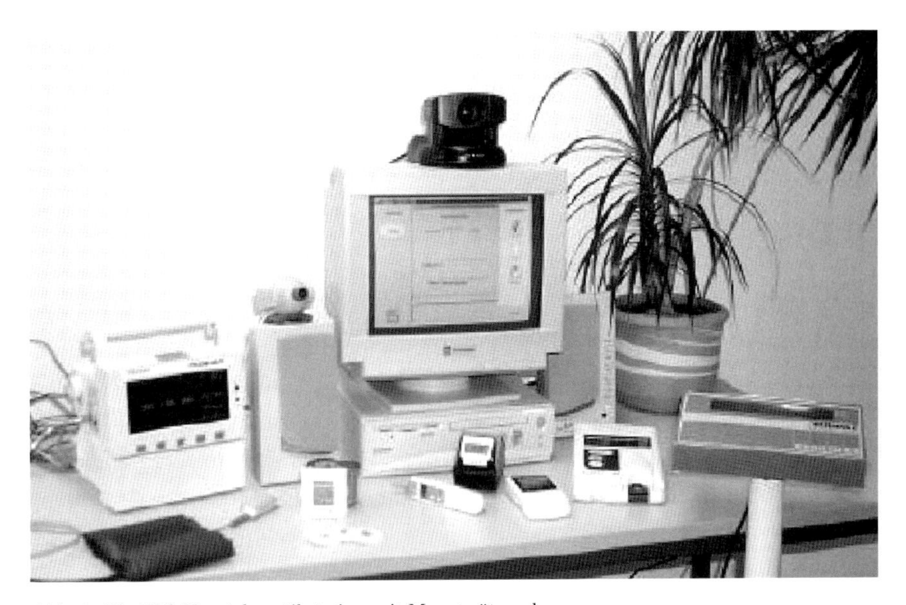

Abb. 3: Die PGS-Haustelematikstation mit Messgerätepark

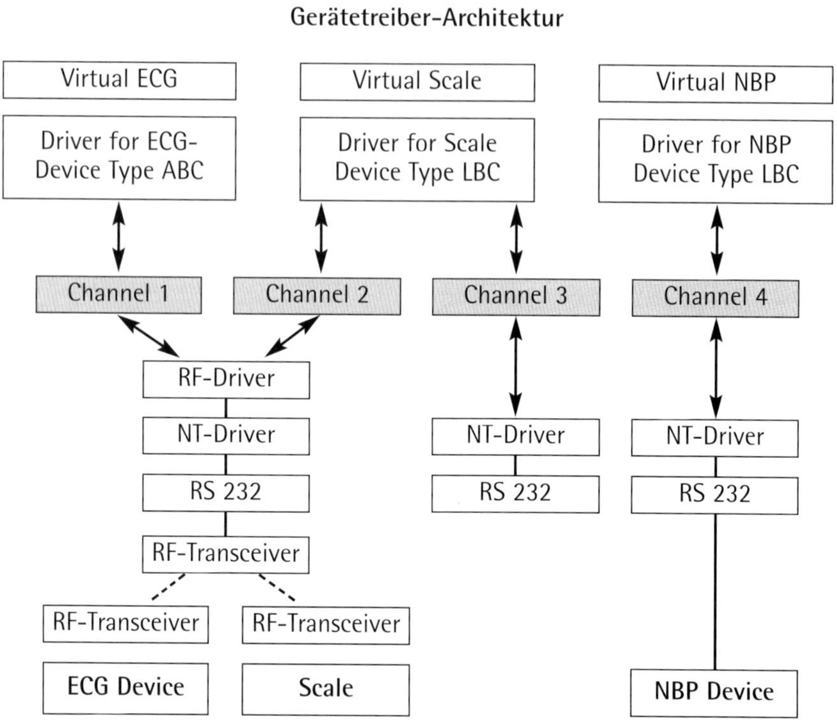

Gerätetreiber-Architektur

Virtual ECG
Virtual Scale
Virtual NBP
Driver for ECG-Device Type ABC
Driver for Scale Device Type LBC
Driver for NBP Device Type LBC
Channel 1
Channel 2
Channel 3
Channel 4
RF-Driver
NT-Driver
NT-Driver
NT-Driver
RS 232
RS 232
RS 232
RF-Transceiver
RF-Transceiver
RF-Transceiver
ECG Device
Scale
NBP Device

Abb. 4: Gerätetreiberarchitektur der PGS-Haustelematikstation

Plattformmechanismen vom Therapeuten eingespielt werden. Eine Lernkontrolldatei wird in den Übungssitzungen des Patienten generiert und zum Therapeuten zurückgeschickt.

DIE PGS-ARZTSTATION

Das Telematiksystem des Arztes besteht aus einem kleinen Desktop-PC mit integriertem Soundsystem und eingebauter Videokonferenzkarte. Die Videoeinrichtung des Arztes umfasst eine Standardkamera und ein Headset. Das Videokonferenzsystem macht einen ISDN-Anschluss erforderlich. Die Hauptanwendung des Arztes, der sogenannte »Medical Client«, dient der Patientenaktendarstellung und -verwaltung seiner telemedizinisch betreuten Patienten. Eine spezielle Videotelefonieanwendung wird für Televisiten bei den Patienten verwendet. Während der Videokonferenz kann der Arzt die Gegenstelle vollständig fernsteuern. Insbesondere kann er bestimmte Kamerapositionen anfahren, um den Patienten neurologisch zu befunden.

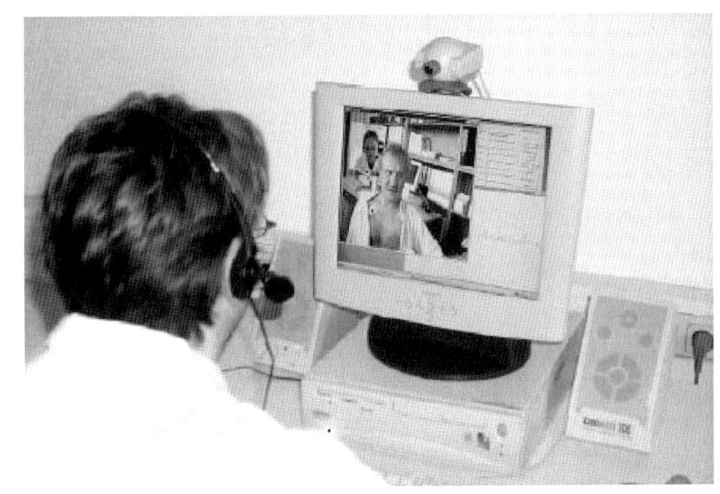

Abb. 5: Die PGS-Arztstation in einem Televisite-Szenario

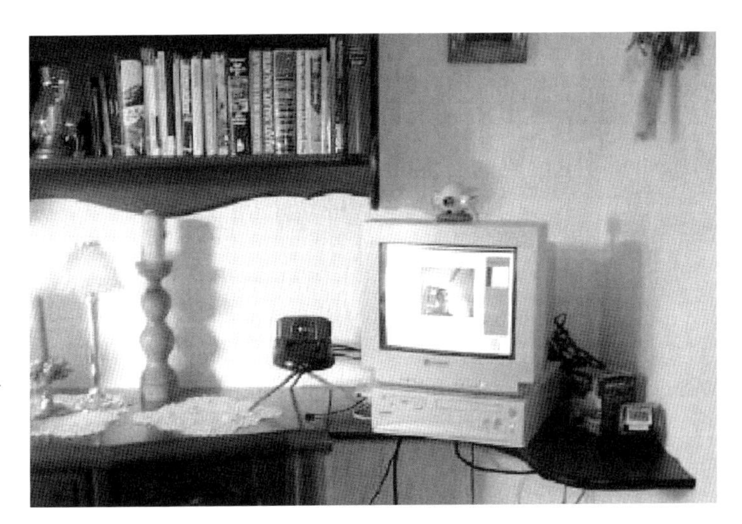

Abb. 6: Die PGS-Haustelematikstation im Haushalt eines Patienten

Wie auf der Patientenstation kommt Windows NT® 4.0 als Betriebssystem zum Einsatz. Das Softwaredesign ist komponentenorientiert. Sowohl die Hauptanwendung – der sog. Medical Client – als auch die Kommunikationsmodule für den medizinischen Datenaustausch sind plattformunabhängig in Java implementiert. Lediglich die Videoanwendung wurde in C++ erstellt. Als Datenbank wird Oracle® 8 Personal Edition eingesetzt.

Die PGS Homecare-Plattform unterstützt in ihrer aktuellen Version die nachfolgenden Telematikdienste:

- ärztliche Videokonsultationen und Televisiten,
- Videoberatung zur Alltags- und Lebensbewältigung,

- telemedizinische Bereitschaftsdienste,
- Telemonitoring zur On- und Offline-Überwachung und Befundung von Vitalparametern,
- kognitives Training am PC für Aphasie-Patienten mit Fernkontrolle durch den Therapeuten (Einspielen von Übungssitzungen, Kontrolle der Lernergebnisse von Übungssitzungen) und
- computergestützte Therapieassistenz zur Verbesserung der Patienten-Compliance (in Vorbereitung)

AUSBLICK

Die PGS Homecare-Plattform zeigt, wie unterschiedlichste medizinische Geräte bedarfsspezifisch unter einer einheitlichen elektronischen Patientenakte zusammengefasst werden können. Sie zeigt Wege auf, wie Standardgrenzen überwunden werden, um bestehende medizinische DV-Systeme für die häusliche, telematikbasierte Betreuung zu nutzen. Sie gewährt die Vertraulichkeit und Echtheit medizinischer Daten und unterstützt integrierte, vernetzte Versorgungsformen, die sie in ihrer Struktur abbildet. Sie zeigt beispielhaft für den Schlaganfall, welche Möglichkeiten Telematik in der häuslichen Versorgung eröffnet.

In dem im Sommer 2000 gestarteten und von der Techniker Krankenkasse als Modellvorhaben ausgewiesenen Feldversuch »Schlaganfall-Teleservice Saar« wird mit Hilfe der PGS-Plattform die telemedizinische Nachsorge von Schlaganfallpatienten durch ein aus Haus- und Facharzt, Klinik, Therapeut und Beratungsstelle bestehendes Versorgungsnetzwerk erprobt. Erste Rückmeldungen von Ärzten und Patienten signalisieren ein hohes Interesse der Betroffenen an telemedizinischer Versorgung, große Akzeptanz und einen enormen Bedarf an weiteren technologischen Möglichkeiten für die Fernmedizin.

Das Fraunhofer-Institut für Biomedizinische Technik engagiert sich auf nationaler und europäischer Ebene für eine Fortführung seiner Aktivitäten zur häuslichen Gesundheitsbetreuung auf Basis der PGS Homecare-Plattform. Im Rahmen des vom BmBF geförderten Projektes mit dem Namen TeleMOM werden ab 2002 im Großraum Berlin ebenfalls Schlaganfallpatienten von einem Versorgungsnetz betreut.

In dem vom Fraunhofer-Institut für Biomedizinische Technik koordinierten EU-Projekt TOPCARE wird eine Homecare-Plattform für die häuslichen Versorgung bei Heimbeatmung, Infusionstherapien und Antikoagulationstherapien entwickelt und in Pilotstudien in mehreren europäischen Ländern eingesetzt.

Der ZNS-Internet-Club

Ch. Krusch, P. W. Schönle; Allensbach, Magdeburg/Universität Konstanz

EINLEITUNG

Im Mai 1998 begann an den Kliniken Schmieder in Mannheim die Projektarbeit am ZNS-Internet-Club, der ein Projekt in enger Kooperation mit dem Sozialministerium des Landes Baden-Württemberg darstellte und dessen erklärtes Ziel die Förderung und Langzeitbetreuung sowie Selbsthilfe von Patienten mit Hirnschädigung mit Hilfe moderner Telematik-Anwendungen sein sollte. Im Rahmen eines immer größer werdenden Behindertennetzwerks sollte der Internet-Club ein kommunikativer Kristallisationspunkt werden.

Seit der mit großem öffentlichem Interesse verfolgten Eröffnung am 28.07.1998 durch den Sozialminister *Herrn Vetter* wurde die Einrichtung durch die Arbeit mit den Selbsthilfegruppen und den Aufbau einer beachtlichen Mitgliederzahl unterstützt. Zum jetzigen Zeitpunkt werden etwa 60 Personen als reine Mitglieder betreut, weitere ca. 400 Personen finden sich durch die Arbeit mit den Selbsthilfegruppen ein. Geöffnet ist grundsätzlich nach Vereinbarung, betreute Öffnungszeiten, d. h. Zeiten, in denen Therapeuten wie Ergotherapeuten und Neuropsychologen zusätzlich am Clubstandort bereit stehen, um Fragen zu beantworten und zu helfen, sind dreimal wöchentlich nachmittags zwischen 14.00 und 17.00 Uhr vereinbart. Bei den Mitgliedern handelt es sich insbesondere um ehemalige Patienten der Kliniken Schmieder, doch auch um andere Betroffene mit Erkrankungen des Zentralnervensystems, interessierte Angehörige und Selbsthilfegruppen. Hierbei seien in der Region insbesondere die Selbsthilfegruppen für Multiple Sklerose (DMSG und Amsel), die Selbsthilfegruppe der Schädel-Hirn-Patienten in Not sowie die regional existierende Selbsthilfegruppe CERES Rhein-Neckar, die Regionalgruppen der Muskelerkrankten insbesondere Chorea Huntington, die deutsche Parkinson Vereinigung, Regionalgruppe Mannheim und Ludwigshafen, die Aphasikerselbsthilfegruppe Mannheim sowie die Schlaganfallselbsthilfegruppen Rhein-Neckar genannt.

Der Internet-Club wird von Mitgliedern und Selbsthilfegruppen mit unterschiedlichen Zielsetzungen genutzt. Das eigentliche zentrale Thema, das immer wieder innerhalb der Arbeit angesprochen wird, ist die Kommunikation und der Austausch. Der Internet-Club stellt zunächst außerhalb jeglicher Computernutzung einen Treffpunkt dar, in dem die Möglichkeit besteht, aktiv teilzunehmen und einen Rahmen zu finden, die eigenen Bedürfnisse zu verbalisieren und miteinander zu teilen. Des weiteren ist hiermit eine längerfristige Anbindung gegeben, um in dem doch oft langwierigen Krankheitsverlauf nach ZNS-Schädigung eine Betreuung zu finden und letztendlich zur Selbsthilfe angeleitet zu werden. In dem schwierigen Verarbeitungsprozess zwischen Krankheitswahrnehmung, Eingestehen des Schädigungsmusters und Integration in den Alltag ist hiermit ein wichtiger Schritt getan.

Ebenso finden Möglichkeiten zur medizinischen Information vor Ort, zur Diskussion und schließlich Hilfe zur Selbsthilfe statt. Die Eigenständigkeit und Aktivierung wird letztendlich den Interessen und Bedürfnissen angepasst, wobei ein Computereinführungskurs die Grundlage und Voraussetzung zur ersten Annäherung an das Medium bildet. Das Annehmen des Menschen in seiner Gesamtheit und die Berücksichtigung seiner Individualität trotz der eingetretenen Beeinträchtigung sind hierbei Hauptziel. In der Schöpfung des Internet-Clubs bieten die Neuen Medien für den Patienten mit neurologischen Erkrankungen neue Chancen der Verwirklichung und Integration.

Wie wird letztendlich der Internet-Club von den Mitgliedern genutzt?

Die Mitglieder suchen insbesondere eine Möglichkeit des Erfahrungsaustauschs, die Motivation des gemeinsamen Lernens trotz der eingetretenen Beeinträchtigung stellt einen hohen Positivfaktor dar, um weitergehend an einer Änderung der eingetretenen Situation zu arbeiten und neuen Mut zu schöpfen. Hierbei ist die soziale Interaktion ein wichtiger Punkt; oft ist in den Gruppentreffen zu verzeichnen, dass Menschen mit unterschiedlichsten Beeinträchtigungen wie z. B. Sprachstörungen und kognitiven Problemen gemeinsam neue Freude am Erarbeiten von Lösungsstrategien finden. Für die Angehörigen ist der Club eine ganz wichtige Anlaufstelle, um Information und Vernetzung zu den Selbsthilfegruppen zu bekommen, letztendlich aber auch in dem langen Krankheitsprozess Hilfe zu finden und ein offenes Ohr für ihre Anliegen. Für die Weiterführung einer längerfristigen Therapie bieten computergesteuerte Medien nach Kontaktaufnahme einen neuen Reiz, der motivationsfördernd ist. Letztendlich ist es unserem Verständnis nach jedoch sinnlos, einen Patienten mit einem Therapieprogramm auszustatten, in dessen Ausführung er letztendlich nicht geschult worden ist und bei dem nicht klar ist, ob bei dem Patienten das ausgewählte Programm eher nützlich oder förderlich ist.

Einem der ersten Patienten, die ich im Rahmen des Internet-Clubs kennenlernte, war über den hausärztlichen Kollegen zur Steigerung seiner Merkfähigkeit das Programm Cogpack® von Marker Software verordnet worden. Der Patient schilderte mir, wie hervorragend er mit dem Programm umgehen konnte. Bei näherer Befragung stellte sich heraus, dass der Patient gemäß seinem Störungsbild nur einige Unterprogramme herausgepickt hatte, in denen er sich als besonders gut und geeignet erwies, wobei er alle anderen vernachlässigt hatte. Eine nähere Einweisung oder therapeutische Begleitung war im Gesamtverlauf von über 1½ Jahren nicht vorgenommen worden.

Des weiteren nutzen die Mitglieder je nach Kenntnisstand und Fähigkeit die Information und das Internet, insbesondere auch, um mit anderen Betroffenen in Kontakt zu treten. Zusätzlich für die Genannten gilt für die Selbsthilfegruppen in höherem Maße die Möglichkeit des Treffpunktes und der Vernetzung untereinander. Ebenso werden oft gruppenspezifische Angebote wie z. B. PC-Kurs für die Parkinson-Gruppe oder auch die Erstellung einer Präsentation im Rahmen der Selbsthilfetage für die Aphasiker-Gruppe genannt und mit den Mitgliedern erarbeitet. Der Internet-Club integriert sich in hohem Maße in die bereits bestehenden Netzwerke, in der Region sind dies vor allem der Gesundheitstreff und das Schlaganfallnetzwerk.

Welche Ausbaumöglichkeiten für ein Projekt wie den Internet-Club gibt es?

P. W. Schönle hat in diesem Band bereits über die Möglichkeiten der Teletherapie berichtet, die, wie ich denke, bei der jetzt anstehenden und in Aussicht gestellten Lösung der technischen Probleme ein sehr interessantes Zusatzangebot für die häusliche Nutzung darstellen wird. Für den Internet-Club ist ein weitergehender Ausbau mit überregionaler Kooperation gut denkbar.

Für die jetzt noch in sparsamem Maße vorhandenen behindertengerechten PC-Möglichkeiten könnte eine gemeinsame und an den Kosten orientierte Soft- und Hardwareentwicklung möglich sein, die direkt mit den Patienten geübt und letztendlich auch ausprobiert werden kann. Eine behindertengerechte Web-Plattform im Bereich der Rehabilitation und computergestützte Anwendungen sind ebenso denkbar wie der weitere Ausbau der bestehenden Teletherapie und Telematik.

Nach meinem persönlichen Verständnis ist der Internet-Club ein kleiner Baustein, um Menschen mit ihren Einschränkungen zu helfen, sich in die heutige multimediale Welt wieder zu integrieren, ihnen die Möglichkeit zu bieten, miteinander zu kommunizieren und sich auszutauschen, um letztendlich mit neuem Mut auch in Zukunft immer wieder neue Wege zu bestreiten.

Computerunterstützte Therapie aus der Sicht des Betroffenen

Prof. Dr. Franz-Josef Stachowiak (Leipzig)

»Frühe Hilfe« - Erfahrungen mit dem Computer nach Schädelhirnverletzung aus der Sicht des Betroffenen

F.-J. Stachowiak, Leipzig

EINLEITUNG

Vom 23. bis 24.11.1987, also vor 14 Jahren, veranstaltete das Kuratorium ZNS die erste Tagung »Computer helfen heilen«. *Hannelore Kohl* hatte damals insgesamt 87 Wissenschaftler und Praktiker verschiedener Fachrichtungen zu einem Erfahrungsaustausch über Möglichkeiten und Grenzen computerunterstützter Trainingsprogramme zur Wiederherstellung oder Verbesserung gestörter Hirnfunktionen in die Berufsgenossenschaftliche Unfallklinik Ludwigshafen eingeladen. Dies war nur wenige Jahre nach der Einführung des Personal-Computers in die Arbeitswelt. Das Kuratorium ZNS hat die damalige Zielsetzung weiterverfolgt und kontinuierlich daran gearbeitet, diagnostische und therapeutische Möglichkeiten für betroffene Patienten und Angehörige entsprechend dem Fortschritt in der Computertechnologie zu entwickeln und zu fördern. Heute gehört der Computer längst zum klinischen Alltag sowohl in der akuten Versorgung (z. B. Monitoring-Systeme, die lebenswichtige Funktionen kontrollieren) als auch in der Rehabilitation (Reha-Software) der Patienten.

Auf der Tagung 1987 habe ich einen Vortrag zum Thema »Sprachtherapie mit dem Computer« gehalten und über ein Projekt berichtet, das vom Bundesministerium für Forschung und Technologie seit 1983 gefördert wurde. An der Rheinischen Landesklinik in Bonn entwickelten wir damals als erste in Deutschland ein computerbasiertes Sprachtraining speziell für Menschen mit Sprachstörungen bei Hirnschäden. Wir orientierten uns beim Aufbau unserer Programme an bewährten neurolinguistischen Therapiemethoden, insbesondere an der klassischen Stimulationsmethode, die sehr viel Wert auf die Präsentation von Bildmaterial und auf die akustische Stimulation legt. Sprachliche Aktivitäten wie z. B. Benennen, Wörter verstehen, Sätze aus Wörtern zusammenbauen, das Schreiben neu erlernen usw. sollten mit unserem Verfahren angeregt oder deblockiert werden. Das Üben mit dem Computer wurde von uns als Bestandteil der Therapie gesehen – es erfolgte mit Hilfe einer Therapeutin, die den Computer als Medium mit bestimmten Vorteilen gegenüber herkömmlichen

Methoden einsetzte, jedoch hatten wir bereits im Sinn, mit dem Computer auch ein kontrolliertes Heimtraining zu ermöglichen. Dieses letztere Ziel wurde bis heute nur in Ansätzen erreicht, jedoch denke ich, dass wir diesem Ziel mit Hilfe des Internets und des aufkommenden interaktiven Fernsehens sehr bald näherkommen werden.

Auf dem 3. Kuratorium ZNS-Symposion »Computer helfen heilen«, das 1989 in den Kliniken Schmieder in Gailingen stattfand, konnte ich über erste Ergebnisse unserer multizentrischen Evaluationsstudie berichten, in der wir die Wirksamkeit der computerunterstützten Sprachtherapie untersuchten. In dieser Studie wurden an mehreren Rehazentren zwei große Gruppen von Patienten gebildet: Die eine Gruppe erhielt über sechs Wochen jeden (Werk-) Tag eine Stunde herkömmlicher Sprachtherapie, die andere Gruppe (insgesamt waren etwa 80 Patienten in jeder Gruppe) erhielt dieselbe Therapie, aber zusätzlich noch eine Stunde Sprachtherapie am Computer mit dem Programm LingWare-Stach. Alle Patienten wurden vor und nach dem Training mit dem Aachener Aphasietest, einem standardisierten Sprachleistungstest, getestet. Wir konnten zeigen, dass das zusätzliche Computertraining gezielt zu besseren Sprachleistungen vor allem beim Benennen und in der Schriftsprache führte.

Ähnlich positive Effekte konnten wir in Leipzig im Rahmen einer Evaluationsstudie mit dem Sprechspiegel von IBM nachweisen. Dieses Programm ist vor allem für Kinder geeignet, aber wir konnten zeigen, dass nicht nur Kinder mit einer Sprachentwicklungsstörung, insbesondere mit einer Dyslalie, also einer Lautbildungsstörung, von diesem Training profitierten, sondern auch erwachsene Patienten mit Dysarthrie (also einer neurogenen Störung des Sprechens und der Aussprache).

In einem europäischen Forschungsprojekt, das ich vor etwa 10 Jahren bei der Europäischen Kommission beantragt hatte, untersuchten ca. 40 Forschergruppen in Europa die computergestützte Rehabilitation in der Diagnostik und Rehabilitation von Gedächtnisleistungen, der Aufmerksamkeit, in bestimmten Bereichen der visuellen Wahrnehmung und in der Sprache. *Hannelore Kohl* hatte mit ihrer Konzentration auf das Thema »Computer helfen heilen« und mit ihrer Unterstützung nicht nur von klinischen Einrichtungen, sondern auch von Forschungsprojekten eine ganz wichtige Grundlage für die Teilnahme deutscher Forscher an internationalen Projekten gelegt, und es entstand – auch im Rahmen von Nachfolgeprojekten zu der von uns 1990 bis 1992 durchgeführten konzertierten Aktion – ein europäisches Netzwerk im Bereich der neuropsychologischen Rehabilitation. In einer Serie von Studien wurde die computergestützte neuropsychologische Rehabilitation auf ihre Wirksamkeit hin untersucht und bestätigt [1].

Ein neueres Ergebnis aus dem europäischen Forschungszusammenhang stellt die Arbeit meiner früheren Mitarbeiterin Frau *Claudia Wahn* dar, die in Leipzig mit der Evaluation einer elektronischen Kommunikationshilfe, man könnte sagen, einer Sprachprothese betraut war, die wir in einem europäischen Forschungsprojekt (TIDE-PCAD-Projekt) entwickelt haben.

In diesem Zusammenhang ist es ganz wichtig darauf hinzuweisen, dass in dem zuletzt genannten Projekt zur Entwicklung einer computerbasierten Kommunikationshilfe sehr sorgfältig untersucht wurde, welche Patienten überhaupt geeignet sind, mit einem derartigen System zu arbeiten. Es wurde ein spezieller Fragenkatalog entworfen, der von den Therapeuten mit den Patienten durchgegangen wird, um zu ermitteln, ob die Patienten mit einem solchen Gerät umgehen können und welche speziellen Bedürfnisse sie haben, damit das Gerät an diese Bedürfnisse angepasst werden kann.

Dies ist ein wichtiger Punkt, der bisher bei der Durchführung von Therapien mit Computern noch nicht systematisch genug untersucht wurde. Insbesondere ist es gar nicht so leicht, den Zeitpunkt festzustellen, ab wann ein Patient so weit »genesen« ist, dass er an einem Computer arbeiten kann. Obwohl zum frühen Einsatz von Computern bereits auf der Tagung 1987 erste Ansätze vorgestellt wurden – so hielt *Dr. Gobiet* von der Klinik Hessisch Oldendorf einen Vortrag über den Computereinsatz in der Frührehabilitation schwer schädelhirnverletzter Patienten – stehen zu diesem Thema bis heute noch Evaluationen aus.

Studien zur Wirksamkeit computerunterstützter Verfahren wirken ziemlich technoid und kühl angesichts der Gefühlslage der Betroffenen. Und in der Tat ist es ja auch so, dass die Therapeuten, die sich mit der Entwicklung und Evaluation computerunterstützter Therapieprogramme beschäftigen, die Technik kennen müssen und Untersuchungen durchführen, deren Methodik vor allem durch ein bestimmtes experimentelles Design und statistische Berechnungsverfahren charakterisiert ist. Als Experte, der solche Programme entwickelt, muss man Erfahrung im Hinblick auf die Störungsbilder und die Restitution von Funktionen haben. Man muss viele »Fälle« gesehen haben. Dabei besteht die Gefahr, dass man gegenüber dem Einzelschicksal und der Problematik, die sich für den Patienten und seine Familie ergeben, ein wenig betriebsblind wird.

Deshalb möchte ich in meinem Beitrag die Erfahrungen, die ein Patient macht, aus der Sicht des Betroffenen darstellen. Ich bin nicht unmittelbar als Person selbst betroffen, jedoch hat mein Sohn im Alter von 15 Jahren am 4.1.1998 bei einem Unfall mit der Straßenbahn – er wurde als Fußgänger von der Bahn erfasst – nicht nur ein Bein verloren, Knochenbrüche und andere multiple Schäden davongetragen, sondern auch ein Schädelhirntrauma erlitten, das wegen eines schwer zu beherrschenden Hirndrucks eine Notoperation erforderlich machte, bei der auch ein Teil des gesunden Hirns auf der rechten Seite entfernt wurde. Mein Sohn hat mir die Erlaubnis gegeben, hier über ihn zu berichten und aus der Sicht des Betroffenen an seinem Fall zu verdeutlichen, über welche Schritte der frühen Rehabilitation es zu einer nützlichen Verwendung des Computers kommen kann.

Ich muss vorausschicken, dass mein Sohn vor seinem Unfall recht gut mit Computern umgehen konnte und dass er sogar im Rahmen eines Betriebspraktikums - das von seiner Schule verlangt wurde - bei der Firma Phoenix Software in Bonn an dem LingWare-Stach-Programm mitgearbeitet und z. B. Bilder für Benennungsübungen erstellt hat.

Ich habe für meinen Sohn im ersten Jahr nach dem Unfall Tagebuch geführt (wenn ich nicht da war, habe ich mir von meiner Frau die Tagesereignisse erzählen lassen) und ihm - in einer Ansprache an ihn - mitgeteilt, was er und die Familie erlebt haben. Aus diesem Tagebuch werde ich einige Ausschnitte mit dem Ziel darstellen, zu zeigen, wie langsam der Prozess des Aufwachens aus dem Koma sein kann und wie es sich zu einem bestimmten Zeitpunkt - selbst für mich als Experten überraschend - herausstellte, dass der Computer eine Hilfe für die weitere Rehabilitation sein kann. Private Dinge, die die Coping-Situation der Familie betreffen, aber auch Details der medizinischen Behandlung (Wundbehandlung, Stoma etc.) lasse ich weg.

Ich beginne mit einem Bericht aus der Zeit in der Intensivstation, als sich mein Sohn noch in einem Wachkoma befand:

SONNTAG, 1. FEBRUAR

Heute sind seit Deinem Unfall vier Wochen vergangen, und Du liegst immer noch im Koma. Gegen 15.30 fuhren Mama und ich zu Dir ins Krankenhaus. Wegen Deiner Infektion mit gefährlichen Krankenhauserregern warst Du von anderen Patienten isoliert, und wir mussten wie die Ärzte und das Pflegepersonal einen Mundschutz tragen. Dein Fieber lag etwas über 38 Grad. Mama und ich sprachen mit Dir. Wir meinen, dass Du eine Menge verstanden hast. Du hattest die Augen ein wenig geöffnet. Du konntest den Daumen und Mittelfinger der rechten Hand bewegen. Mama forderte Dich immer wieder auf, ihre Hand zu drücken. Du tatest das dann auch. War es Zufall, oder hast Du Mama verstanden? Auch an Deiner linken Hand und am Arm beobachteten wir kleine Bewegungen. Außerdem meinte ich, dass in Deinem linken Bein Reflexe sind, so dass wir ein Fünkchen Hoffnung hatten, dass Du Dich wieder bewegen kannst, wenn Du aus dem Koma erwachst. Wir spielten Dir Michael

Jackson mit dem alten Discman und schlechten Kopfhörern ein. Dein Puls stieg von 110 auf 117. Offensichtlich mochtest Du das nicht hören. Also nahmen wir die Kopfhörer aus Deinen Ohren. Mama brauchte dann eine halbe Stunde, um Dich wieder zu beruhigen.

SONNTAG, 8. FEBRUAR

Inzwischen sind fünf Wochen seit Deinem Unfall vergangen. Das Leben zu Hause ist quasi stehengeblieben. Du hattest 37,9 Grad Temperatur und eine Pulsfrequenz von ca. 140, als ich bei Dir ankam. Schwester Anja betreute Dich gut, hatte das Radio an. Ich las Dir erst mal die Bundesliga-Ergebnisse vor. Zum Basketball war nicht viel zu sagen: Es gab ein Pokalendspiel in den USA, aber Michael Jordan, der die meisten Punkte in der NBA gesammelt hat, kann angeblich wegen eines Fiebers nicht mitspielen. Ich hatte das Gefühl, dass Du genau wusstest, worüber ich rede, denn Du schienst aufmerksamer. Ich glaube auch, dass Du mir mehrmals gezielt die Hand gedrückt hast, nachdem ich Dich dazu aufgefordert hatte. Du konntest jedoch Dein linkes Bein nicht bewegen und auch den Mund nicht auf- und zumachen. Als ich einige Zeit da war, wurdest Du sehr müde. Ich hielt Deine Hand, bis Du ruhig einschliefst. Dein Puls ging auf 115 zurück. Du schienst zu träumen. Plötzlich wurdest Du unruhig und wieder wach, fingst an zu schwitzen und hattest sofort wieder Puls 140. Du hast mich mit offenen Augen angesehen und – wie ich meine – erkannt. Anne und Deine Klasse hatten Dir schöne Zeichnungen gemacht. Ich ließ Dich auch in die Zeitung gucken. Mein Eindruck war, dass Du etwas erkannt hast. Die Schwestern meinten, dass ich Dich überforderte, weil ich von Dir verlangte, dieses oder jenes zu tun.

SONNTAG, 15. FEBRUAR

Inzwischen sind sechs Wochen seit Deinem Unfall vergangen. Aber es keimt Hoffnung auf, dass Du es schaffen wirst, wieder beweglich zu werden. Mama und Luisa fuhren zu Dir. Du hattest kein Fieber mehr, warst aber ziemlich müde. Du scheinst Dich gefreut zu haben, dass Luisa mitgekommen war. Am Abend, als ich ankam, schliefst Du ruhig und fest. Du schienst in einer Erholungsphase zu sein. Als Du wach wurdest, habe ich wieder ein bisschen Krankengymnastik mit Dir gemacht. Du konntest Deinen rechten Arm gut bewegen, hattest auch Kraft drin und hast mir das zeigen wollen. Den linken Arm konntest Du gut entspannen, auch wenn er etwas weniger Kraft hatte. Was ich Dir erzählt habe, scheinst Du verstanden zu haben. Ich spielte Dir von meinem Diktiergerät eine Nachricht von Anne und Sarah vor, die Dir etwas mitteilen wollten. Du schienst das alles zu verstehen. Ich fragte, ob Du das nochmal hören willst. Daraufhin hast Du als Ja-Zeichen die Augen geschlossen. Ich meine auch, dass Du etwas lesen konntest. Außerdem hast Du interessiert wahrgenommen, dass Seattle New York im Basketball geschlagen hat.

SONNTAG, 22. FEBRUAR

Du warst in einem relativ guten Zustand, wenn auch ein bisschen müde. Zunächst spielte ich Dir Sarahs und Luisas Nachrichten vom Diktiergerät vor. Du kennst das schon. Ich lasse Dich das Gerät selber betätigen. Zwar hast Du nicht genug Kraft im Daumen, aber ich helfe Dir dabei. Du hast mir mit den Augenlidern gezeigt, dass Du mich verstehst. Ich sagte Dir, Du solltest auf mein Schnalzen hin die Augenlider schließen. Das hast Du dreimal gemacht. Ich fragte Dich, ob Du Musik hören wolltest. Du signalisiertest Ja. Ich fragte, ob Du Coolio hören wolltest. Ich sagte, dass Du mir das nicht deutlich genug zum Ausdruck brächtest und fragte ganz ausdrücklich: »David, willst Du Coolio jetzt hören?« Du hast daraufhin die Augen ganz deutlich und lange geschlossen. Als ich Dir die Knopfhörer ins Ohr tat, warst Du bereits ziemlich entspannt. Von Coolio bist Du im Nu eingeschlafen. Deine Pulsfrequenz fiel auf unter 80.

SONNTAG, 1. MÄRZ

Mama und ich blieben von 15.00 Uhr bis 19.00 Uhr bei Dir. Du hattest eine Pulsfrequenz von 150 und einen zu hohen Blutdruck. Du warst sehr erregt und nass geschwitzt. Ich fragte Schwester Elke, ob Du auch genügend Flüssigkeit bekommst. Mama gab Dir ein wenig von Deinem Lieblingsjoghurt, den Du tatsächlich runterschlucktest. Als Du ihn erkanntest, hast Du über das volle Gesicht freudig gegrinst. Das war das erste Mal, dass wir eine Mimik bei Dir gesehen haben. Ansonsten warst Du kaum ansprechspar, ziemlich verwirrt und hattest wohl kaum ein Bewusstsein von Deiner Umwelt. Deine beiden Arme, besonders der linke, wurden von starken spastischen Verkrampfungen gequält. Wir versuchten dauernd, diese zu lösen. Die Schwester legte Dir dann eine Schiene über den linken Ellenbogen, um Deine Bizeps-Muskulatur zu entlasten. Mama und ich waren total unglücklich über Deinen Zustand und glaubten, dass er mit den Medikamenten zusammenhing.

MITTWOCH, 4. MÄRZ

Genau zwei Monate nach Deinem Unfall war der Aufenthalt in der Intensivstation der Bonner Unfallchirurgie beendet. Du wurdest in die Frühreha nach Vallendar verlegt. Es war ein stürmischer Tag. Auf der Autobahn kippten mehrere Lastwagen um. Die Fahrt im Krankenwagen muss für Dich unangenehm gewesen sein. Ein junger Arzt von der Intensivstation fuhr mit. Mama und ich waren etwa gleichzeitig von zu Hause aus gestartet und kamen an der neurologischen Klinik in Vallendar genau in dem Moment an, als auch der Krankenwagen mit Dir eingetroffen war. Wir waren etwas entsetzt darüber, dass man Dich nicht wärmer angezogen hatte. Wir begleiteten Dich auf die Station. Du wurdest in einem Bett hoch gefahren. Du hast genau gemerkt, dass Du jetzt in eine neue Umgebung kamst. Wir befanden uns im Haus Hannelore. *Hannelore Kohl* und das Kuratorium ZNS hatten viel Geld gestiftet, damit die Klinik Vallendar diese Frührehastation einrichten konnte. Alles ist nagelneu. Auch das Team von Ärzten und Therapeuten besteht noch nicht lange. Es gab einen einen sehr freundlichen und menschlichen Empfang. Wir hatten sofort eine Besprechung mit dem Chefarzt und den Stationsärzten sowie der Oberärztin, die Dich ausgesprochen nett begrüßte. Dann stellten sich die Krankenschwestern und Pfleger vor, anschließend das Team der Krankengymnasten, später auch ein Logopäde und zuletzt die junge Ärztin, auf deren Station Du liegen sollst. Du wurdest an das Monitoring angeschlossen, das genau die gleichen Möglichkeiten bietet wie auf der Intensivstation in Bonn. Die Pfleger können in ihrem Dienstzimmer verfolgen, ob Dein Blutdruck, Deine Pulsfrequenz und Deine Atmung in Ordnung sind. Du hattest aus Bonn einen Decubitus mitgebracht, der behandelt wurde. Ein Stationsarzt untersuchte Dich neurologisch. Es sah gar nicht so übel aus, Deine Reflexe sind meist gut erhalten. Du kannst Blickbewegungsfolgen machen, bewegst den Kopf frei hin und her und machst ständig – wenn auch unkontrollierte – Bewgungen mit dem rechten Arm. Dein linkes Bein war nicht spastisch, sondern schlaff. Im linken Arm war eine Spastik, aber man konnte sie reduzieren. Die Grundlagen für eine stetige Verbesserung Deiner Funktionen sind gegeben. Die Krankengymnastin machte ein erstes Training mit Dir. Ich besprach mit ihr, dass Du nicht nur Bewegungsübungen machen, sondern wieder lernen sollst, im Alltag relevante Bewegungen wie z. B. »einen Schalter bedienen« usw. durchzuführen. Du fandest die Krankengymnastin offenbar ganz nett und hast gut mitgearbeitet. Für mich erschien folgendes ganz wichtig: Ich hielt Deine rechte Hand, die Krankengymnastin Deine linke. Wir forderten Dich auf, jeweils unsere Hand zu drücken. Dies hast Du zweimal gezielt gemacht. Dann kam der Logopäde, der sich zunächst nicht so sehr um Sprache und Sprechen, sondern um Deine Fähigkeit zu schlucken kümmern soll. Mama konnte ihm mitteilen, dass Du z. B. Deinen Lieblingsjoghurt erkannt und geschluckt hast, dass Du auch kleine Mengen Cola trinken kannst. Dies wertete er als gute Voraussetzung, einen anderen Beatmungstubus (d. h. ohne Ballon) einzusetzen, damit Du langsam auf selbstständiges Essen und Trinken umgestellt werden kannst. Schließlich kam noch die Ärztin und erkundigte sich wegen der Wunde am Beinstumpf. Sie sagte auch, dass man die Ernährungssonde, die durch Dein Nasenloch in den Magen führt, durch eine PEG-Sonde, die durch die Bauchdecke direkt in den Magen gelegt wird, ersetzen will.

DIENSTAG, 10. MÄRZ

Gegen 16.40 Uhr war ich bei Dir. Unterwegs traf ich den Pfleger und die Krankengymnastin. Sie meinen, dass Du schon gute Zeichen des Fortschrittes zeigst. Als ich zu Dir hineinkam, war ich überrascht. Das Radio war an. Du hieltest mit Deiner rechten Hand das Bettgestell fest und machtest mit der neuen silbernen Tracheal-Sprechkanüle Geräusche. Du warst ziemlich wach, hast mich genau angeschaut und warst sehr aufmerksam. Dann kam die große Überraschung: Nachdem ich Dir einiges erzählt hatte, zeigtest Du, dass Du den rechten Arm willentlich bewegen konntest. Ich sagte zu Dir: »Mensch David, Du kannst Deinen Arm ja schon gezielt benutzen: Fass mal das Bettgestell an!« Das tatest Du. Dann forderte ich Dich auf, meinen Arm zu ergreifen. Das tatest Du. Du schautest auch nach rechts, bisher hattest Du immer nur nach links geschaut. Ich sagte zu Dir: »Guck mal nach draußen.« Auch das hast Du verstanden und ausgeführt. Dann zeigte ich Dir zwei Fotos von Deiner Klassenfahrt in die Toskana, den schiefen Turm von Pisa und eine Gruppe von Klassenkameraden mit Dir. Du hast die Bilder sorgfältig angeschaut. Dann zeigte ich Dir das Ja-Nein-Plakat von Sarah und fragte Dich, wo »Nein« steht. Dein Arm blieb auf dem »Nein«. Du hast auch zweimal den Kopf geschüttelt, als ich Dich fragte, ob Du Schmerzen hast.

SONNTAG, 22. MÄRZ

Mama und ich fuhren gegen 15.00 Uhr zu Dir. Als wir ankamen, schliefst Du, wurdest aber bald wach. Du warst in trauriger Stimmung. Wir glauben, dass Du immer deutlicher erkanntest, was Dir passiert war. Wir machten Dir Hoffnung, dass Du wieder gesund wirst, wenn auch das Bein für immer verloren ist. Wir hatten den Eindruck, dass Du inzwischen das Fehlen des rechten Beins realisiert hast. Die Oberärztin musste die riesige Wunde täglich ausspülen und neu verbinden. Das tut Dir jedesmal sehr weh. Du musst wirklich sehr leiden. Du scheinst auch noch Schmerzen in den Beckenknochen zu haben, die gebrochen waren. Wenn Du Dein linkes Bein drehst, verziehst Du das Gesicht. Du scheinst alles genau zu verstehen, wenn Du wach bist. Du hast mit mir ein bisschen Ball gespielt. Mit der rechten Hand solltest Du den Ball annehmen, wenn ich ihn Dir zuspielte. Deine Reaktionszeiten lagen bei etwa einer Sekunde. Du musst denken können, auch wenn Du noch nicht sprechen kannst. Im linken Arm lässt sich die Spastik inzwischen oft gut lösen, die Finger sind auf dieser Seite beweglicher geworden. Du kannst die Hand schließen und öffnen. Die rechte Hand ist noch ataktisch, d. h. sie wackelt ein wenig hin- und her, wenn Du etwas ergreifen willst. Du interessiertest Dich ein wenig für das Fernsehen. Am Bein stellte ich mehr Beweglichkeit fest.

SONNTAG, 29. MÄRZ

Du wachtest gerade auf, als wir ankamen, und warst nicht besonders gut gelaunt. Wir ließen Dich von einer Schwester und einem Pfleger in den Rollstuhl setzen, um mit Dir in den Ort Vallendar zu fahren. Es war ein wunderbar sonniger Frühlingstag und 23 Grad warm. Dies war das erste Mal nach fast drei Monaten, dass Du wieder frische Luft atmen und die Sonne auf Deiner Haut spüren konntest. Du warst entweder etwas überfordert oder gerührt, oder aber die Sonne tat Deinen Augen weh, denn Du schienst zu weinen. Bald schautest Du Dir aber die Gegend an. Dabei konntest Du noch nicht schnell nach links und rechts schauen, sondern hieltest den Kopf meist starr geradeaus. In der italienischen Eisdiele kaufte Luisa für Dich einen Vanille-Milkshake, den Du normalerweise gerne magst. Du hast auch tatsächlich an dem Strohhalm gesaugt. Wir fuhren dann zurück in die Klinik. Du wurdest von den Pflegern wieder an die Ernährungsschläuche angeschlossen, ins Bett gelegt und gewaschen. Dann schliefst Du recht zufrieden ein. Sprechen konntest Du zu diesem Zeitpunkt noch nicht. Ich vermute, dass Du sprachlich denken und verstehen kannst, dass aber die Umsetzung auf die Artikulationsmotorik nicht gelingt. Es ist wohl eine Anarthrie aufgrund der Hirnstammeinklemmung, die hoffentlich wieder verschwindet. Am Stumpf traten neue Probleme auf, die die Behandlung durch einen Chirurgen erfordern. Eine neue Operation im Bundeswehrzentralkrankenhaus zeichnet sich ab.

SONNTAG, 5. APRIL

Gegen 15.00 Uhr waren wir bei Dir. Du warst in ziemlich guter Stimmung. Vor allem hast Du uns bewiesen, dass Du fast alles gut vestehst und auch über Deine alte Fähigkeit verfügst, Zeichen und Gesten zu benutzen. Du hast also keine Asymbolie, auch wenn Du nicht sprechen kannst. So konntest Du auf Aufforderung hin mit Deinem Zeigefinger meine Nase berühren, aber auch schon anderen Leuten den Vogel zeigen. Ich fragte Dich, ob Du mal den Stinkefinger machen könntest. Dafür brauchtest Du keine Sekunde. Trotz wackelnder rechter Hand und noch vorhandener leichter Lähmung der Finger konntest Du innerhalb einer Sekunde den Stinkefinger zeigen und hast dazu gegrinst. Luisa und ich haben uns kaputt gelacht, aber auch darüber gefreut, dass Du das beherrschtest. Das war wieder ein Signal des Fortschritts. Dein Bein hat ebenfalls weiter an Kraft gewonnen, Du hast es ständig hin- und her bewegt und im Knie hochgestellt. Du wolltest auch wieder aufrecht hingesetzt werden, was wir dadurch praktizierten, dass ich mich hinter Dich setzte und Dich stützte. Dabei fiel es Dir offensichtlich noch schwer, das Gleichgewicht zu halten.

SONNTAG, 19. APRIL

Mama und Sarah haben Dich im Rollstuhl durch den Park des Bundeswehrkrankenhauses gefahren, was Dir gefallen hat. Zwar hast Du noch Gleichgewichtsprobleme, hältst den Kopf nach unten und sabberst dabei. Oft jedoch kannst Du den Kopf hochhalten und herumschauen. Als Sarah Dich fragte, ob Du wieder rein willst, zeigtest Du die Faust als Zeichen für »Nein«. Als ich ankam, lagst Du schon wieder im Bett und warst ziemlich müde. Aber anscheinend warst Du doch erfreut, dass ich Dir ein blaues T-Shirt mit vielen lustigen Gesichtern und der Aufschrift »Paris« sowie eine Flasche Orangina mitgebracht hatte. Mama sagte, dass Du gar nicht mehr schlucken willst. Ich sagte, ich wüsste aber genau, dass Du das kannst. Zum Beweis fütterten Dich dann Sarah und Mama mit Pudding aus einem Plastikbecher – das gehörte zum Krankenhaus-Mittagessen. Es ging ganz gut. Außerdem hast Du mir auf meine Frage hin bestätigt, dass Du noch alle Lehrer Deines Gymnasiums kennst, dass Du weißt, dass Du Weihnachten bei S. R. warst usw. Ganz offenbar hast Du keine schweren Gedächtnisausfälle. Gegen 19.30 Uhr wurdest Du müde, nachdem die Schwestern auch noch gekommen waren, um Blutdruck, Puls und Fieber zu messen.

DONNERSTAG, 23. APRIL

Am Donnerstag hatten wir an der Uni in Leipzig einen Festtag. Nachdem ich morgens die Vorlesung gehalten hatte, bekamen wir Besuch von *Hannelore Kohl*. Auch der Rektor der Uni und der Dekan unserer Fakultät waren da, um sie zu begrüßen. *Frau Kohl* hatte auch nach Dir gefragt. Ich habe mich auch im Namen der Familie bei ihr bedankt, weil sie der Klinik Vallendar die Geräte gestiftet hat, die Du im Haus Hannelore nutzen kannst. *Frau Kohl* wünscht Dir gute Besserung. Mama rief mich gegen Abend an und erzählte mir eine wichtige Neuigkeit: Du warst gut drauf, sehr wach und hast gezeigt, dass Du nun auch den linken Arm, der bisher ziemlich spastisch gelähmt war, beim Anziehen hochheben kannst. Du hast gut geschluckt und scheinst die Gewalt über Deine Esswerkzeuge zu bekommen. Es ist unglaublich, aber genau an diesem Tag berichtete Mama von einer Sensation: Die Schwestern haben Dich im Schwesternzimmer am Computer tippen lassen. Du hast Deinen Namen eingetippt und auf die Frage, wie es Dir geht, geschrieben: »Guz«. Du kannst also noch mit dem Computer umgehen. Und wer hat dies bemerkt? Nicht die Therapeuten, auch nicht die Eltern, sondern die Krankenschwestern, die Dich offenbar oft in ihr Schwesternzimmer mitnehmen und mit Dir flirten. Das hat mich sehr gefreut und stimmte uns alle hoffnungsfroh.

MONTAG, 27. APRIL

Gegen 16.30 Uhr waren wir bei Dir. Sarah und Luisa gingen vor und störten Dich wohl aus der Bettruhe. Jedenfalls hast Du mit dem Kopf geschüttelt, als Sarah Dich fragte, ob Du Dich auch freust, dass wir alle gekommen sind. Immerhin hörten wir von einer Schwester, dass Du am Morgen anderthalb Nutella-Brote gegessen hattest. Die Suppe, die man Dir dann anbot, mochtest Du nicht. Du zeigtest, dass Du den linken Arm nun viel freier bewegen kannst, bis über den Kopf, und dass Du mit den beiden Händen gleichzeitig Bewegungsübungen, z. B. Hände verschränken, machen kannst. Das Ja- und Nein-Zeigen gelingt immer besser. Heute warst Du negativ eingestellt. Auf die Frage, ob Du wieder wirst gehen können, meintest Du: Nein. Dasselbe galt für das Sprechen. Ich sagte Dir aber, dass ich glaube, dass es irgendwann ganz plötzlich wieder anfängt. Dass Du keine Aphasie hast, ist klar, denn Du konntest sogar noch Englisch verstehen. Du hast trotz der schlechten Stimmung alle geküsst. Ich zeigte Dir Autoprospekte und den Metroprospekt. Ich sagte Dir, dass ich Dir wohl einen Laptop kaufen müsste, was Du bestätigtest. Du deutetest allerdings an, Du würdest nie wieder mit dem Computer arbeiten können.

Ich sagte Dir, dass das mit einer großen Tastatur geht. Du hattest Bedenken, ob Du Computerspiele machen kannst, da diese oft eine große Fingerfertigkeit und Schnelligkeit verlangen. Du meintest, dass Du das nicht mehr schaffst. Mama und ich hatten ein Gespräch mit den Stationsärzten, die meinten, dass Du nochmals geröntgt werden müsstest und dass ein weiterer Eingriff zur Vermeidung weiterer Fistelbildungen am Stumpf notwendig sei. Vielleicht hatten Dir die Ärzte das bereits angekündigt, und Du warst deshalb so sauer.

MITTWOCH, 29. APRIL

Am Nachmittag war Mama mit Sarah und Anne bei Dir. Du warst wohl ziemlich gut gelaunt und hast am Abend tatsächlich versucht, einige Wörter wie »nein«, »ja« und »Mama« auszusprechen. Auch die Schwestern berichteten, dass Du Sprechversuche machst. Dies ist wohl der Anfang. Mama meinte, Deine Äußerungen seien ziemlich gut verständlich und artikulatorisch nicht sehr verwaschen gewesen. Deshalb glaube ich, dass Deine Artikulationsfähigkeit zurückkehren wird. Am Abend war Mama ganz geschafft, weil sie auch noch Gespräche mit Ärzten hatte usw. Sie hatte u. a. auch erfahren, dass sich noch ein Stück Drainage-Schlauch in Deiner Amputationswunde befand, den man bis jetzt, also mehrere Monate lang, übersehen hatte und der möglicherweise die Infektion aufrechterhält. Wenn das wahr ist, wäre es ein ärztlicher Kunstfehler. Ich hatte eine Stinkwut, weil man Dir damit das Leben über Wochen schwer gemacht hat. Am nächsten Montag musst Du deswegen schon wieder unter Vollnarkose operiert werden. Der ganze Rehaprozess wird wieder um Wochen zurückgesetzt oder verzögert.

DONNERSTAG, 30. APRIL

Du hatte morgens auf dem Stationscomputer eine Menge getippt. Den Arzt hattest Du gefragt, wann Du endlich nach Hause kannst. Du hattest mitgeteilt, dass es Dich am linken Bein juckt. Wir dachten immer, Du hättest ein Meniskus-Problem. Du hast Wünsche angegeben, was Du mal gerne essen würdest: Pizza, Schnitzel, Nussjoghurt usw., entsprechend Deinem Geschmack. Außerdem sollst Du einige Wörter recht gut ausgesprochen haben, z. B. »ja«, »Mama« und den Namen einer Schwester.

Ich packte den Laptop aus. Es war sofort klar, dass Du Dich noch mit Windows auskanntest. Außerdem schienst Du die Bildschirme in gewohnter Schnelligkeit zu überschauen, also schneller als ich. Ich tippte ein: Hallo, David. Du tipptest ein: Paüa. Du hast also neben das »p« getippt und das »ü«

getroffen. Wegen der Ataxie fällt es Dir etwas schwer, die Buchstaben zu treffen. Aber mir war sofort klar, dass Du das System beherrschst. Das eröffnet echte Perspektiven. Du wirst am Computer arbeiten können. Ich wollte Dir Mut machen und sagte, dass wir also immer noch unsere gemeinsam geplante Firma aufmachen können. Dann suchte ich Deine Computerspiele heraus, die Mama in einem Sack mitgebracht hatte. Du hast ziemlich schnell diejenigen bestimmt, die Dich interessieren. Wir versuchten, einige zu installieren. Leider reichte der Speicherplatz auf dem Rechner nicht aus, um das Spiel ans Laufen zu bringen. Du warst dann auch müde und legtest Dich auf die Seite. Ich legte Dir noch Coolio auf und fuhr nach Hause. Ich war froh, dass Du zum ersten Mal nach vier Monaten wieder »Papa« zu mir gesagt hattest, auch wenn Du das mit der Computertastatur gemacht hast. Ich sagte Dir, dass Du noch etwas Artikulationsakrobatik machen müsstest, bis das Sprechen wieder funktioniert. Mama hat Dir deswegen bereits eine Logopädin bestellt, die nächste Woche im Bundeswehrkrankenhaus mit Dir üben wird.

SAMSTAG, 2. MAI

Gegen 16.00 Uhr waren Mama, Sarah und ich wieder bei Dir. Die Spaghetti schmeckten Dir ausgezeichnet. Du hast sehr gut gegessen und getrunken. Du hast inzwischen eine rechte gute Kontrolle Deiner Essmotorik. Wir machten mit Dir auch einen Ausflug nach draußen. Zunächst gingen wir zum Fischteich, um die Fische mit Spucke zu füttern. Als ich zu den Fischen »Guten Appetit« sagte, hast Du Dich kaputtgelacht, allerdings ohne Stimme. Übrigens bist Du ziemlich gut über Ort und Zeit informiert. Du weißt genau, wo Du bist. Am Abend übte Sarah wieder mit Dir sprechen: Du konntest ziemlich deutlich, wenn auch noch mit etwas heiserer und angestrengter Stimme verschiedene Wörter, etwa 20, nachsprechen, z. B. Auto, Auge, ja, nein. Eine Schwester fragte Dich, wie Deine ältere Schwester und Deine Mutter heißen, und Du gabst korrekte Antworten. Am Computer hast Du uns eingetippt, welche Freunde Dich besuchen sollen und welche nicht. In Bezug auf einen Freund tipptest Du ein: »Der soll nicht kommen, weil der spinnt.« Übrigens hast Du heute mit mir mehrmals gehen geübt. Ich nahm Dich dafür aus dem Bett und aus dem Rollstuhl. Du umfasstest meinen Hals. Ich ging rückwärts und trug Dich halb, halb konntest Du mit dem linken Bein auftreten. Einmal wolltest Du Dich auch auf den Boden legen. Das ließ ich Dich machen. Anscheinend fandest Du das gut. Auch ließ ich Dich einmal auf einem ganz normalen Stuhl Platz nehmen.

SONNTAG, 3. MAI

Wir fuhren mit Dir in die Kantine, wo Du mit gutem Appetit ein Stück Kuchen aßest. Du hast eine Unart: Du winkst Leuten zu, die Du nicht kennst (Mama sagt Dir dann immer, dass Du das sein lassen sollst), und Du lässt Dich im Rollstuhl ganz nach unten durchrutschen. Wir fuhren dann nach draußen. Wir fütterten wieder die Fische, die aber satt waren. Trotzdem hat Dich das ein bisschen aufgeheitert. Du warst sehr müde, hast aber noch recht deutlich ein paar Wörter wie »Biene« und »Bohne« wiederholt und ein paar Mal klar »nein« gesagt, wenn Du etwas nicht wolltest. Anstatt mit der Hand bzw. mit dem Kopf das »Ja«, bzw. »Nein« anzudeuten, gingst Du also zur Sprachbenutzung über. Die Schwester sagte uns, dass Du selbstständig das Licht an- und ausmachst und Dir auch den Fernseher anmachst, wenn Du an die Fernbedienung kommst. Das Pflegepersonal ist sehr nett zu Dir. Gestern und heute saßest Du im Rollstuhl in ihrem Zimmer, als wir bei Dir ankamen. Sie lassen Dich fernsehen oder auch schreiben. Am Abend hattest Du uns satt. Du warst sehr müde.

FREITAG, 8. MAI

Ich brachte auch den kleinen Organizer mit, in den ich neue Batterien hatte einsetzen lassen. Sofort hast Du uns eingetippt, dass Du Schmerzen im Knie hast, dass es Dir aber sonst gut geht. Du hast wieder mehrere Wörter gesprochen. Auch hast Du mir mitgeteilt, dass Du mit einem Tischrechner einverstanden bist, wenn er bessere Leistungen bringt.

SONNTAG, 10. MAI

Wir erhielten die Erlaubnis, Dich zu einem Besuch für ein paar Stunden nach Hause mitzunehmen. Gegen 11.00 Uhr holte ich Dich zusammen mit Luisa und Sarah ab. Es gab ein Problem mit dem Rollstuhl, der sich nicht gut zusammenklappen ließ. Da Du inzwischen recht gut auf Deinem Bein stehen kannst, war es nicht so sehr schwer, Dich ins Auto zu heben. Es war ein furchtbar heißer Tag, über 30 Grad. Du hältst Dich an meinem Hals fest, ich umfasse Deinen Rücken, und so kommen wir ganz gut voran. So schafften wir es ins Auto, aus dem Auto, dann auch zu Hause die Treppe hinauf, und Du warst endlich wieder zu Hause. Du hast Dich darüber sehr gefreut, und wir mindestens genauso. Endlich war unser Sohn wieder da, nach viereinhalb Monaten! Das war das Muttertagsgeschenk, das Mama sich gewünscht hatte, dass ihr Sohn wieder zu Hause bei ihr war. Du hast uns mit Hilfe des kleinen Casio-Organizers mitgeteilt, was Du Dir zum Geburtstag wünschst: z. B. zwei Polo-Shirts, neue Turnschuhe von Nike, eine Jacke in Grün oder Dunkelgrün, auch von Nike, Deo, eine CD, ein Computerspiel und einen Laptop bzw. einen neuen, gut ausgestatteten Computer. Wir fanden das toll, dass Du uns das alles mitteilen konntest. In der Klinik angekommen, platzte Deine Stoma-Tüte. Du meintest: »Schöne Scheiße«.

MONTAG, 11. MAI

Wir kamen, um Dich mit dem Rollstuhl durch den Park zu fahren. Es war an die 30 Grad. Du warst nicht allzu gut gelaunt. Aber, als ich Dir die Geschichte vom Photoshop erzählte und Dich fragte, was ich unter Namen, Firma und Serien Nr. eingeben solle, um das Programm zu starten, antwortetest Du: »Robby Palmer, Uni Leipzig, Null, null, null, null, null«. Ich war perplex. Trotz der schweren Hirnschädigung kanntest Du noch die Eingabe, um das Programm zu starten. Nachdem Du Schmerzen am Stumpf bekamst, kehrten wir in Dein Zimmer zurück. Zu Mama hast Du gesagt: »Ihr sollt mich mitnehmen«. Mama hätte fast geweint. Es tat uns sehr leid, dass wir Dich im Krankenhaus lassen mussten. Außerdem sorgten wir uns um Dich, weil Du offensichtlich durch den Blasenkathether einen Blaseninfekt hattest. Andererseits konnte man gut merken, dass Du wieder mehr Profil bekommen hast. Im Bett kannst Du Dich auf alle Seiten drehen. Außerdem merkte ich, dass Du langsam Kraft und Geschick bekommest, Dich hochzuziehen und aufrecht zu sitzen. Außerdem konnte ich Dir erneut bestätigen, dass Du bei Deinen Gehversuchen mit mir gute Koordinationsleistungen zeigst. Andererseits winkst Du auch noch Leuten, die Du nicht kennst, und gerätst manchmal in Wut. So beschimpftest Du Mama als dumm und warfst auch Deine Schnabelflasche aus Wut auf den Boden.

SCHLUSSBEMERKUNGEN

So weit die Ausschnitte aus dem Tagebuch. Es dauerte dann noch bis gegen Ende des Jahres, bis David endgültig nach Hause konnte. Bis heute hat sich die Zahl der Operationen unter Vollnarkose auf über 30 erhöht. Er kann über alles sprechen, wenn auch mit einer leichten bis mittleren Dysarthrie, ist aber gut verständlich. Am Anfang übten wir die Aussprache mit dem Sprechspiegel. In einer langen ambulanten Rehaphase hat er einen Teil der Computerprogramme, die zur Rehabilitation eingesetzt werden, kennengelernt. An seinem eigenen Computer zu Hause spielt er sehr gerne, z. B. NBA-Basketball, aber auch Moorhühner abschießen usw. Ich denke, er hat mit diesen kommerziellen Spielen eine ganze Menge an Aufmerksamkeit gewonnen. Er besucht inzwischen eine Handelsschule für Körperbehinderte, übt Textverarbeitung usw. Evtl. kann er es schaffen, einen computergestützten Arbeitsplatz auszufüllen. Dabei sollte er allerdings nicht rechnen müssen. Er war früher ein Mathe-As, die rechtshirnige Schädigung hat seine Fähigkeit, komplexe Aufgaben zu lösen, weitgehend eingeschränkt. Er kann inzwischen mit Unterarmstützen ein paar hundert Meter gehen, fällt aber dabei oft hin, weil er sich mit seinem verbliebenen, teilweise gelähmten Bein nicht halten kann. Er schafft ungefahr 40 Klimmzüge. Seine Feinmotorik in den Händen ist eingeschränkt, aber er kann alleine essen, sich waschen und anziehen, bleibt jedoch auf die ständige Anwesenheit betreuender Personen angewiesen. Ob er jemals alleine wird leben können, ist noch sehr ungewiss.

LITERATUR

1. Stachowiak et al, Gunter Narr Verlag, Tübingen 1993

Präsentation der Verfahren für die Sprachtherapie

Moderation:
Irmgard Radermacher (Aachen)

LingWare für Windows™

W. Grießl, R. Hartmann; Bonn

EINLEITUNG

Im Folgenden soll das Programm LingWare für Windows™ der Firma Phoenix Software GmbH (www.phnxsoft.com) vorgestellt werden. Hierbei wird einführend der geschichtliche Hintergrund der Entwicklung der ersten Versionen von LingWare beleuchtet. Anschließend wird die aktuelle Version von LingWare kurz vorgestellt. Der Schwerpunkt dieser Arbeit schließlich wird im dritten Teil auf der gegenwärtig entstehenden Neuentwicklung von LingWare liegen.

Aufgrund der sprachlichen Vereinfachung und des besseren Leseflusses wird im Folgenden immer von dem Therapeuten und dem Patienten gesprochen. Gemeint sind hiermit natürlich Personen beiderlei Geschlechts.

ENTWICKLUNG DER ERSTEN VERSIONEN

Geschichtlicher Hintergrund

Bei LingWare handelt es sich um eines der ersten Computerprogramme zur Aphasietherapie. Es ist entstanden aus einem vom Bundesministerium für Forschung und Technologie von 1983 bis 1990 geförderten Forschungsprojekt (Kennzeichen 01 VJ 033).

In einer multizentrischen Studie, welche in 12 Kliniken (Rheinische Landesklinik Bonn, Neurologisches Rehazentrum Godeshöhe Bonn, Uni Tübingen Außenstelle Ravensburg, Neurologisches Rehazentrum Soltau, Rehazentrum der Uni Köln, Lehranstalt für Logopädie Mainz, Kliniken Schmieder Allensbach, Hardtwaldklinik Zwesten, Albertinen-Haus Hamburg, Neurologisches Therapiezentrum Düsseldorf, Marcus-Klinik Bad Drieburg, Neurologisches Rehazentrum Geesthacht, Abt. Neuropsychologie der Uni Rotterdam) mit insgesamt 156 Patienten durchgeführt wurde, wurde die Fragestellung untersucht, ob ein zusätzlich zur »normalen« Sprachtherapie eingesetztes computerunterstütztes Training deren sprachtherapeutische Effekte noch verbessern kann. Die Studie stand unter der Leitung von *Prof. Dr. F. J. Stachowiak*.

Zur Durchführung der Studie wurden Logopäden, klinische Linguisten, studentische Hilfskräfte sowie Zivildienstleistende eingesetzt. Methodische und statistische Kontrolle und Auswertung erfolgten durch das biometrische Zentrum Aachen (BZA) in einem eigenen vom BMFT geförderten Projekt. Die programmtechnische Umsetzung erfolgte durch die Phoenix Software GmbH, Bonn.

Es wurden zwei Versuchsgruppen gebildet: Eine Gruppe, welche auf herkömmliche Weise sprachtherapeutisch behandelt wurde, sowie eine Gruppe, welche zusätzlich zur herkömmlichen Sprachtherapie noch eine Stunde pro Tag computergestützte Sprachtherapie erhielt.

Es galten die folgenden Bedingungen für die Versuchsgruppen: Der Beginn der Erkrankung musste wenigstens 4 Monate zurückliegen, damit eine Spontanremission als Ursache einer möglichen Verbesserung der Leistungen ausgeschlossen werden konnte. Weitere Ausschlusskriterien waren z. B. eine doppelseitige Hirnschädigung, progressive Hirnschädigung oder senile Demenz. Ferner wurden nur Patienten eingesetzt, welche noch ein Mindestmaß an sprachlicher Kompetenz besaßen [2, 3].

Als Kriterium zur Untersuchung der Effizienz sprachtherapeutischer Behandlung mit Computerunterstützung wurden AAT Prä-Postvergleiche durchgeführt. Als wesentliches Ergebnis der Studie kann der Nachweis über die klinische Wirksamkeit eines zusätzlich zur »normalen« sprachtherapeutischen Behandlung durchgeführten computerunterstützten Trainings genannt werden.

Therapeutische Zielsetzungen

Aus der BMFT-Studie hervorgehend wurde dann in der Folge ein komplettes Therapiepaket mit Namen LingWare entwickelt. LingWare setzt sich hierbei aus den beiden Begriffen Lingua für Sprache oder Zunge sowie Ware als Kurzform für Software zusammen.

Bei der Entwicklung von LingWare fanden sowohl die Bedürfnisse der Therapeuten als auch der Patienten Eingang. Auf der Therapeutenseite standen im Wesentlichen die folgenden Zielsetzungen im Mittelpunkt:

Durch das Therapieprogramm sollte dem Therapeuten der einfache Zugriff auf eine Vielzahl von Therapiematerialien wie Bilder, Texte, Sounddateien usw. ermöglicht werden.

Ferner sollte der Therapeut in die Lage versetzt werden, den Patienten mit Hilfe des Programms zusätzliches sprachtherapeutisches Training zukommen zu lassen. Dies war und ist insbesondere deshalb von Wichtigkeit, weil aphasische Patienten aufgrund der gesundheitspolitischen Lage nur unzureichend direkt sprachtherapeutisch versorgt werden konnten und auch heute noch können.

Weiterhin sollte LingWare auch in Selbsthilfegruppen, im Hometraining o. ä. einsetzbar sein. Hierdurch sollten auch gewünschte Sekundäreffekte wie eine Steigerung der Interaktion in Selbsthilfegruppen oder mit den Angehörigen zu Hause, also insgesamt ein Anstieg der Kommunikationsbereitschaft und -fähigkeiten, erreicht werden.

Von Wichtigkeit bei der Entwicklung von LingWare war auch, dass das Therapiematerial nach linguistischen Kriterien gestaltet wurde. Zu nennen sind hier etwa Kriterien wie Silbenlänge, Buchstabenzahl, Silbenstruktur (Konsonant-Vokal-Strukturen), Wörterfrequenz, Wörterkonkretheit und -abstraktheit, indikativ vs. prädikativ, syntaktische Wortkategorie, Anzahl der Mitspieler (Satzebene), syntaktische Komplexität oder Schriftsprachlichkeit (orthographische Struktur; orthographische Prinzipien). Weiterhin war von Wichtigkeit, dass das Programm sowohl modalitätsspezifische Übungen als auch Übungen für die gleichzeitige Aktivierung möglichst vieler Modalitäten anbietet.

Ferner lag eine wesentliche Anforderung, welche von Therapeuten an das Programm gestellt wurde, darin, eine gute Bedienungsfreundlichkeit für ihre Patienten zu erreichen. Auf diese patientengerechte Bedienungsfreundlichkeit wird im Folgenden genauer eingegangen.

Zielsetzungen für Patienten

Neben der Erfüllung therapeutischer Anforderungen war es natürlich wichtig, dass LingWare auch jene Zielsetzungen erfüllt, welche von den Patienten selbst an das Programm gestellt werden. Da es sich bei den Patienten, welche das Programm einsetzen sollten, meist um ältere Menschen handelt, welche zu einem erheblichen Teil nur geringe Erfahrungen mit Computerprogrammen haben, stand die Bedienungsfreundlichkeit als eines der wesentlichen Kriterien im Vordergrund:

Die Instruktionen sowie der gesamte Programmablauf sollten für die Patienten leicht bedienbar und verständlich sein. So sollte LingWare z. B. nur wenige Funktionstasten enthalten, welche in jedem Übungstyp die gleiche Belegung haben.

Auch sollte immer eine einfache und klare Rückmeldung für den Patienten gegeben werden. Dies wurde z. B. in der Rückmeldung nach Durchführung einer Aufgabe verwirklicht (akustische sowie schriftsprachliche Rückmeldung »ja, richtig« oder »leider falsch«).

Ferner war eine übersichtliche Gestaltung von Wichtigkeit. So sollte die Tastaturbelegung immer konsistent sein, und die Instruktionen für den Patienten mussten bestimmten Verständlichkeitskriterien (z. B. entsprechend *Weidemann*) genügen. Zu nennen sind hier exemplarisch die Einfachheit in der Wortwahl und im Satzbau, die Kürze und Prägnanz der Instruktionen und Rückmeldungen etc.

Als weitere Zielsetzung sollte LingWare übersichtliche Lernschritte enthalten. So sollte das Material dem Patienten in klar abgrenzbaren Lerneinheiten und in kleinen Lernschritten, welche keine Überforderung und somit Frustration beim Patienten hervorrufen sollten, präsentiert werden.

AKTUELLE VERSION

Entwicklung der aktuellen Version

Anfangs wurde LingWare aufgrund der damaligen Hard- und Softwaremöglichkeiten als reines DOS-Programm konzipiert. Mitte der 90er Jahre wurde LingWare dann jedoch aufgrund der neuen Betriebssystem- und Rechnergenerationen auf Windows als Betriebssystem portiert.

Seit 1996 gibt es nun die Windows-Version von LingWare. Diese umfasst im Gegensatz zur alten DOS-Version, die anfänglich noch auf einer Diskette Platz hatte und gegen Ende ihrer Entwicklung schließlich ca. 30 MB umfasste, nun ca. 500 MB an Speicherplatz. Neben einer ständigen Erweiterung des therapeutischen Übungsmaterials beinhaltet die Windows-Version nun fotorealistische Abbildungen. Diese liegen aufgrund ihrer stärkeren Gegenständlichkeit im Gegensatz zur ursprünglichen Version nun weitaus näher am Erfahrungshorizont des Patienten und stoßen somit auch auf eine wesentlich bessere Akzeptanz beim Anwender. Auch wurde die Darstellungsform durch den Wechsel auf fotorealistische Abbildungen therapeutisch weitaus hochwertiger, als dies noch in der DOS-Version, welche graphisch sehr einfach gehaltene und teilweise uneindeutige PCX-Bilder enthielt, der Fall war.

Weiterhin wurde auch das Sprachmaterial grundlegend überarbeitet. So enthält LingWare nun Sprachaufnahmen in Tonstudioqualität, welche von einem bundesweit bekannten Radiomoderator der deutschen Welle aufgezeichnet und digital nachbearbeitet werden.

Natürlich wurden sämtliche Übungsreihen in LingWare komplett überarbeitet und durch neue Übungsreihen ergänzt. Hierdurch umfasst LingWare ggw. einen Übungsschatz von 176 Übungsreihen mit rund 3.500 Übungen, welcher wiederholungsfreies Üben bei täglichem Einsatz von einer Stunde für 2-3 Monate ermöglicht.

Inhalte

Die Übungsreihen der aktuellen LingWare-Version umfassen Therapiematerial zu den verschiedensten Bereichen. So enthält LingWare beispielsweise Therapiematerial zu den folgenden Therapiebereichen: Syntax, Semantik, Agraphie, Phonologie, Verständnis, Arbeitsgedächtnis, Wortfindungsstörungen und viele weitere Behandlungsgebiete.

Ferner sind die Übungsreihen u. a. unterteilt in Übungen mit und ohne Hilfestellung, Übungen, welche über Tastatur oder handschriftlich zu lösen sind, und Übungen, welche nur einzelne Modalitäten (z. B. Schriftsprache) oder mehrere Modalitäten (z. B. Schriftsprache, optischer und auditiver Kanal) ansprechen.

Bedarfsanalyse

Die aktuelle Version von LingWare ist mit einigen Modifikationen nun seit ca. vier Jahren auf dem Markt. Zwischenzeitlich wurde sie durch neue Übungsreihen ergänzt sowie um eine überarbeitete Statistik und eine Benutzerverwaltung erweitert. Im Laufe dieser Zeit führten wir permanent Bedarfsanalysen durch, mit deren Hilfe wir die Wünsche und Bedürfnisse unserer Kunden für eine zukünftige Entwicklung von LingWare erfassten.

Diese Bedarfsanalysen wurden durchgeführt etwa durch direkte Befragungen und Rückmeldungen von Therapeuten und Patienten, z. B. in Form von Telefonkontakten oder über Rückmeldungen aus Selbsthilfegruppen.

Weiterhin wurden über Kontakte auf Kongressen, sowohl mit Therapeuten als auch mit Patienten, welche uns direkt an unseren Messeständen ansprachen, oder durch Gespräche mit Vertriebspartnern Informationen über weitere Kundenbedürfnisse gewonnen.

Ferner führen wir schriftliche Kundenumfragen durch. So werden beispielsweise allen LingWare-Lieferungen entsprechende Kundenfragebögen beigelegt, in welchen unsere Kunden Verbesserungsvorschläge äußern können.

Selbstverständlich werden auch die aktuellen wissenschaftlichen Publikationen verfolgt sowie im Rahmen von Diplomarbeiten, welche wir nach Möglichkeit etwa durch kostenlose Leihgaben unserer Programme unterstützen, weitere Daten über die Bedürfnisse der Anwender gesammelt.

Marktlage

Durch die von uns erhobenen Analysen ergibt sich gegenwärtig für computergestützte Therapieprogramme insgesamt die folgende Marktlage:

Es besteht seitens der Therapeuten wie der Patienten der zunehmende Wunsch nach weiterer Therapie nach Abschluss der Behandlung. So kennen viele Patienten LingWare oder andere Therapieprogramme bereits aus der Klinik oder der therapeutischen Praxis und haben den Wunsch, zu Hause ebenfalls mit diesen Programmen weiterzuarbeiten. Auch haben Patienten oftmals den Wunsch, schon während der Therapie begleitend bzw. ergänzend zu Hause üben zu können.

Immer mehr Patienten üben bereits alleine zu Hause mit entsprechenden Therapieprogrammen. In vielen Fällen werden die Patienten hierbei jedoch nicht hinreichend therapeutisch angeleitet und haben deshalb teilweise Probleme im Umgang mit den Programmen, was sich wiederum in Frustration und Motivationsverlust äußern kann. Hier gilt es also, computerbasierte Therapieprogramme derart zu verbessern, dass eine größere Selbstständigkeit der Patienten im Umgang mit den Programmen möglich ist.

Der Anteil von Praxen und Privatkunden an den Installationen von LingWare steigt zunehmend. Während beispielsweise Anfang der 90er Jahre fast ausschließlich Kliniken zu den Kunden von LingWare zählten, stieg der Anteil der Installationen in Praxen oder bei Privatpersonen auf mittlerweile ca. 1/4 bis 1/3 aller Installationen. Somit ergibt sich eine immer größere Nachfrage nach entsprechend kostengünstigen und leicht anzuwendenden Therapieprogrammen.

Weiterhin zeigt sich in der Gesellschaft und hier auch bei älteren Menschen grundlegend eine zunehmende Akzeptanz von Computern und Softwareprogrammen. Bedingt durch diese Umstände kommt es entsprechend auch bei computergestützten Therapieprogrammen zu einer steigenden Akzeptanz und dementsprechend auch zu einem steigenden Bedarf an Computertherapie für den privaten Einsatz.

Bedürfniskatalog

Fügt man nun die Bedürfnisse von Therapeuten und Patienten zusammen und betrachtet zudem die aktuelle Situation auf dem Markt für computergestützte Sprachtherapie, so ergibt sich für die Weiterentwicklung von LingWare der folgende »Bedürfniskatalog«:

Viele Kunden, insbesondere Kliniken, äußern den Wunsch nach einer umfassenden Netzwerkfähigkeit von LingWare. So sollen die Patientendaten sowie das Übungsmaterial beispielsweise zentral auf dem Server oder auf einer nur den Therapeuten zugänglichen Workstation verwaltet, jedoch auf einzelnen Therapie-Workstations eingesetzt werden.

Für jeden Patienten oder jede Patientengruppe muss der Therapeut zudem die Möglichkeit zur Erstellung eigenen Therapiematerials haben. Alleine schon abhängig von der therapeutischen Einrichtung, in der LingWare eingesetzt wird, können sich durch einen unterschiedlichen Patientenstamm unterschiedliche Anforderungen an das Therapiematerial ergeben.

Weiterhin muss der Therapeut die Möglichkeit haben, individuell für jeden Patienten konfigurierbare Übungen zu erstellen. Hierdurch soll eine bessere Anpassbarkeit an die Fähigkeiten des Patienten, z. B. bezüglich der Anzahl erlaubter Fehler oder der Art der Rückmeldung, möglich sein. Auch soll das Therapiematerial so gestaltet werden können, dass, zumindest bei bestimmten Patienten, Computertherapie auch alleine, also ohne Hilfspersonen durchgeführt werden kann.

Auch ist der Einsatz von kontextabhängigen Hilfestellungen im Programm sinnvoll, damit der Patient je nach Problemstellung unterschiedliche und auf seine Bedürfnisse angepasste Hilfen erhalten kann.

Es muss zudem möglich sein, durch die Konzeption spezifischer Therapieeinheiten größere Übungseinheiten (»Superübungen«) zu erstellen. Diese Therapieeinheiten können dann z. B. Übungen aus verschiedenen Übungsbereichen enthalten und beliebig umfangreich sein. Hierdurch soll der Patient beispielsweise davon entlastet werden, bei der Heimtherapie selbstständig passende Übungsreihen auswählen zu müssen, was bei einer falschen Auswahl leicht zu verständlichen Frustrationen beim Patienten führen kann.

Ferner ist es sinnvoll, sich anpassendes Therapiematerial erstellen zu können. Je nach Leistungsstand des Patienten soll das Material z. B. in leichtere oder schwerere Übungen wechseln oder bei Bedarf auch zu anderen Übungsbereichen springen.

Zudem soll es auch die Möglichkeit der Weitergabe von Therapiematerial von Therapeut zu Patient geben. Hierdurch kann es möglich werden, dass der Therapeut seinen Patienten individuelle Therapiematerialien zum Hometraining mitgeben oder sogar zusenden kann. Die Auswertung der vom Patienten durchgeführten Übungen kann dann bei Bedarf über ein entsprechendes Statistikmodul wieder in der Praxis erfolgen und somit Grundlage für die weitere Therapie liefern.

NEUENTWICKLUNG

Kurzbeschreibung der Neuentwicklung

Hervorgehend aus den genannten Bedürfnissen haben wir zusammen mit Herrn *Prof. Franz Stachowiak* von der Uni Leipzig sowie weiteren Fachkräften ein Konzept für die neue Version von LingWare erstellt, welches im Folgenden näher vorgestellt wird.

Bei der Konzepterstellung wurde von vornherein darauf Wert gelegt, dass neben den neuen Funktionen auch das bekannte Erscheinungsbild von LingWare mit seinen therapeutischen Qualitäten weitgehend beibehalten werden sollte. Somit soll für Kunden, welche LingWare bereits einsetzen, das bekannte Gesicht von LingWare erhalten bleiben, während zugleich »unter der Oberfläche« umfangreiche Neuerungen zum Tragen kommen.

Die neue Version von LingWare ist im Gegensatz zum bisherigen Programm vollkommen modular aufgebaut. Der Kunde hat somit die Möglichkeit, aus den angebotenen Modulen vollkommen frei die für sich passende Kombination auszuwählen. Als kleinste Einheit wird es hierbei das Standardmodul von LingWare (»LingWare Standard«) geben:

LingWare Standard ist der Teil von LingWare, welcher speziell für die Bedürfnisse von Patienten entwickelt wird. Er entspricht auf den ersten Blick in seiner Erscheinungsform weitgehend der aktuellen Version von LingWare (»LingWare 4.1x«). LingWare Standard beinhaltet als eine wesentliche Grundfunktion die Möglichkeit zum einfachen Arbeiten mit bereits existierenden Übungsreihen. Ferner können jedoch auch Übungsreihen, die vom Therapeuten neu erstellt wurden, abgearbeitet werden.

Weiterhin kann bereits in LingWare Standard das Statistikmodul eingebunden werden, falls der Patient in der Lage ist, dieses sinnvoll einzusetzen. Das Statistikmodul enthält umfangreiche Auswertungsfunktionen, auf die noch genauer eingegangen wird.

Um eine möglichst einfache Weitergabe der vom Therapeuten erstellten Übungsreihen zu ermöglichen, wird LingWare die Möglichkeit haben, Übungsreihen beispielsweise per Diskette oder per E-mail und später einmal direkt über das Internet weiterzugeben. Die vom Therapeuten an den Patienten weitergegebenen Übungsreihen werden dann von LingWare automatisch eingelesen, so dass der Patient ohne große Vorkenntnisse im Umgang mit LingWare oder spezielle Schulungen sofort die Übungen starten kann. Ebenso kann die Rückmeldung der statistischen Daten vom Patienten zum Therapeuten über Diskette oder E-mail oder später direkt über das Internet erfolgen.

Bereits im Standardmodul von LingWare enthalten sind umfangreiche Verwaltungsfunktionen. Hierdurch können u. a. die Patientendaten entsprechend den Datenschutzrichtlinien verwaltet werden.
Neben LingWare Standard, welches speziell auf den Einsatz bei Patienten zugeschnitten ist, wird es mit LingWare Professional eine Programmversion von LingWare geben, welche spezifisch auf die Bedürfnisse der Therapeuten bzw. den Einsatz in Kliniken und therapeutischen Praxen ausgerichtet ist.

LingWare Professional wird selbstverständlich sämtliche Funktionalitäten des kleineren Moduls LingWare Standard enthalten. Ferner ist im Professional-Modul ein sogenannter Therapieeinheiten-Editor fest integriert. Der Therapieeinheiten-Editor dient unter anderem dem Erstellen von Übungsreihen aus bereits vorhandenem Therapiematerial. In LingWare-Professional kann auch ein eigenes Autorensystem eingebunden werden, mit dessen Hilfe es möglich sein wird, komplett neues Übungsmaterial zu erstellen.

Selbstverständlich wird LingWare komplett netzwerkfähig sein. Beispielsweise können Kliniken eine Professionalversion im Netz zusammen mit mehreren Standardversionen betreiben, so dass das Therapiematerial zentral mit der Professionalversion erstellt und dann auf Workstations mit LingWare Standardversionen eingesetzt werden kann.

Auf die einzelnen hier genannten Module und ihre Funktionen wird im Folgenden genauer eingegangen.

Übungsreihen

Inhaltlich wurden sämtliche LingWare-Übungsreihen komplett überarbeitet. Zudem wurden neue Themenbereiche, wie z. B. das Modul Freizeit (umfangreiche Übungsreihen, die sich mit dem Themenbereich »Freizeit« beschäftigen) integriert.

Für Patienten, welche nur Therapiematerial für bestimmte Bereiche benötigen (z. B. nur Benennaufgaben), ist auch der Erwerb einzelner Übungspakete möglich. Diese werden zu Preisen erwerbbar sein, welche auch den Einsatz für Patienten mit geringen finanziellen Mitteln möglich machen. Später ist dann jederzeit eine Erweiterung um neue Übungspakete möglich.

Insgesamt werden bereits im LingWare-Standardmodul mehr als 380 Übungsreihen mit mehr als 7.000 Übungen enthalten sein, was mehr als einer Verdoppelung der bisherigen Anzahl von Übungsreihen entspricht. Zudem wurden sämtliche bereits vorhandenen Übungsreihen nicht nur qualitativ weiter verbessert, sondern auch inhaltlich ergänzt, so dass jede Übungsreihe nun mindestens 20 eigene Übungen enthält.

Statistik

Ebenfalls optional kann ein Statistikmodul eingebunden werden. Mittels dieses Moduls wird die einfache Protokollierung und Erfassung aller Patientenreaktionen möglich sein. Zu nennen sind hier beispielsweise alle richtigen und falschen Reaktionen des Patienten, die Bearbeitungszeiten und die Art der vom Patienten durchgeführten kontextabhängigen Hilfeaufrufe etc.

Mittels des Statistikmoduls wird es des weiteren auch möglich sein, Verlaufsanalysen zu erstellen, einen Vergleich innerhalb oder zwischen Übungstypen durchzuführen, Leistungsverläufe bei spezifischen Übungen oder Übungstypen zu erstellen oder auch Leistungsverläufe über mehrere unterschiedliche Übungstypen zu analysieren.

Diese Daten kann der Therapeut als Hilfestellung bei der Diagnostik und bei der weiteren Therapieplanung heranziehen, beispielsweise indem er die Statistikdaten für Prä-Postvergleiche, Hinweise auf Störungsgebiete, Hinweise durch Art der kontextabhängigen Hilfeaufrufe, Erkennen von Leistungsschwerpunkten/Inseln in spezifischen Übungstypen etc. heranzieht.

Mittels der im Statistikmodul integrierten Exportfunktion werden die Daten auch für externe Auswertungen (beispielsweise statistische Analysen mit SPSS) verwendbar. So können sämtliche erhobenen Daten abgespeichert oder mittels eines Exportfilters spezifisch vorselektierte Daten exportiert werden. Hierdurch wird LingWare beispielsweise auch für den Einsatz in Forschungsprojekten oder ähnlichem interessant.

Verwaltung

Einen weiteren wesentlichen Bestandteil von LingWare stellt das Verwaltungsmodul dar, welches bereits in das Standardmodul integriert werden kann. Hierdurch bietet LingWare dem Benutzer umfangreiche Verwaltungs- und Sicherungsfunktionen. So sind sämtliche Patientendaten natürlich mit Hilfe von Passwörtern geschützt und nur den jeweiligen Therapeuten oder Therapeutengruppen zugänglich.

Weiterhin können gezielt Beschränkungen der Zugriffsmöglichkeiten für Patienten eingerichtet werden, damit Patienten z. B. nur das Übungsmaterial präsentiert bekommen, welches für sie konzipiert und freigegeben wurde. Hierdurch wird zudem auch die Überforderung des Patienten verhindert, indem für den Patienten unwichtige Programmbestandteile einfach ausgeblendet werden und der Patient beim Programmstart sofort mit »seinen« Übungen beginnen kann.

Für jeden Benutzer lassen sich in LingWare individuelle Profile anlegen. So können als Voreinstellungen z. B. die Anzahl der erlaubten Fehler oder ähnliches eingestellt werden. Diese Einstellungen können jedoch auf Wunsch jederzeit innerhalb einer laufenden Übungsreihe im Rahmen der adaptiven Anpassungsfähigkeit von LingWare an die Leistungen des Patienten geändert werden.

Durch die verschlüsselte Speicherung von Patientendaten ist auch der Datenschutz in LingWare umfassend gesichert. Außenstehende haben keinen Zugriff auf die Daten des Systems. Dies gilt auch für Daten, welche in Netzwerkinstallationen zentral gespeichert sind.

Editor

Zur standardmäßigen Ausstattung des Professionalmoduls von LingWare zählt der Therapieeinheiten-Editor. Durch ihn wird der Therapeut in die Lage versetzt, eine frei variierbare Abfolge von Übungen zu erstellen. Bereits vorhandene Übungsreihen oder sogar einzelne Übungen innerhalb einer Übungsreihe können somit nach spezifischen Bedürfnissen gestaltet oder angepasst werden.

Weiterhin können bereits vorhandene Therapieeinheiten modifiziert oder sogar sogenannte »Superübungen«, also Kombinationen verschiedener schon vorhandener Übungs- oder Therapieeinheiten, erstellt werden.

Weiterhin ist auch die Erstellung adaptiver Therapieabläufe nach frei wählbaren Kriterien möglich. Macht beispielsweise ein Patient zu viele fehlerhafte Versuche innerhalb einer Übung, kann nach vorher festgelegten Kriterien auf leichteres Material gewechselt werden, ohne dass hierzu die laufende Übung beendet werden muss. Ebenso kann eine Therapieeinheit derart konzipiert werden, dass innerhalb einer Therapieeinheit der Übungstyp gewechselt wird, wenn der Patient z. B. einen bestimmten Übungstyp bereits gut beherrscht und die Therapie mit einem anderen Übungstyp fortgesetzt werden soll (z. B. von der Silben- zur Wortebene oder zurück auf Buchstabenebene).

Durch den Therapieeinheiten-Editor ist somit die Erstellung beliebig komplexer Therapieeinheiten aus vorhandenen Übungen möglich. Ganze Übungscluster beliebiger Größe können hierdurch erstellt werden. Zudem kann das System so konfiguriert werden, dass der Patient wahlweise immer dort mit den Übungen anfängt, wo er zum Beispiel tags zuvor aufgehört hat. Auch kann das System so eingestellt werden, dass für bestimmte Tage bestimmte Übungseinheiten beim Hochfahren des Systems automatisch gestartet werden. Hierdurch kann theoretisch Übungsmaterial für eine ganze Woche oder noch länger erstellt werden. Dies kann beispielsweise dann sinnvoll sein, wenn dem

Patienten seitens des Therapeuten vordefiniertes Übungsmaterial für den Zeitraum zwischen den logopädischen Sitzungen mitgegeben werden soll.

Autorensystem

Für Therapeuten, welche über das Arbeiten mit vorhandenem Therapiematerial hinaus eigenes Material erstellen möchten, wird ein umfangreiches Autorensystem angeboten. Dieses Autorensystem versetzt den Therapeuten in die Lage, eigenes Bildmaterial oder sogar kurze animierte Filmsequenzen in das System einzufügen oder bereits in LingWare vorhandenes Bildmaterial nach eigenen Bedürfnissen frei zu verändern. Ebenso kann mittels des Autorensystems vorhandenes Textmaterial beliebig verändert oder eigenes Textmaterial eingefügt werden. Weiterhin wird es durch das Autorensystem möglich sein, auch Tonmaterial (Sprachaufzeichnungen, Geräusche etc.) frei zu bearbeiten oder einzufügen.

Das Autorensystem bietet dem Therapeuten durch seine Funktionalitäten die Möglichkeit, das bereits vorhandene und sehr umfangreiche Therapiematerial von LingWare durch eigenes Material noch weiter zu ergänzen oder sogar komplett neues Material zu erstellen. Somit wird es möglich sein, komplett individuelles Therapiematerial für die Patienten vorzubereiten, welches ganz auf die Bedürfnisse und Wünsche des Patienten zugeschnitten sein wird. Die Phoenix Software GmbH wird auf Wunsch auch die Erstellung neuer Übungsreihen durch Material, welches der Therapeut zur Verfügung stellt, übernehmen.

LITERATUR

1. Keith, Darley: The use of a specific electric board in rehabilitation of the aphasic patient. J Speech Hear Disord 1967; 32: 2
2. Stachowiak FJ, Willeke A: Computer als Werkzeug der Sprachtherapie. In: Neurolinguistik 1987; 1: 57-94
3. Stachowiak FJ et al: Effekte der computerunterstützten Sprachtherapie. In: Tagungsbericht des Kuratoriums ZNS »Computer helfen heilen«, Gailingen 1989
4. Weidemann B: Psychologie des Lernens mit Medien. In: Weidemann B, Krapp A et al (Hrsg): Pädagogische Psychologie. Beltz, Weinheim 2001: 493-554

Computergestützte evaluative Aphasietherapie

F. Schwarz, Bad Urach

ZUSAMMENFASSUNG

Der Inhalt des Beitrages stellt Inhalte und Einsatzbedingungen des computergestützten Therapieprogramms aphasi@ware für die Aphasietherapie dar. Im ersten Teil des Beitrages wird das computergestützte Therapieprogramm aphasi@ware vorgestellt. Im zweiten Teil werden die ersten Ergebnisse der Projektstudie INCORE präsentiert und diskutiert, in deren Rahmen der Einsatz von Informationstechnologie in der neurolinguistischen Rehabilitation untersucht wird.

aphasi@ware – THEORETISCHE GRUNDLAGEN

Als theoretisch und empirisch gut gesicherte *Sprachverarbeitungsmodelle* mit rehabilitativer Relevanz bei Sprachpathologien gelten die Varianten des Logogenmodells. Diese Modellklasse [1] liegt der Entwicklung von aphasi@ware zugrunde und ermöglicht eine hypothesengeleitete Vorgehensweise bei der Beurteilung und Behandlung aphasischer Sprachstörungen. So spiegelt sich bereits bei der Taxonomie, also dem Ordnungsschema innerhalb des Programmpakets, die modulare Struktur der Sprachverarbeitungsmodelle wider. Unterteilt wird nach vier sprachlichen Modalitäten und einer modalitätenübergreifenden Semantik (Modulen)

- Auditives Sprachverständnis (ASV)
- Lautsprachproduktion (LSP)
- Lesesinnverständnis (LSV)
- Schriftsprachproduktion (SSP)
- Semantik (SEM-P und SEM-W)

Innerhalb der aphasi@ware-Module (ASV, LSP, LSV, SSP und SEM) wird unterschieden in viele verschiedene Aufgabentypen, deren Konzeption (a) dem bewährten therapeutischen Vorgehen im Alltag entlehnt ist, die (b) bestimmten diagnostischen Erfordernissen entsprechen und/oder (c) den Erwartungen der

Patienten Rechnung tragen, ohne therapeutische Erfahrung und diagnostische Erfordernisse auszuklammern. Die Palette an Aufgabentypen erstreckt sich von edutainment-nahen Aufgabentypen, wie sie den Erwartungshaltungen der Patienten und Angehörigen nahe kommen, bis hin zu neurolinguistisch motivierten und modellorientierten Aufgabentypen, die den Erwartungshaltungen von Sprachtherapeuten entsprechen dürften. Zu den ersteren Aufgabentypen gehören beispielsweise Kreuzworträtsel; zu den letzteren gehören u. a. »lexical decision tasks« und eine große Anzahl an Übungstypen, die aus den Routinen der Sprachverarbeitungsmodelle und dem therapeutischen Alltag abgeleitet sind. Innerhalb der Aufgabentypen sind selbstadaptive Übungsstrukturen programmiert, bei denen psycholinguistische Parameter sprachsystematisch variieren. Die grammatischen und psycholinguistischen Eigenschaften der lexikalischen Items, die der Selbstadaptivität zugrundeliegen, basieren in der Entwicklungsphase auf Daten aus der CELEX Datenbank oder entstammen der aphasi@ware Datenbank: Dazu gehören Wortart, Auftretenshäufigkeit, Silbenstruktur, Anzahl Buchstaben, Anzahl Silben, Antonymie, Hyperonymie, Kohyponymie, kontextuelle, pragmatische, instrumentelle und lokale semantische Relationen, Synonymie, Homonymie, Homographie, assoziierte Verben, Nomen und Adjektive, phonologische Beziehungen, Minimalpaare, Pseudowörter und Nichtwörter.

Dem Design der Therapieprogramme liegen einige Prinzipien zugrunde, die sich im *Entwicklungsprozess*[1] für die computergestützte Aphasietherapie als unumgänglich herausgestellt haben oder bereits konzeptionell bei der Planung des integrierten Therapiesystems, mit dem aphasi@ware entwickelt wurde, zu berücksichtigen waren. Zu diesen Prinzipien gehören der Bildschirmaufbau der jeweils einzelnen Aufgabenstellung, die metalinguistischen Anweisungen zur Bearbeitung der Problemstellung, das Feedback bzw. die Farbgestaltung, der Ablauf eines Übungstyps, das Ebenenkonzept bzw. die Selbstadaptivität und die neurolinguistisch motivierte deskriptive Statistik.

Zu den in den Programmen eingesetzten *Therapiematerialien* gehören digitalisierte Tonaufnahmen, Strichzeichnungen und Fotos von Gegenständen. Auswahl und Art der Strichzeichnungen wurden nach Angaben des Autors von einem Graphiker erstellt und anschließend digitalisiert. Zu den Therapiematerialien im weiteren Sinne gehören die Inhalte der Multimediadatenbank: Digitalisierte Tonaufnahmen, Zeichnungen, Fotos sowie relational verknüpfte Wort- und Satzlisten, die auch modalitätenübergreifend semantische, asso-

---

[1]Entwickelt wurde aphasi@ware mit dem Cognitive Research System. Für den Einsatz von aphasi@ware ist das Integrierte Therapie System erforderlich.

ziative und phonematische Bezüge innerhalb des Lexikons repräsentieren. Die Datenbank enthält über 7.000 lexikalische Einträge und die gleiche Anzahl an digitalisierten Tonaufnahmen sowie derzeit ca. 1.000 prototypische Abbildungen, wie sie für kognitive Trainingsprogramme erforderlich sind. Die Auswahl der Beziehungen innerhalb der Datenbank sind vom Autor nach psycholinguistischen, patholinguistischen und therapeutischen Kriterien erstellt worden. Auch wenn an dieser Stelle Zahlen genannt werden, ist es aus unserer Sicht nicht die absolute Anzahl der Einträge in der Datenbank, die die Qualität des Therapiematerials bestimmt, sondern es sind die grammatischen, psycholinguistischen und transmodalen Verknüpfungen zwischen den Einträgen, zu denen verschiedene semantische, morphologische, formale, syntaktische und modalitätenübergreifende Beziehungen gehören. Die Items und deren Relationen liegen den in den entwickelten Übungsaufgaben enthaltenen kontrollierten hochselektiven Therapiematerialien zum großen Teil zugrunde.

Die im klinischen oder ambulanten Alltag üblichen *Therapiezeiten* liegen in der »face to face«-Therapie bei 30 bis 90 Minuten. Für die Therapieprogramme ist immer eine Bearbeitungszeit von 30 Minuten vorgesehen. Der behandelnde Sprachtherapeut kann die Dauer einer Session z. B. in Abhängigkeit von der Belastbarkeit des Patienten verändern, aber auch mehrere Aufgabentypen zu einer Therapiesitzung kombinieren.

Der *Bildschirmaufbau* folgt einheitlichen Grundzügen. Am oberen Rand befinden sich die wenigen reinen Bedien- und Feedbackelemente, wie beispielsweise das Fragezeichen, mit dem Hilfestellungen abgerufen werden können, oder das Ausrufezeichen, das auf die gleich folgende auditive Wiedergabe/Vorgabe eines Items hinweist. Im oberen Teil des Bildschirms werden die Zielitems dargestellt, im unteren Teil sind die zu manipulierenden Items zu sehen, die ausgewählt oder verschoben werden sollen. Abweichungen von dieser Regel gibt es dort, wo die heute verfügbare Technik Grenzen setzt. So steht nur eine begrenzte Fläche zur Verfügung (derzeit sind das in der Regel 17" Bildschirme), auf der die Zeichnungen mit zunehmender Anzahl schlechter erkennbar werden. Hier muss der überwiegend älteren Klientel mit tendenziell häufigeren Sehstörungen Rechnung getragen werden. Die Zahl der gleichzeitig darstellbaren Abbildungen ist daher physikalisch begrenzt. Abweichungen von der o. g. Regel gibt es auch bei den Aufgabentypen, bei denen die visuelle Exploration Bestandteil des Problemlöseprozesses ist.

Metalinguistische Anweisungen zur Bearbeitung der Übungsaufgaben bzw. der Problemstellungen, sei es in auditiver Form oder in Form von Schriftsprache, sind bei Aphasikern von begrenztem Nutzen und deshalb nur zurückhaltend eingesetzt worden. Eine Ausnahme bildet der Startbildschirm, der bei Programmaufruf vorangeht. In vielen Fällen, so die Beobachtung im therapeutischen Alltag, finden die Patienten jedoch schnell durch Ausprobieren heraus, wie die Problemstellung zu bearbeiten ist. Auch mit einer Vorführung durch den Therapeuten haben wir gute Erfahrungen; die Patienten wissen dann in den folgenden Sitzungen noch, wie die Aufgaben bearbeitet werden können.

Da in den Bearbeitungsmodi mit Ausnahme der diagnostikorientierten Aufgabentypen immer ein *Feedback an den Klienten* erforderlich ist und die Klienten per Definitionem verbales bzw. sprachliches Feedback nicht sicher verarbeiten können, werden korrekte Reaktionen über konsequent eingesetzte grüne Rahmen, Flächen und Schriftfarben sowie akustische Signale an den Klienten zurückgemeldet.

Der *Aufbau der Übungsaufgaben* folgt einem bestimmten Schema. Zunächst erscheint nach Aufgabenauswahl und Programmstart der Startbildschirm, der die Aufgabeninstruktion darstellt sowie optional einen Beispielfilm abspielt, der die Bearbeitung des Aufgabentyps demonstriert. Sobald der Klient den Startknopf anklickt, erscheint die erste Übungsaufgabe auf dem Bildschirm. Da das Programm die Reaktionen des Klienten in Echtzeit auswertet, bedarf es keiner Bedienelemente, mit denen der Klient den Programmablauf steuert. Das Programm steuert sich im Rahmen der vorhersehbaren Aktionen selbst und geht nach erfolgreicher Bearbeitung der ersten Einzelaufgabe automatisch nach fünf Sekunden zur nächsten Einzelaufgabe weiter. Die jeweils folgenden Aufgaben sind vom gleichen Aufgabentyp und unterscheiden sich gegebenenfalls als Folge der Selbstadaptivität in Umfang und Inhalt der Items, nicht jedoch in der Bearbeitungsweise. Sollte der Klient alle möglichen Fehlleistungen nacheinander gewählt haben und besteht dadurch keine Wahlmöglichkeit mehr, weil nur noch das (bislang noch nicht gewählte) Zielitem sichtbar ist, dann wartet das Programm dennoch auf die Aktivität des Klienten, der dieses letzte mögliche Item aktiv auswählen muss, bevor das Programm zum nächsten Schritt geht.

Aphasi@ware wertet die *Reaktionen* des Klienten in Echtzeit aus und kann in Abhängigkeit vom Reaktionsergebnis vorprogrammierte Parameter variieren. Zu diesen vorprogrammierten Parametern gehören beispielsweise (a) die Anzahl der Ablenker, wodurch sich die Wahrscheinlichkeit von Fehlreaktionen erhöht, (b) die Länge der Wörter, die als Therapiematerial verwendet werden, (c) die Auftretenshäufigkeit lexikalischer Items, (d) der Grad der Abstraktion von lexikalischen Items usw. Dadurch, dass diese Parameter schweregradsteuernd eingesetzt werden, stellt sich das Programm in definiertem Umfang im Rahmen des Aufgabentyps auf die Leistung des Patienten ein. Die klinische Evaluation der Programme bestätigte die Funktionalität dieser Verfahrensweise.

Als eine der Voraussetzungen für die *Beurteilung der Zielwirksamkeit* der Interventionsmittel verdient die deskriptive Ergebnisdarstellung von Messergebnissen (auch auf dem Hintergrund aktueller Diskussionen zum Qualitätsmanagement) Beachtung. Es muss davon ausgegangen werden, dass eine Beurteilung auf verschiedenen Beobachtungsebenen stattfindet. Das beinhaltet sowohl isolierte Leistungsdaten im Bereich der Kompetenz, wie beispielsweise modellorientierte neurolinguistisch motivierte Befundergebnisse, als auch Aussagen zur Performanz, die jeweils »Schnappschüsse« auf der Zeitachse darstellen. Zusätzlich sind in einer Verlaufsdokumentation durch eine Aneinanderreihung von Schnappschüssen dynamische Verläufe (Prozessdaten) ergonomisch für den Behandler visualisierbar.

Eine sowohl *quantitative als auch qualitative Datenerfassung* gibt Aufschluss über die Dynamik des Rehabilitationsverlaufs im messbaren Bereich, angefangen von Fehlertyp bis zur Problemlösestrategie. Dieser integrale Bestandteil der Programme wurde übrigens bereits 1987 von *Mills* [2] eingefordert und ist bis dato eher in neuropsychologischen Therapieprogrammen zu finden.

> »The data collected must be sufficient to provide the clinician with an adequate record of the patient's responding even when the clinician is not present at the time of program execution. Although a number of programs provide a record of percentage correct and incorrect, this is not sufficient. [...] percentage correct and incorrect, actual stimuli, actual responses, response times, cues provided, and error distribution according to visual quadrant. Programs that provide these types of data will prove most useful in helping the clinician to reach reasonable clinical decisions during [...] use of the computer.«

Das Programm aphasi@ware protokolliert also Daten, die für das weitere Vorgehen in der Therapie von Bedeutung sein können. Diese Daten werden berechnet und graphisch aufbereitet dargestellt. Sie enthalten mit einer gewissen Wahrscheinlichkeit Muster, die für die Therapieplanung relevant sind, und Muster, die zufällig oder redundant sind. Ob jedoch ein Muster zufällig oder überzufällig ist, kann nicht mit absoluter Sicherheit, sondern immer nur mit einem bestimmten Grad der Wahrscheinlichkeit festgestellt werden. Auf der Grundlage der implementierten deskriptiven Statistik können externe inferenzstatistische Berechnungen vorgenommen werden.

Die *Protokolle* lassen sich unterscheiden nach sessionbezogenen Auswertungen und nach Auswertungen, die auf die Einzelaufgaben bezogen sind, wobei die Inhalte beider Arten von Auswertungen abhängig sind von den Inhalten, der Struktur und der Zielsetzung der Aufgaben. Zu den sessionbezogenen Auswertungen gehören: Sessiondauer, Gesamtzahl der bearbeiteten Einzelaufgaben, durchschnittlicher prozentualer Anteil der korrekten Reaktionen, durchschnittliche Reaktionszeit pro Einzelaufgabe bei richtiger Reaktion, durchschnittliche Reaktionszeit bei definierten und kontrollierten Stimuli, Zufallsniveau in Abhängigkeit von der Zahl der angebotenen Ablenker, Einfluss der Abfrage des Stimulus auf die Zahl der Fehlleistungen, Fehlertyp u. a. Zu den Auswertungen, die auf die Einzelaufgaben bezogen sind, gehören die Visualisierung der Selbstadaptivität, das Auftreten multipler Fehlleistungen, die Reihenfolge/zeitliche Folge der Bearbeitung der Items usw. Die in den einzelnen Aufgabentypen verwendeten Therapiematerialien (geschriebene und gesprochene lexikalische Items, Pseudo- und Nonwörter, Buchstaben und Laute, Zeichnungen und Photos sowie Filme oder bestimmte Tokens) sind je nach Aufgabenstellung nach bestimmten statistischen und psycholinguistischen Parametern selektiert und kontrolliert. Bei der Beurteilung von Verlaufsqualität und Ergebnisqualität auf der Impairmentebene, also der Betrachtungsebene der Teilleistungsstörungen, spielt der Einfluss psycholinguistischer Parameter auf die Leistung des Patienten eine sehr große Rolle. Die Art und Weise des Einflusses gibt Aufschluss über den funktionalen Ort der Störung, und das erlaubt es dem Behandler, eine Interpretation auf der Basis von Modellen normaler Sprachverarbeitung durchzuführen.

Aktuelle Sprachverarbeitungsmodelle wie das Logogenmodell und seine Nachfolger bilden *Zeitverhalten* nicht ab. Auch die Methodiken moderner Aphasietherapie berücksichtigen den zeitlichen Aspekt der sprachlichen Informationsverarbeitung kaum. Weder die neurolinguistischen theoretischen Grundlagen noch die rehabilitative Praxis bauen formale Bedingungen, wie beispielsweise das zeitliche Auflösungsvermögen, in ausreichendem Maße in ihre Modelle und Konzepte ein. Dennoch dürfte das Zeitverhalten eine wichtige Rolle spielen (a) bei der Wahrnehmung, Integration, Planung und Produktion von Sprache und (b) bei der Beurteilung von Problemlöseverhalten innerhalb von Einzelaufgaben bzw. Problemstellungen und in ganzen Therapieverläufen.

Im Gegensatz zum Zeitverhalten bilden Sprachverarbeitungsmodelle indirekt *Typen von Fehlleistungen* ab. Die Relevanz des Fehlertyps bei der Beurteilung von Problemlöseverhalten und Therapieverläufen ist unbestritten. Die quantitative Erfassung von korrekten Reaktionen und die qualitative Erfassung von Fehlreaktionen, wie sie bei der Bearbeitung von Problemstellungen durch Patienten in den Übungsaufgaben von aphasi@ware produziert werden, bildet modellorientierte hochkomplexe Zustände in ihren dynamischen Wechselwirkungen über (Rehabilitations-) Zeiträume hinweg ab.

Die *Methodik*, die den aphasi@ware-Programmen zugrunde liegt, ist als evaluatives Verfahren auf ein einfaches Prinzip reduzierbar, das im klinischen Entscheidungsprozess in folgenden Schritten abläuft: Führe eine Diagnostik durch und entwickle eine oder mehrere Hypothesen über das Ausmaß und den Charakter der Teilleistungsdefizite. Biete dann dem Patienten genau solche Aufgabenstellungen an, bei deren Lösung er voraussichtlich Fehlleistungen produziert, weil die Hypothese eine bestimmte Teilleistung als betroffen annimmt. Biete dem Patienten bei der Problemlösung Hilfestellungen an und protokolliere Reaktionszeiten, Fehlertyp, Auswirkung der Hilfestellung sowie Einfluss kontrollierter psycholinguistischer Parameter auf Fehlerrate und Fehlertyp. Benutze die gewonnenen Erkenntnisse zur Überprüfung der eingangs aufgestellten Hypothes(en) und modifiziere die Problemstellung bzw. den Aufgabentyp.

Qualitätsmanagement in der Aphasietherapie ist hochaktuell. Dazu gehören die Organisation und Infrastruktur der Therapieanbieter (Strukturqualität), die Verfahren und Prozesse im Therapieverlauf (Verlaufsqualität) sowie die Qualität des Interventionsergebnisses (Ergebnisqualität). Diese Verfahren lassen sich in der Aphasietherapie wie folgt charakterisieren: Dokumentiere fortlaufend den Leistungsstand des Patienten und die Zielvorgabe, definiere fortlaufend die Differenz zwischen beiden Größen, überprüfe/überarbeite fortlaufend das Ziel, den Fortschritt und das Ergebnis. Als Teil des Qualitätsmanagements kann aphasi@ware instrumentalisiert werden, um die Effizienz der sprachtherapeutischen Intervention in ausgewählten Bereichen der Disabilities objektiv zu protokollieren. Auf dem Hintergrund der o. g. Punkte sollten Qualitätsmanagement und eine evidenzbasierte Aphasiologie die folgenden wichtigen Fragen beantworten helfen:

(a) Konnte der Patient in irgendeiner der neurolinguistischen Dimensionen in der Kategorie der Impairments von der Therapie profitieren?

(b) Konnte der Patient seine sprachliche Kompetenz (teilweise) wiedererlangen, neu erwerben oder in die Erfordernisse täglicher Kommunikation übertragen (Transfer)?

(c) Können die erreichten Verbesserungen in der täglichen Kommunikation auf die therapeutische Intervention zurückgeführt werden?

Bei der Beantwortung der Frage (a) kann das interne Therapieprotokoll in Abhängigkeit von den bearbeiteten Aufgabentypen und den erfassten Daten sowie weiteren zusätzlichen Testprozeduren wichtige Hinweise liefern. Die Antwort auf die Frage (b) muss der behandelnde Therapeut liefern, indem er die Ergebnisse aus (a) mit dem evaluierten Handicap abgleicht. Bei der Beantwortung der Frage (c) ist die komplexe Dynamik des Rehabilitationsverlaufs zu berücksichtigen. Daten, wie sie die aphasi@ware-Programme liefern, sollen helfen, diese Frage in der Zukunft zu beantworten, oder sie werden zunächst neue Fragen aufwerfen, die bislang noch nicht gestellt wurden.

aphasi@ware – EVALUATION IM THERAPEUTISCHEN ALLTAG (INCORE)

Um Antworten auf die Fragen zu finden, unter welchen Umständen, wann, bei welchen Patienten, bei welchen Störungsbildern und in welchem Ausmaß der Einsatz von aphasi@ware sinnvoll ist, wurde als Teil des INCORE-Projekts therapiebegleitend eine Datenerhebung von November 1999 bis August 2001 in drei Rehabilitationseinrichtungen und einer Universitätsklinik bei 147 Patienten durchgeführt, die alle neben der konventionellen sprachtherapeutischen Versorgung (Einzeltherapie und/oder Gruppentherapie) auch mit aphasi@ ware-Programmen behandelt wurden. Die Datenerfassung ist mehrdimensional und sehr breit angelegt und zielt auf die Bereiche institutionelles Setting, technisches Setting, Benutzerprofil, Einsatzgebiet, Einsatzbreite, Einsatzhäufigkeit und Akzeptanz. Alle erfassten Patienten wurden im Rahmen der sprachtherapeutischen Versorgung ergänzend zur Einzel- und/oder Gruppentherapie auch mit aphasi@ware-Programmen behandelt. Hinzuweisen ist an dieser Stelle darauf, dass in die Stichprobe nur Patienten einbezogen wurden, bei denen die Sprachtherapeuten in den beteiligten Institutionen aphasi@ware als angemessenes und indiziertes computergestütztes Übungsverfahren betrachtet haben. Die Datenerhebung wurde parallel zum Einsatz der aphasi@ware-Programme im Inhouse-Setting bei gewährleisteter therapeutischer Supervision durchgeführt und kann demzufolge auch nur Aussagen zur Indikation und Kontraindikation bei den vorgenannten Programmen/Aufgabentypen/Übungsstrukturen im vorgenannten Setting beinhalten.

Die *Auswertung* der Datenerhebung zeigt, dass aphasi@ware bei einem Teil der Patienten mit Aphasie ergänzend zur konventionellen Sprachtherapie erfolgreich eingesetzt werden kann. Aufgrund der Analyse der erhobenen Daten bezüglich Patientenstruktur, Syndromzuordnung, Barthel-Index, Durchschnittsalter, Behandlungsbeginn post onset, Dauer der (stationären) sprachtherapeutischen Behandlung, Anteil berufstätiger Patienten, sprachtherapeutischer Versorgungsstrukturen, Betreuungs- bzw. Supervisionsumfang, quantitativen Umfangs der sprachtherapeutischen Versorgung, Standardsyndrome sowie Indikation und Kontraindikation [3] können Bedingungen für einen Einsatz von aphasi@ware formuliert werden.

Im Rahmen des therapeutischen Alltags lassen sich die folgenden Punkte als *Voraussetzung für einen erfolgreichen Einsatz* identifizieren:

(a) Die fachlich therapeutischen Ansprüche und Bedürfnisse der Behandler wie auch die Erwartungshaltung der Patienten und Angehörigen müssen berücksichtigt werden.

(b) Die ergonomischen Erfordernisse, zu denen die Mensch-Maschine-Schnittstellen und die Benutzerführung gehören, sind besonders zu beachten, da den Aphasikern als motorisch und/oder kognitiv eingeschränkter Benutzergruppe nicht zugemutet werden darf, einen Computer oder ein Programm zu bedienen. Die Aktivitäten müssen sich auf die Bearbeitung der Aufgabenstellung und das Problemlösen beschränken.

(c) Eine Supervision bzw. Betreuung ist bei Planung und Durchführung computergestützter Verfahren in den meisten Fällen erforderlich, um eine fachlich qualifizierte Interpretation der Ergebnisse in allen Fällen zu gewährleisten.

DANKSAGUNG

Für Unterstützung, Diskussionen und Kritik möchte ich mich bedanken bei den Fachkliniken Hohenurach und dem Universitätsspital Zürich, Frau B. Bertoni, Frau B. Grandke, Frau N. Jacob, Frau H. Kircheisen, Frau S. Kulik, Herrn H. König, Herr PD Dr. E. G. de Langen, Frau S. McGillick, Frau R. Scheel, Frau B. Weiß und Frau Dr. D. Weniger.

LITERATUR

1. Ellis A, Young A: Human Cognitive Neuropsychologie. Hillsdale/USA 1988
2. Mills RH: Dependend and independend use of microcomputers in aphasia rehabilitation. Top Lang Disord 1987; 8 (1): 72-85
3. Schwarz F: Aphasi@ware – Ein Therapieprogramm auf dem Prüfstand. Aphasie und verwandte Gebiete. Bulletin der Schweizerischen Arbeitsgemeinschaft für Aphasie (SAA) 2002

Zusätzliche Information finden Sie unter www.aphasiaware.de

Das LinguAdapt Aphasietherapie-Unterstützungs-programm

U. Vollmer, P. Roosen; Übach-Palenberg

AUSFÜHRLICHE BESCHREIBUNG DER SYSTEMEIGENSCHAFTEN

Das LinguAdapt-Aphasietherapieprogramm ist ein therapiebegleitendes Interaktionssystem, dessen Entwicklung mit Mitteln des Landes Nordrhein-Westfalen und der Europäischen Union im Rahmen eines zweijährigen Projektes gefördert wird.

Theoretische Fundierung

Im Rahmen der neurolinguistischen Forschung und Theoriebildung stellen die verschiedenen Varianten des multimodalen, seriellen Logogenmodells eine empirisch und theoretisch gut gesicherte Basis zur Erklärung menschlicher Wortverarbeitung, d. h. der Wortrezeption und -produktion sprachgesunder Menschen, dar. Für die Entwicklung der ersten Therapiemodule zum Wortverständnis und zum Ordnen vorgegebener Buchstaben zu einem Wort wurde auf eine spezielle Variante dieses Modells Bezug genommen. Aus den unterschiedlichen Komponenten wurden spezifische Übungsarten abgeleitet. Die Reaktionen des Patienten werden im Zusammenhang mit der zugrundeliegenden Modellvorstellung präsentiert und bewertet.

Grundlage sind eine Variante des Logogenmodells für monomorphematische Wörter adaptiert nach *Tesak* [4] (s. Abbildung 7) sowie ein erweitertes Logogenmodell von *De Bleser* et. al. [1, 2] für polymorphematische Wörter. Da im Rahmen der Logogentheorie davon ausgegangen wird, dass die einzelnen Komponenten unabhängig voneinander arbeiten und selektiv beeinträchtigt sein können, orientiert sich die Übungskonstruktion an der Ableitung spezifischer Aufgabenstellungen, die lediglich die auf ein einzelnes Modul bezogene Teilleistung überprüfen und um therapeutisch sinnvolle Hilfestellungen (Cues) ergänzt werden (s. hierzu auch *Kotten* [3]). Die im Hintergrund laufende kontinuierliche modellgestützte Auswertung der Patientenreaktionen bedeutet, dass das Therapiesystem ein therapiebegleitendes diagnostisches Screening beinhaltet, das sich im Therapieverlaufsprotokoll einerseits und in der Auswahl adäquater Übungen im autoadaptiven Übungsmodus andererseits ausdrückt. Da die Fehlerinterpretation im Rahmen des Modells nicht immer eindeutig ist und es für eine Beeinträchtigung mehrere Störquellen geben kann, müssen entsprechend verschiedene Übungsarten angeboten, erneut ausgewertet und die Ergebnisse miteinander in Beziehung gesetzt werden.

Sprachwissenschaftlich fundierte Quellen wie z. B. das Institut für Deutsche Sprache in Mannheim, der Duden oder die CELEX-Datenbank des MPI in Nimwegen bilden die Grundlage für die Beschreibung und Klassifizierung der Wort- und Satzdaten. So sind z. B. die in der Datenbank enthaltenen Nomen mit diversen linguistischen Attributen beschrieben wie morphologischer Status, Frequenz, Abstraktheitsgrad, Belebtheit, Sprechsilbenanzahl, Buchstabenanzahl etc., so dass für eine bestimmte Übungsart spezifische Items ausgewählt und im Sinne eines Screenings für unterschiedliche Modalitäten wiederholt abgefragt werden können. Je nach linguistischem Attribut wird eine sehr differenzierte Kennzeichnung angeboten, z. B. wird der morphologische Status unterteilt in »morphologisch komplex«, »(Null-)Ableitung/Konversion«, »monomorphematisch«, »morphologisch irrelevant«, »lexikalisierte Flexion« und »morphologisch undeterminiert«.

Diese differenzierte Beschreibung der Übungsarten sowie der Wort-/Satzdaten findet sich jedoch nur bei einem Zugang über die Therapeutenschnittstelle (z. B. zur Übungsauswahl und statistischen Ergebnisabfrage). Die sprachliche und strukturelle Gestaltung der Patienteneinstiegsseiten wird hingegen den Bedürfnissen der Betroffenen angepasst; sie sind entsprechend sprachlich einfacher und weniger komplex aufgebaut (s. auch Abschnitt »Therapeuten- und Patientenschnittstellen«).

Evaluation

Das Programm wird zunächst in Kooperation mit mehreren Kliniken, Aphasikerzentren, Selbsthilfegruppen und Praxen validiert. Hierbei werden die Übungsstrukturen, die Materialqualitäten und die Ablaufsteuerung einer kritischen Analyse unterzogen und aufgetretene Unstimmigkeiten eliminiert.

Darbietungsqualität der Materialien

Das System beinhaltet grundsätzlich fotorealistische Abbildungen, die mit einer Auflösung von ca. 1.400 x 2.100 Bildpunkten, also deutlich mehr, als für die Bildschirmdarstellung erforderlich ist, aufgenommen wurden. Um eine bestmögliche Anpassung an verschiedene Bildgrößen je nach Aufgabentyp zu gewährleisten, wurden die Bilder mit speziellen Bildbearbeitungsprogrammen für die jeweils erforderlichen Größen je nach Übungsart optimiert vorgerechnet.

Unter Berücksichtigung neuropsychologischer, sprachtherapeutischer und kunsttherapeutischer Kriterien wurden die Objekte aus einem ggf. ablenkenden Kontext herausgelöst und aus der typischen Betrachterperspektive aufgenommen. Hierbei sollte einerseits die für die visuelle Wahrnehmung wesentliche Dreidimensionalität des Objektes erkennbar sein, andererseits die Längsachse des Gegenstandes weitestgehend abgebildet sein. Ein Farbverlauf, der zum oberen Bildrand immer heller wird, soll eine sich öffnende und befreiende Wirkung auf den Betrachter ausüben. Die Wahl der Farbe selbst erfolgt in Abhängigkeit von der farblichen Gestaltung des Objektes, wobei auf größtmögliche Kontrastierung oder auch Farbtonanpassung geachtet wurde. Die Hintergrundfarbverläufe und deren Zuordnung zu den Objektabbildungen wurden von Graphik-Design-Fachkräften durchgeführt.

Die für die Präsentation auditiver Stiumuli erforderlichen Sprachausgaben wurden größtenteils in Tonstudios unter optimalen Akustikbedingungen und unter Leitung eines Toningenieurs aufgenommen. Die Rohdaten wurden in weiteren Bearbeitungsschritten auf optimale Verständlichkeit (mit aufwändigen Soundbearbeitungsprozeduren) und Störfreiheit hin optimiert. Um auch in diesem Bereich eine große Variabilität zu erreichen, stehen verschiedene SprecherInnenstimmen zur Auswahl.

Algorithmische, datenbankbasierte, randomisierte Übungsgenerierung

Die dem System zugrundeliegende Datenbank umfasst (Stand November 2001)

- 2.400 Nomen,
- 200 Sätze,
- 1.600 fotorealistische Bildobjekte in jeweils drei Größen und vor jeweils fünf verschiedenen Farbhintergründen,
- 4.500 Soundausgaben,
- 5.000 Verknüpfungen über linguistische Relationen (wie z. B. Kohyponymie, Homonymie etc.) und wird beständig erweitert.

Die Grunddaten wie z. B. Nomen, Bilder, Soundausgaben werden miteinander über formale und linguistische Kriterien in Beziehung gesetzt. Es wird damit beispielsweise formal festgelegt, welches Bild zum Wort »Apfel« oder welcher Sound zum Satz »Der Hund bellt.« gehört. Über die linguistische Relation »Kohyponymie« ist der »Apfel« wiederum mit der »Birne« verbunden.

Nachstehend werden exemplarisch einige linguistische Relationen aufgeführt:

- Hyperonymie
- Hyponymie
- Kohyponymie
- Teil-/Ganzes
- lokale Relation
- pragmatisch-kontextuelle Relation
- instrumentelle Relation
- phonologische Relation
- Synonymie (totale, partielle)
- Antonymie
- Homonymie
- Homografie

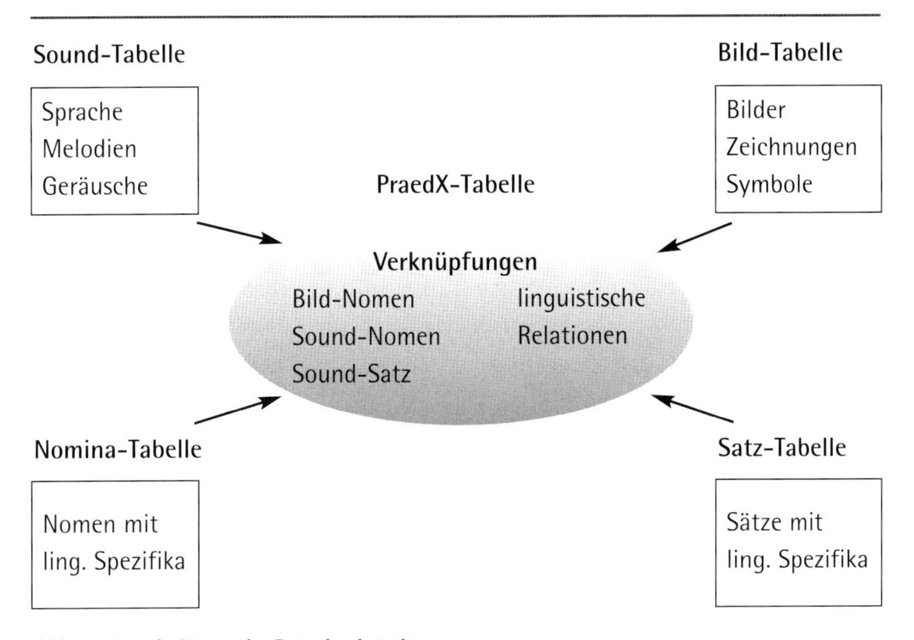

Abb. 1: Ausschnitt aus der Datenbankstruktur

Die in Abbildung 1 dargestellte Verknüpfungstabelle enthält somit ein umfangreiches Netz der über die verschiedenen Relationen verknüpften Grunddaten. Die Einzeldaten selbst werden mit ihren jeweiligen Charakteristika in den Grundtabellen definiert, z. B. wird die Sprechsilbenanzahl oder der morphologische Status von »Apfel« in den dafür vorgesehenen Spalten der Nomina-Tabelle festgehalten.

Mit Hilfe dieser Datenbankstruktur können die einzelnen Übungsarten mit jeweils einer sehr spezifischen linguistischen Itemauswahl erfolgen (s. hierzu auch Abschnitt »Therapeuten- und Patientenschnittstellen«).

Darüber hinaus werden verschiedene formale Gestaltungselemente zur Bildschirmaufbereitung angeboten: eine symmetrisch oder randomisiert angeordnete Positionierung der Bilder, direkt an den Positionen als Ganzes erscheinende Bilder oder von verschiedenen Seiten einfliegende Bilder, als Vollbild oder langsam auf die volle Bildgröße wachsende Abbildungen etc. Diese miteinander zu kombinierenden Auswahlmöglichkeiten bieten ein hohes Maß an Variabilität und Vielfalt in Bezug auf das den Patienten anzubietende Bildschirmdesign. Eine randomisierte Anordnung der Bildelemente bei Wortverständnisaufgaben z. B. ist vergleichbar mit der Positionierung der papiernen Bildkarten auf dem Therapietisch in der »face to face«-Therapie und bringt Abwechslung und Auflockerung in den Übungsablauf.

Insgesamt ergeben sich mehrere Tausend verschiedener Varianten der Zusammenstellung linguistischer und formaler Kriterien, die aber durch entsprechende Auswahlorganisation trotzdem überschaubar bleiben (s. hierzu Abschnitt *Therapeuten- und Patientenschnittstellen*). Abbildung 2 und 3 zeigen zwei Übungsbildschirme.

Jede Einzelübung wird durch die vom Therapeuten ausgewählten oder von der Autoadaption zusammengestellten linguistischen und formalen Kriterien *erst zum Zeitpunkt des Übungsabrufs generiert:* Die interne »Übungsbeschreibung« besteht nur aus Anweisungen, welche linguistischen Kriterien wie miteinander in Beziehung gesetzt werden sollen und in welcher Weise sie auf dem Übungsbildschirm präsentiert werden sollen.

Das System enthält folglich keine vorgefertigten Übungen mit festgelegten Materialzusammenstellungen, sondern generiert die Einzelübungen auf der Grundlage einer Übungsstruktur. *Jede Übung ist einzigartig* und wird sich aus kombinatorischen Gründen – mit zunehmendem Materialumfang – nicht wiederholen!

In Abhängigkeit von den Patientenantworten werden unterschiedliche Nachfolgebildschirme und (in der multikriteriellen Übungsauswahl voreinstellbare) verbale oder non-verbale Responses präsentiert. Durch verschiedene Sprecherstimmen und unterschiedliche Formulierungen der verbalen Rückmeldungen wird ein hohes Maß an Variabilität erreicht. Nach einer richtigen Reaktion erfolgt (je nach Voreinstellung) eine positive Rückmeldung, wobei auf einem Folgebildschirm das richtige Item noch einmal farblich hervorgehoben wird (z. B. blinkender grüner Rahmen um das richtige Bild bei Wortverständnisaufgaben). Gibt der Patient eine falsche Antwort, wird ein negatives Feedback gegeben und die Bildschirmseite mit einer entsprechenden auditiven Aufforderung zur nochmaligen Antwort erneut präsentiert. Außerdem werden auf dieser Nachfolgeseite verschiedene Hilfestellungen (Cues) angeboten. Bisher (Stand November 2001) sind visuelle und auditive Cues bei Überfahren der auswählbaren Objekte mit der Maus implementiert (z. B. bei Sprachverständnis-

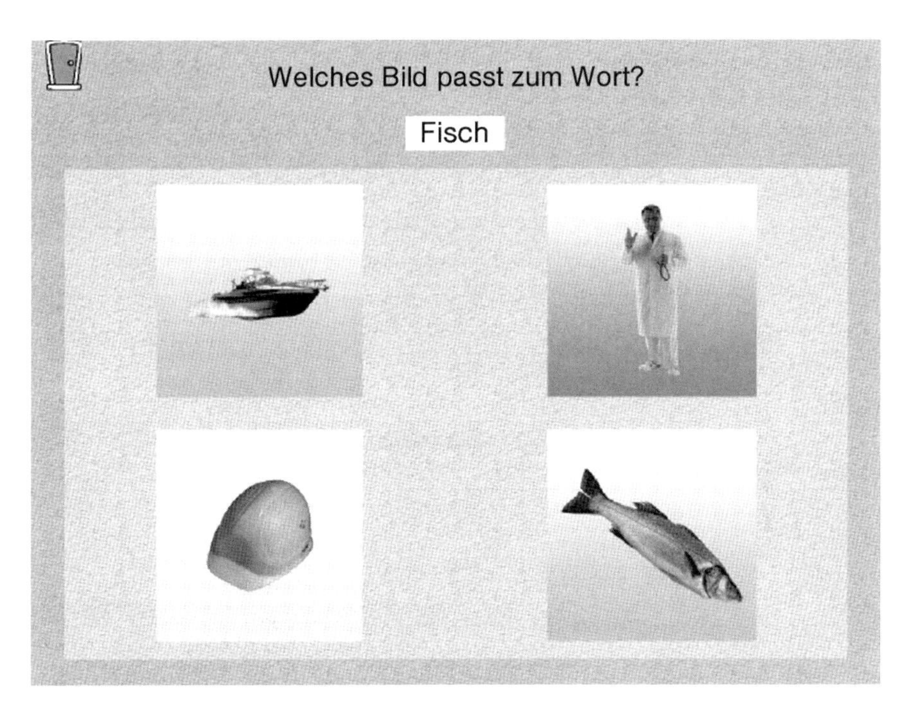

Abb. 2: Aufgabe zum auditiv-visuellen Sprachverständnis

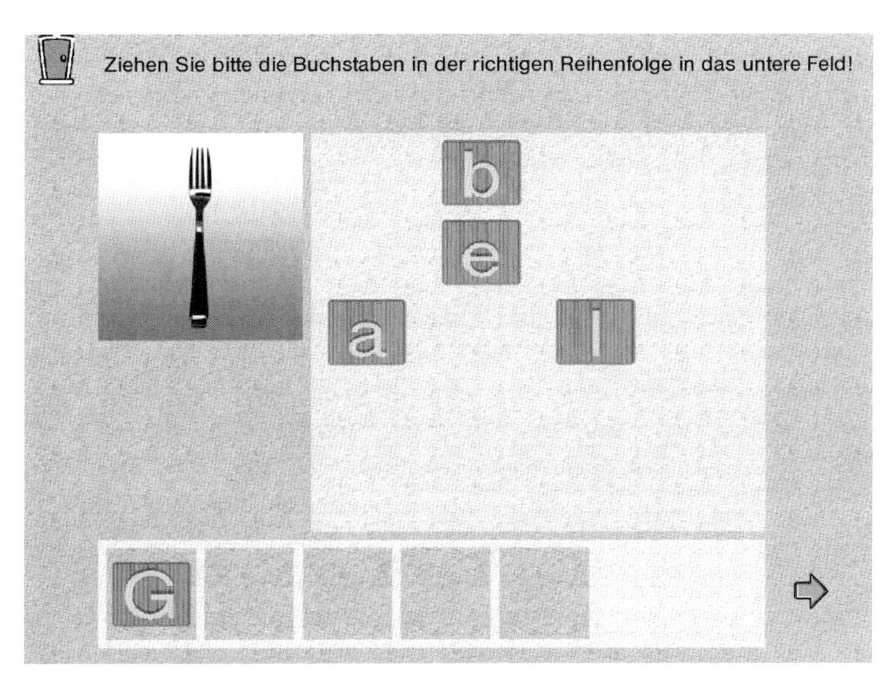

Abb. 3: Buchstabenordnen als Hilfestellung zum Wortabruf

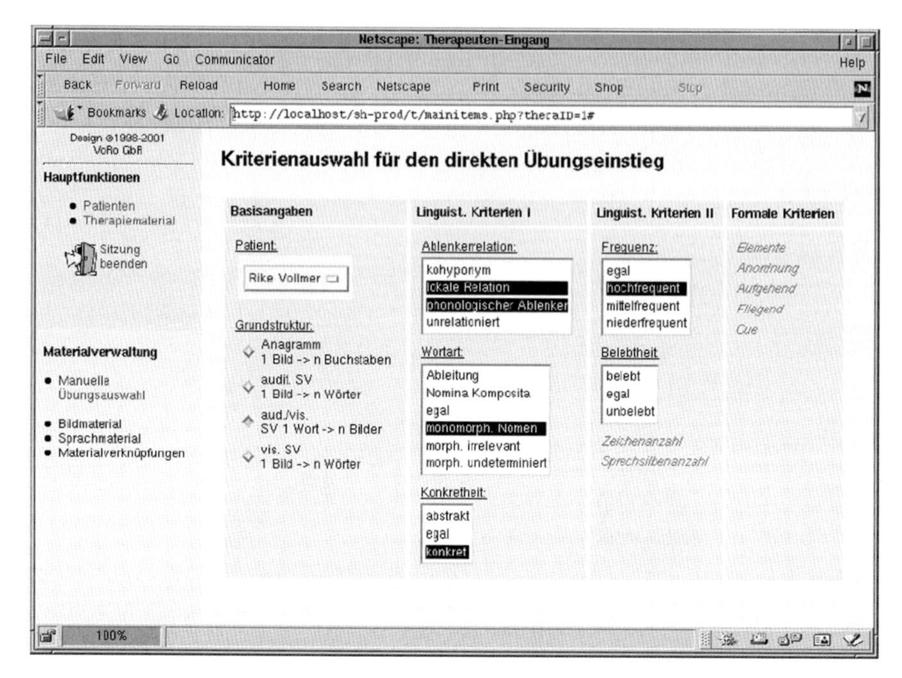

Abb. 4: Multikriterielle Übungsauswahl

aufgaben auf die Auswahlbilder bezogen). Weitere aufgabenspezifische Hilfestellungen wie z. B. semantische oder phonologische Cues werden noch hinzugefügt. Die Aufgaben werden momentan bei fehlerhafter Patientenreaktion zweimal wiederholt, bevor sie als falsch abgebrochen werden und das Programm zu einer neuen Aufgabenstellung wechselt. Vorgesehen ist eine variable Anzahl von Wiederholungsbildschirmen, die ebenfalls als formales Kriterium vom Therapeuten bestimmt werden kann.

Im Fall einer Nullreaktion wird dem Patienten eine Wiederholung der Aufgabenstellung mit veränderter Formulierung angeboten. Nach der zweiten Nullreaktion wird die richtige Antwort eingeblendet.

Selbstbestimmte versus autoadaptive Übungsauswahl

Das System beinhaltet sowohl einen selbstbestimmten als auch einen autoadaptiven Übungsablaufmodus.

Beim selbstbestimmten Ablauf erfolgt die Übungsauswahl seitens des betreuenden Therapeuten über eine modellgestützte Kriterienauswahlseite für den direkten Übungseinstieg (s. Abbildung 4). Die Modellgestütztheit bedeutet in diesem Zusammenhang, dass der Einstieg in die Auswahlseite über das im Abschnitt *Theoretische Fragestellung* abgebildete Modell erfolgt, d. h. nach

Anklicken einer Modellkomponente erscheint eine Auswahlseite, die spezifisch nur die zum jeweiligen Modul gehörenden Übungsarten mit den für diese noch festzulegenden linguistischen und formalen Parametern präsentiert.

Wegen der strukturellen Vielgestaltigkeit der Übungen sind einige Kriterien für die ausgesuchte Grundübung festzulegen. So werden beispielsweise interaktiv die Ablenkerrelationen relativ zum Zielbegriff, die Sprechsilbenzahl, die Buchstabenzahl usw. festgelegt. Da nicht jede Kombination von Gestaltungskriterien für jede Übungsgrundstruktur sinnvoll und möglich ist, werden nur die konkret bestehenden Auswahlmöglichkeiten für jeden Punkt in Abhängigkeit von den vorab getroffenen Wahlen zur Übungsgestaltung angeboten.

Abbildung 4 zeigt einen Zwischenpunkt in einer solchen Spezifikation: Nach Festlegung des zu therapierenden Patienten und der Grundstruktur (hier: auditiv-visuelles Sinnverständnis mit einem Wort und mehreren Bildern) wurden bereits die Ablenkerrelationen relativ zum zufällig ausgewählten Zielbegriff, die Wortart, die Konkretheit der Begriffe und deren Frequenz in der deutschen Sprache festgelegt. Nach dieser Spezifikation bestehen hinsichtlich der Belebtheit der zu präsentierenden Begriffe noch alle drei möglichen Varianten (belebt, unbelebt, egal), die im nun folgenden Auswahlschritt festgelegt werden müssten. Erst danach würde die nächste tatsächliche Auswahl, hier die Zeichenanzahl der Begriffe, angeboten werden.

Wenn zu einem Kriterium keine wirkliche Wahl existiert, sondern nur eine Möglichkeit angeboten würde, merkt dies der Server, legt diese einzige »Wahl« fest und schreitet automatisch bis zum nächsten tatsächlich interaktiv zu bestimmenden Kriterium fort. So wird der Spezifikationsaufwand für den Therapeuten so weit wie möglich reduziert.

Erst wenn alle Kriterien auf die beschriebene Art festgelegt sind, erscheint ein Startknopf, der unmittelbar zur Präsentation der ausgewählten Übung führt.

Die selbstbestimmte Übungsauswahl durch Betroffene selbst bzw. mit Unterstützung von Angehörigen darf sich nicht auf ein solches, linguistisch-sprachtherapeutisches Vorwissen erforderndes Auswahlverfahren stützen. Sie wird vielmehr über eine alternative Zugangsschnittstelle angesprochen, die den Bedürfnissen der Betroffenen und/oder Angehörigen angepasst ist und dementsprechend sprachlich und strukturell einfacher ausfällt. Die hierüber nur unvollständig mögliche Spezifikation der zu präsentierenden Übung wird vom Server durch interpretierenden Rückgriff auf schon vorliegende Ergebnisse vergangener Übungsrunden ergänzt, so dass insgesamt wieder eine sinnvolle Auswahl entsteht. Wie der Begriff »selbstbestimmt« schon nahelegt, wird hierbei die einmal ausgewählte Übungsstruktur bis zum Abbrechen durch den Übenden beibehalten.

Im autoadaptiven Modus reagiert der Therapieserver dagegen auf die innerhalb der laufenden Sitzung bereits erhaltenen Reaktionen des Patienten, indem er bei einem zu großen Anteil von Falschantworten anhand eines Schwierigkeitsnetzes der Übungsstrukturen leichtere Übungen aussucht und umgekehrt. Es werden dabei verschiedene linguistische und formale Schwierigkeitsdimensionen berücksichtigt und randomisiert bei der adaptiven Übungsgenerierung ausgewählt wie z. B. morphologischer Status, Frequenz, Abstraktheitsgrad, Belebtheit, Sprechsilbenanzahl, Buchstabenanzahl oder Anzahl der Gestaltungselemente (Bild, Schrift, Symbol) auf der Bildfläche, geordnete oder randomisiert angeordnete Gestaltungselemente, Bildschirmaufbau etc.

Zu einer speziellen Übung (in Abbildung 5 als schwarzer Punkt gekennzeichnet) gibt es eine Vielzahl leichterer bzw. schwierigerer Übungen in Bezug auf die o. g. Schwierigkeitsdimensionen. Aus dieser potenziellen Menge wird randomisiert eine leichtere bzw. schwerere Übung ausgesucht, davon eine bestimmte Anzahl Einzelübungen dem Patienten angeboten. Nach der erneuten Ergebnisauswertung werden daraufhin adäquate Nachfolgeübungen ausgesucht.

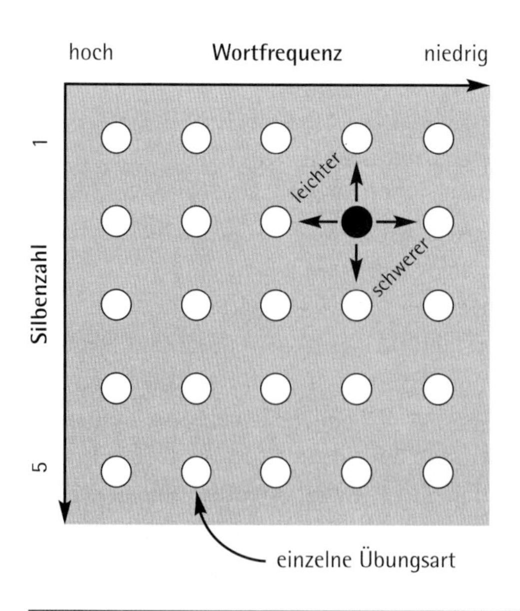

Abb. 5:
Beispiel für eine Relationierung von Schwierigkeitsdimensionen. Aus Darstellungsgründen werden nur zwei Dimensionen (Wortfrequenz, Silbenzahl) des vieldimensionalen Schwierigkeitsraums dargestellt

Web-basierte Client-Server-Architektur

Bei dem Therapiesystem handelt es sich um eine Client-Server-Architektur, d. h. es gibt einen zentralen Serverrechner, der über Standard-Internet-Techniken (HTTP-Protokoll auf TCP/IP-Basis) mit den Abfragerechnern interagiert. Je nach Netzorganisation kann das Programm in unveränderter Form als Einzelplatzrechner (d. h. Server- und Client-Prozess laufen gemeinsam auf einer Maschine), Intranet- oder Internet-System genutzt werden. Auf diese Weise kann typischerweise eine Installation viele Nutzer (Patienten und Therapeuten) versorgen. Der Server arbeitet hierbei als Webserver mit dem Unix-Betriebssystem »Linux«. Als Clients können die gängigen Web-Browser (wie z. B. Netscape oder Internet Explorer) auf beliebigen Betriebssystemen (Windows, Unix, MacOS) genutzt werden.

Diese System-Struktur ermöglicht eine zeitlich und räumlich unabhängige Nutzung, so dass etwa Therapeuten an anderen als den für den therapeutischen Einsatz vorgesehenen Rechnern Verlaufsprotokolle u. a. abfragen können, auch

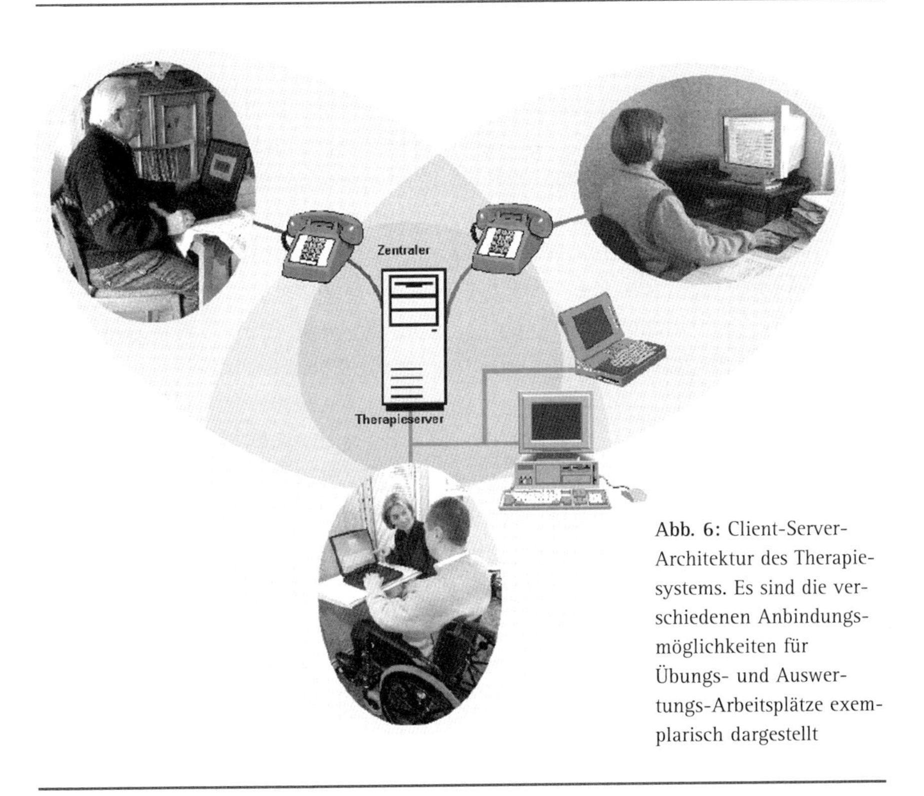

Abb. 6: Client-Server-Architektur des Therapiesystems. Es sind die verschiedenen Anbindungsmöglichkeiten für Übungs- und Auswertungs-Arbeitsplätze exemplarisch dargestellt

während mehrere Patienten an Therapieplatzrechnern Übungen abrufen. Bei Verfügbarkeit eines internetgestützten Webservers ist eine Anbindung ambulant versorgter Patienten zu Hause möglich. Der Patient kann seine Übungszeiten und -dauer selbst bestimmen und an seine sonstigen Bedürfnisse anpassen (z. B. kurze Übungssitzungen mehrmals wöchentlich zu frei wählbaren Zeiten).

Internetgestützte Server können insbesondere auch für kleinere sprachtherapeutische Praxen von Interesse sein: Sowohl die Arbeitsplätze in der Praxis wie auch die häusliche Anbindung von Patienten können zu recht geringen Kosten für schnellere Internetzugänge (zum Beispiel DSL) realisiert werden, die heute bereits flächendeckend zur Verfügung stehen. Das erforderliche Ausstattungsniveau der Arbeitsplatzrechner ist hierbei sehr gering und liegt typischerweise unter dem von aktuell angebotenen neuen Billigst-Personal-Computern. Auch ältere, schon vorhandene Rechner lassen sich zu diesem Zweck in der Regel nutzen.

Therapeuten- und Patientenschnittstellen

Die Differenzierung von Therapeuten- und Patientenschnittstelle erlaubt eine asynchrone Nutzung durch die beiden Nutzergruppen.

Das Design der Therapeuten- und Patientenschnittstellen ist den Bedürfnissen und Ansprüchen der jeweiligen Nutzergruppe angepasst. Die Einwahl über die jeweilige Schnittstelle erfolgt über einen Benutzernamen und ein Passwort. Auch nach Eingabe dieser Informationen ist nur der Zugriff auf die spezifisch der identifizierten Person zugeordneten Daten möglich und sichert so den Schutz von Patienten- und Therapeutendaten.

Während die Patienten einen sprachlich und strukturell einfachen Einstiegs- und Übungsauswahl-Bildschirm erhalten, ist die Therapeutenschnittstelle mit vielen miteinander verbundenen Bildschirmseiten (Hypertext mit vielen »Links«) ausgestattet und bietet sprachtheoretisch und linguistisch aufbereitete Informationen bzw. Auswahloptionen (siehe hierzu die multikriterielle Übungsauswahl im Abschnitt *Selbstbestimmte versus autoadapitve Übungsauswahl*).

Die Inhalte der Therapeutenschnittstelle erstrecken sich von den Eingabe- und Abrufmöglichkeiten der sprachtherapeutisch relevanten Patientendaten (Eingabe der Stammdaten zur Anmeldung des Patienten im System) über die modellgestützte Übungsauswahl, die Einsicht in die diversen Therapiematerialien und Übungsarten zur theoriegeleiteten Abfrage der Patientenreaktionen in grafisch aufbereiteter, deskriptiver und repetitver Form (Wiederholung der gesamten Übungsabfolgen möglich).

Ausführliche, datenbankgestützte Therapieverlaufsprotokolle

Innerhalb der Therapeutenschnittstelle ist die effiziente theoriegeleitete Abfrage neuerer und älterer Übungsergebnisse zu den einzelnen Patienten möglich. Auf der Einstiegsseite erhält der Therapeut durch Farbgebung der einzelnen Modellkomponenten eine Übersicht, welche Bereiche der Patient seit der letzten Durchsicht bzw. allgemein schon einmal bearbeitet hat und welche Bereiche noch gar nicht beübt worden sind bzw. mit dem Therapiesystem nicht beübbar sind (Abbildung 7).

Nach der Anwahl einer Komponente per Mausklick erscheint eine Übersicht aller vom jeweiligen Patienten bisher zu diesem Modul bearbeiteten Übungen mit kurzer Übungsbeschreibung und besonderer farblicher Kennzeichnung, welche davon seit der letzten Therapeutendurchsicht neu absolviert wurden. In einer Spalte neben der Übungsbeschreibung zeigt eine Farbvertei-

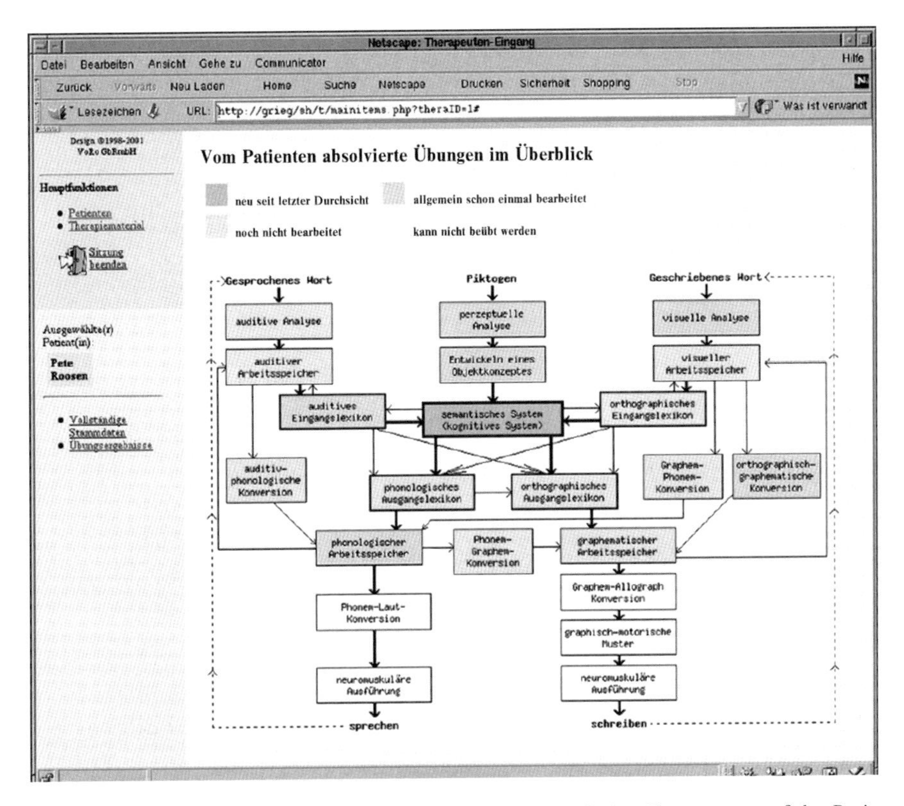

Abb. 7: Modellgestützter Einstieg in die Ergebnisabfrage durch den Therapeuten auf der Basis einer Abbildung des Logogenmodells nach Tesak.

lung von rot, gelb und grün eine erste Einschätzung der Verteilung der Patientenantworten in richtige Antworten (grün/hier: weiß), Auswahl relationierter Ablenker (gelb/hier: gestreift) und nicht-relationierter, d. h. gänzlich falscher Antworten (rot/hier: dunkelgrau). Wird dieses Farbfeld angeklickt, erscheint eine übersichtliche Verlaufsstatistik in Bezug auf die ausgewählte Übungsart und den Patienten in einem vorgegebenen Zeitfenster (Abbildung 8).

Es wird eine differenzierte Unterscheidung fehlerhafter Reaktionen nach Art des Fehlers (z. B. phonologischer, semantischer, pragmatisch-kontextueller Ablenker bei Sprachverständnisaufgaben) graphisch aufbereitet angeboten.

Ausbaubarkeit der Übungsstrukturen und der Bild- und Tonmaterialien

Wie bereits im Abschnitt »Algorithmische, datenbankbasierte, randomisierte Übungsgenerierung« angedeutet, wird die Datenbank beständig erweitert und

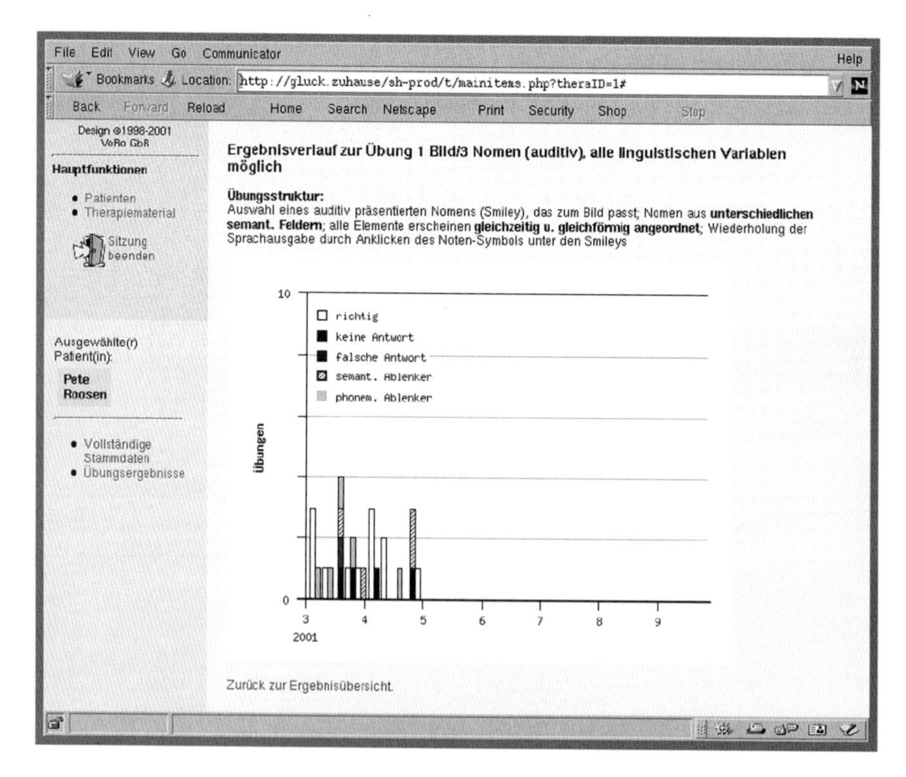

Abb. 8: Graphische Aufbereitung der Patientenantworten je Übungsart. Beachte: weiß = richtige Antworten, schwarz = keine Antwort, dunkelgrau = falsche Antwort, gestreift = semant. Ablenker, hellgrau = phonem. Ablenker

um weitere Bild- und Tonmaterialien ergänzt. Das Einbinden neuer Materialien geschieht im wesentlichen durch die Angabe linguistischer Relationen, mit denen deren Beziehung zu den bereits vorhandenen Materialien bestimmt wird. Die Datenbankstruktur wird Nutzern des Systems offengelegt, so dass das Einbringen eigenen Text-, Bild- und Tonmaterials möglich wird. Da es sich um ein eher komplexes System handelt, ist jedoch mit einer gewissen Einarbeitungszeit zu rechnen.

Auch die Übungsbeschreibungssprache wird dokumentiert und anhand der ausgeführten Übungen beispielhaft belegt. Entsprechend lassen sich neue Übungen kreieren. Auch hier soll jedoch auf die Komplexität der Beschreibungssprache hingewiesen werden.

VERFÜGBARKEIT UND ZAHLUNGSMODUS

Das System ist voraussichtlich Ende 2002 verfügbar. Es befindet sich zur Zeit noch in der letzten Entwicklungsphase, an die sich eine Evaluation mit Patienten an verschiedenen Institutionen anschließt.

Vorgesehen ist ein nutzungsabhängiger Zahlungsmodus, bei dem nur die tatsächlich abgerufenen Einzelübungen berechnet werden. Dies dürfte für Betroffene und kleinere Institutionen eine interessante Möglichkeit sein, das System ohne jegliches Risiko kennenzulernen und je nach Bedarf zu nutzen.

Für größere Institutionen mit hoher Abrufzahl ist alternativ ein Komplettpreis für einen schlüsselfertig installierten Server ohne Nutzungsentgelt vorgesehen.

LITERATUR

1. De Bleser R, Bayer J: Morphological reading errors in a German case of deep dyslexia. Paper presented at the International Morphology and Phonology Meeting, Krems, Austria 1988
2. De Bleser R, Cholewa J, Stadie N, Tabataie S: LeMo, an Expert System for Single Case Assessment of Word Processing Impairments in Aphasic Patients. Neuropsychological Rehabilitation 1997; 7 (4): 339-365
3. Kotten A: Lexikalische Störungen bei Aphasie. Thieme, Stuttgart, New York 1997
4. Tesak J: Einführung in die Aphasiologie. Thieme, Stuttgart, New York 1997

B.A.Bar: Eine technische Unterstützung des Therapie- und Lernprozesses

J.-C. Gabus, V. von Holzen, Neuchâtel

GRUNDLAGEN

Schon mehrheitlich haben Forscher aus verschiedenen Gebieten versucht herauszufinden, welche Voraussetzungen für erfolgreiches Lernen nötig sind. Bis jetzt kann gesagt werden, dass folgende Grundlagen wohl unerlässlich sind:

- *Selbstständiges Tun:* schon *Piaget* sagte, dass »das Denken seinen Ursprung im Handeln des Kindes und nicht im Sprechen hat.« [3].
- *Die Wiederholung:* nach Feuser: »Lernen erfordert in der Regel das wiederholte Durchlaufen einer Lernsituation.«
- *Erfolgskontrolle des Erlernten,* das heißt Rückmeldung über die richtige oder falsche Ausführung einer Handlung.

Diese für das Lernen unerlässlichen Grundlagen gelten für jede Lernsituation, sowohl für das Lernen von Handlungskompetenzen als auch für das Lernen von Sprache.

Jean-Claude Gabus, Direktor der Schweizerischen Stiftung für elektronische Hilfsmittel, hat im Rahmen eines Projektes ein neues Gerät entwickelt, welches diesen Grundprinzipien Rechnung trägt. Anfänglich konzipiert als Kommunikationshilfsmittel, hat sich B.A.Bar mit vermehrtem Gebrauch als technische Unterstützung verschiedenster Lernprozesse etabliert.

DAS PRINZIP

B.A.Bar ist ein Gerät in der Größe eines überdimensionalen Handys, welches die Fähigkeit hat, eine digitale Nachricht aufzunehmen, zu wiederholen und auf einem Strichcode zu speichern. Diese Nachricht kann wieder abgerufen werden, so oft es der Benutzer wünscht.

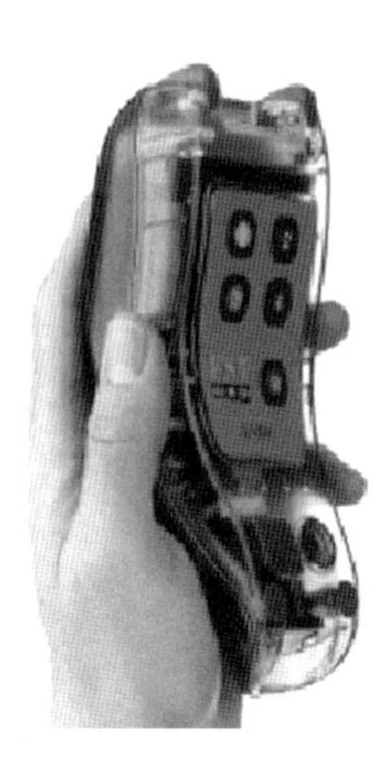

Abb. 1: B.A.Bar ist ein Gerät in der Größe eine überdimensionalen Handys

Tab. 1: Bedienung des Gerätes

1. Wahl des Inhalts
   Bestimmen, was aufgezeichnet werden soll (das kann ein Wort sein, aber auch ein oder mehrere Sätze, ein Tierlaut oder z. B. Musik).

2. Etikette anbringen
   Eine Strichcode-Etikette am gewünschten Ort aufkleben (auf Gegenstand, Bild, Piktogramm, Text, in ein Buch, auf ein Übungsblatt usw...).

3. Programmierung
   B.A.Bar ein erstes Mal auf den entsprechenden Strichcode positionieren. B.A.Bar weiß jetzt, dass er diesen programmieren muss. Er gibt den Befehl »Drücken und Sprechen«.

4. Aufnahme
   Die Aufnahmetaste »R« drücken und halten; das gewünschte Wort oder den gewünschten Satz aus ca. 10 cm Entfernung zum Gerät aussprechen und anschließend die »R«-Taste loslassen. B.A.Bar wiederholt das soeben Aufgenommene.

5. Bestätigen und Speichern
   Ist die Aufnahme zufriedenstellend, wird B.A.Bar ein zweites Mal auf denselben Strichcode gehalten, um die Aufnahme zu speichern. Jedes Mal, wenn dieser Strichcode aktiviert wird, wird der entsprechende Inhalt akustisch reproduziert.

ANWENDUNGSBEREICHE

B.A.Bar wurde im Rahmen eines Projektes während drei Jahren, intensiv während eines Jahres mit ca. 80 Benutzern evaluiert. Dabei haben sich folgende Hauptanwendungsbereiche herauskristallisiert.

- *Wortfindung:* Für Personen, die Mühe haben, eine Verbindung zwischen einem gesprochenen Wort und seiner Bedeutung herzustellen, oder diese immer wieder vergessen. B.A.Bar schafft diese Verbindung, indem Strichcodes auf Bilder, Gegenstände oder Bücher geklebt werden. So kann immer wieder abgehört werden, wie dieser Gegenstand heißt. Manchmal genügt es auch, die Funktion des Gegenstandes zu beschreiben oder den Gegenstand zu umschreiben, um seinen Namen wieder in Erinnerung zu rufen.

- *Selbstkorrektur bzw. Eigenfeedback:* Personen mit Artikulations- oder Grammatikstörungen haben oft Mühe, diese Fehlleistungen selber zu erkennen, und sind deshalb nicht in der Lage, sich zu korrigieren. B.A.Bar ist so entwickelt, dass, sobald etwas aufgenommen wurde, er das Aufgenommene wiederholt. Dies hat den Vorteil gegenüber einem Kassettengerät, dass eine sprachliche Äußerung unmittelbar wieder gehört wird und dann auch sofort verändert werden kann. Mit Hilfe des auf einem Code gespeicherten Originals ist es somit möglich, einen direkten Vergleich zwischen einem Vorbild und der Eigenproduktion zu machen.

- *Verlängerung einer Therapie- oder Lernsequenz:* Oft leiden therapeutische Bemühungen darunter, dass die Therapie nur ein- oder zweimal pro Woche stattfinden kann. Im Vergleich zur restlichen Zeit erscheint dies wie ein Tropfen auf einen heißen Stein. Mit B.A.Bar können in der Therapie erarbeitete Inhalte selbstständig zu Hause geübt werden, und zwar so oft und so lange die entsprechende Person Lust hat. Sie erhält dabei immer wieder ein Feedback und kann selber überprüfen, ob ihre Anstrengungen Früchte tragen oder nicht.

- *Erlernen der Bedeutung eines Symbols:* In der Unterstützten Kommunikation werden häufig Symbole verwendet, welche in Kommunikationsordnern oder auf Kommunikationstafeln angeordnet sind und nichtsprechenden Menschen die Möglichkeit geben, sich zu verständigen. Diese Symbole sind aber selten eindeutig, und abstrakte Begriffe oder Tätigkeiten können bildlich gar nicht klar dargestellt werden. Das Lernen der Bedeutung eines Sym-

bols benötigt die Unterstützung einer sprechenden Person, welche wiederholt, was das Symbol bedeutet.
Mit B.A.Bar können Strichcodes neben Symbole und Fotos geklebt und diese zum Sprechen gebracht werden. Die nichtsprechende Person kann somit selbstständig immer wieder abhören, was ein bestimmtes Symbol bedeutet.

- *Kommunikationstafeln zum Sprechen bringen:* Kommunikationstafeln sind in der Unterstützten Kommunikation ein wichtiges und einfaches Hilfsmittel zur Verständigung von nichtsprechenden Menschen. Ein Nachteil dieser Tafeln ist, dass Menschen, die nicht lesen können oder bei denen ein Symbol keine Bedeutung hervorruft, nicht verstehen können, was ihnen ihr Gesprächspartner mit Hilfe seiner Tafel sagen will.
  B.A.Bar eröffnet die Möglichkeit, schon bestehende Kommunikationstafeln und Ordner (wie schon oben beschrieben) zum Sprechen zu bringen, und kann als Kommunikationshilfsmittel im eigentlichen Sinn eingesetzt werden.

- *Ablauf einer Handlung:* Die Ausführung einer Handlung verlangt das Vorhandensein eines Handlungsplans, damit die Teilschritte in der richtigen Reihenfolge und bis zum Ende durchgeführt werden können. In unserem Alltag kann ein solcher Handlungsplan die Form einer Gebrauchsanweisung annehmen, welche wir dann Schritt für Schritt durchlesen und befolgen. Menschen mit einer Behinderung sind unter Umständen nicht in der Lage, eine Gebrauchsanweisung zu lesen bzw. aus Symbolen die entsprechenden Informationen zu entnehmen. B.A.Bar kann Anweisungen vertonen und helfen, sich in einem Handlungsablauf zurechtzufinden.

ERGEBNISSE DES PROJEKTES

B.A.Bar wurde im Rahmen eines von Gönnern finanzierten Projektes von Mai 2000 bis Mai 2001 mit ca. 80 Anwendern, welche von 35 Teams betreut wurden, ausgewertet. Die Anwender waren Menschen mit Behinderungen verschiedener Art, darunter Personen mit Autismus, erworbenen Hirnschädigungen und Aphasie, Trisomie 21 und anderen Behinderungen. Voraussetzung zur Teilnahme war, dass diese Menschen nicht oder nur schlecht sprechen konnten und massive Kommunikationsprobleme aufwiesen.

Zusammenfassend einige auffallende Ergebnisse dieser Projektphase (die genaueren Angaben und die vollständigen Auswertungsergebnisse können bei der FST eingesehen werden):

- *Autonomie:* B.A.Bar wird momentan häufig im Beisein einer Bezugsperson (sei es Eltern oder Fachperson) gebraucht. Nach Schätzungen arbeiten Benutzer 50% der Zeit autonom mit B.A.Bar. Dies ermöglicht eigenständiges Lernen.

- *Verhaltensveränderung:* In 75% der Fälle wurde eine positive Veränderung des Verhaltens der Benutzer festgestellt. Diese Angaben sind schwer zu objektivieren und zu 3/4 subjektive Einschätzungen.

- Erwähnenswerte Verbesserungen wurden auch in *Artikulation, Sprachverständnis, Wortschatz* und der *Initiative*, eine Kommunikation zu beginnen, festgestellt.

- Mehr als die Hälfte der Betreuungspersonen erachten B.A.Bar als eine sinnvolle Erweiterung und Ergänzung ihrer herkömmlichen Therapiemethoden, nur 8% konnten B.A.Bar nicht oder wenig gebrauchen (Abb. 2).

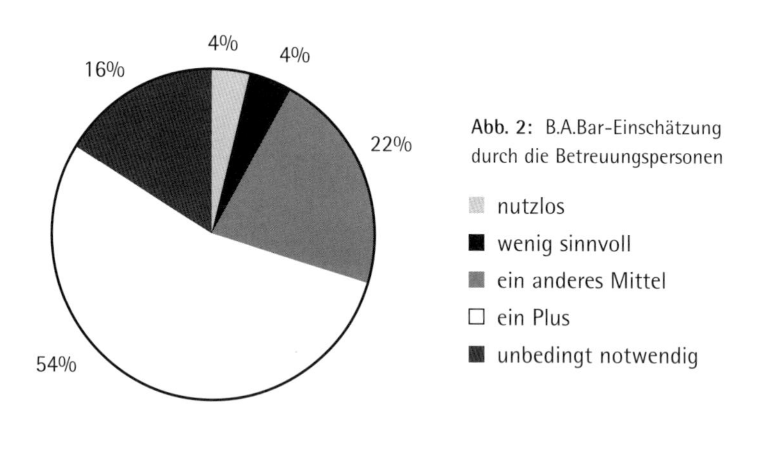

Abb. 2: B.A.Bar-Einschätzung durch die Betreuungspersonen

- In Bezug auf Zusammenarbeit zwischen Eltern und Fachleuten konnten positive Nebenwirkungen beobachtet werden, die indirekt mit B.A.Bar zu tun haben:
  Da großer Wert darauf gelegt wurde, dass die Eltern und Angehörigen sich am Projekt beteiligen, konnten die Erwartungen der Eltern und die Möglichkeiten der Fachleute besser koordiniert werden.

Aufgrund der einfachen Bedienungsweise von B.A.Bar kann dieser in allen möglichen Situationen und von vielen Personen bedient und programmiert werden. Die Benutzungszeit zu Hause betrug erstaunliche 44% der gesamten Zeit.

B.A.BAR SCHULUNGEN FÜR INTERESSIERTE

Für Interessierte bietet die FST eintägige Einführungskurse an, nach denen der Teilnehmer einen B.A.Bar mitnehmen kann, um ihn mit der Person seiner Wahl zu testen. Weitere Informationen gibt es im Sekretariat der FST oder auf unserer Homepage (www.fst.ch), welche im Laufe des nächsten Jahres durch eine spezielle B.A.Bar Webpage erweitert wird.

DANKSAGUNG

Die FST dankt ihren Geldgebern, die in großzügiger Weise dieses Projekt erst ermöglichten, sowie allen TherapeutInnen, LehrerInnen, Eltern und Menschen mit Behinderungen, die sich mit ihrer Mitarbeit an der Sammlung spannender Daten beteiligten.

LITERATUR

1. Feuser G: Lernen autistischer Kinder. In: Bundesarbeitsgemeinschaft Hilfe für Behinderte e. V. (Hrsg): Kommunikation zwischen Partnern/Frühkindlicher Autismus Band 230. Düsseldorf 1989
2. Gabus J-C: »Das B.A.Bar-Konzept und sein Ansatz« (FST, unveröffentlichter Artikel 2000)
3. Ginsburg H, Opper S: »Piagets Theorie der geistigen Entwicklung« Klett-Cotta, Stuttgart 1985

Computergestützte Aphasietherapie – Anspruch und Realität

I. Radermacher, Aachen

EINLEITUNG

Seit den Anfängen der computergestützten Aphasietherapie in den 80er Jahren mit *Stachowiak* und dem Programm STACH (Sprach-Training für Aphasiker mit Computer-Hilfe), dem späteren LingWare, ist viel und wenig passiert.

Es gibt natürlich mittlerweile über die DOS-Ebene hinausgehende graphisch orientierte, fensterbasierte Betriebssysteme, wiewohl das auch nicht jeder als Fortschritt ansieht. Es gibt Multi-Media-PCs mit Sprachein- und -ausgabe, Spracherkennungs- und Sprachsynthesetools und Anwenderprogramme mit Photos und Videosequenzen zu erschwinglichen Preisen. Wie sieht es aber bei der Aphasietherapie-Software aus?

Die innovative Rolle, die STACH/LingWare in den 80ern innehatte, nehmen heute andere Produkte wie z. B. aphasi@ware (früher ITS-Module) oder LinguaAdapt ein, die konzeptuelle Vorreiter im neuen Millenium sind und sich auf diesem ZNS-Symposium vorstellen. Neue bzw. erweiterte Elemente in diesen Therapiesoftware-Systemen sind:

- Datenbankensysteme für Wort-, Bild- und Videomaterial mit der Möglichkeit der sprachsystematisch kontrollierten Abfrage und Zusammenstellung der Übungen (z. B. nach Frequenz, Silben- oder Wortlänge, nach semantischen Relationen etc.)
- Orientierung an gängigen Sprachverarbeitungsmodellen mit der Möglichkeit, Übungen für definierte Störungen auszuwählen
- Netzwerkbasierte Systeme (Internet, Intranet), Online-Generierung von Aufgaben, die sich nach vorgegebenen Kriterien jedes Mal neu zusammensetzen
- modularer Aufbau
- Qualitätssicherung durch Evaluation
- Auswertungsergonomie durch statistische Optimierung
- Teletherapie

Diese Systeme sind seit kürzerer (LinguaAdapt) oder längerer Zeit (aphasi@ware) in der Entwicklung und in keiner Weise bereits abgeschlossene Produkte. Die von der Firma Phoenix für das Jahr 2002 angekündigte vollkommen neue LingWare-Version soll konzeptuell dieser Entwicklung folgen, allerdings bleibt das Erscheinen des Programms abzuwarten.

Obwohl auch u. a. mit aphasi@ware schon kleine Evaluationsstudien laufen, ist bislang in Deutschland die einzige größere multizentrische Effektivitätsstudie (156 Patienten in fünf Zentren) immer noch die von *Stachowiak* über die Therapie mit STACH/LingWare [5]. Diese Studie weist nach, dass Computertherapie zusätzlich zu konventioneller Therapie die Therapieergebnisse gegenüber nur konventioneller Therapie überzufällig verbessert. Empirische Studien aus den Niederlanden [3, 4] und den USA [2] zeigen bei chronischen Aphasikern, dass auch alleinige Computertherapie gegenüber Nichtbehandlung signifikante Verbesserungen aufweist.

Für zusätzliches Training in der Klinik oder zu Hause kann auch die in diesem Band vorgestellte Therapie- und Kommunikationshilfe B.A.Bar eingesetzt werden. B.A.Bar ist ein auch für Halbseitengelähmte sehr leicht handhabbares elektronisches Sprachaufnahme- und Wiedergabegerät, das mit Strichcodes arbeitet. Wenn ein PC-Programm für einen Patienten zu komplex ist, kann dieses Gerät mit Papier- und Bleistiftübungen kombiniert werden, so dass auch für schwer gestörte Aphasiker optimierte Trainingsmöglichkeiten vorhanden sind. Der Vorteil gegenüber den traditionellen Papier- und Bleistiftübungen ist der selbstständige und wiederholte Einsatz von gesprochener Sprache, rezeptiv und expressiv. Dieses Gerät befindet sich zur Zeit noch in der Evaluationsphase, lässt aber hoffen, dass es im Zusatz- und Heimtraining erfolgreich eingesetzt werden kann.

Insgesamt gibt es eine ganze Reihe weiter- oder neuentwickelter Software für die Aphasietherapie auf dem Markt. Aber leider haben einige dieser Programme kein wirkliches inhaltliches Konzept, hinken der aktuellen technischen Entwicklung enorm hinterher und/oder haben ein unzumutbares Preis-Leistungsverhältnis. Viele Therapeuten, Betroffene und Angehörige stellen sich daher berechtigte Fragen, auf die im weiteren Verlauf eingegangen wird:

- Welche Aphasiker können am PC arbeiten? Was bringt ihnen das zusätzliche Training?
- Bei welchen Sprachstörungen ist das Medium Computer gut einsetzbar?
- Welche Programme sind für die Aphasietherapie geeignet? Welche Kriterien muss computergestütztes Sprachtraining, müssen Therapieprogramme erfüllen, um therapeutischen Ansprüchen gerecht zu werden?
- Gibt es neue Entwicklungen, wie sieht die Zukunft aus?

WELCHE EINSATZMÖGLICHKEITEN BIETEN THERAPIEPROGRAMME?

Der Einsatz von elektronischen Kommunikationshilfen und computergestützten Systemen in der Aphasietherapie gilt heutzutage als Standard, und ihr sinnvoller Einsatz wird nicht mehr grundsätzlich in Frage gestellt. Trotzdem lässt in der Praxis die Nutzung immer noch zu wünschen übrig.

Vielen Therapeuten fehlt die Zeit oder das nötige Know-How, um Therapieprogramme gezielt einzusetzen, sofern die Software überhaupt vorhanden ist. Viele Aphasiker sind hingegen sehr am PC-Training interessiert und entsprechend auf das Wissen ihrer Therapeuten angewiesen.

Es gilt, die Stärken der konventionellen logopädischen Therapie mit denen der computergestützten Verfahren zum Wohle der betroffenen Aphasiker zu verbinden.

Für Therapeuten kann es immer wichtiger werden, dass ihnen der PC eine Menge sich wiederholender Übungseinheiten abnimmt und sie mehr Zeit für die Erarbeitung neuer therapeutischer Inhalte und Strategien haben. Die Aphasiker sehen eine Chance, Sprachtherapieprogramme, Multi-Media-Elemente und Hilfen für intensiviertes Training ohne Therapeuten zu nutzen.

Aphasietherapie-Software kann sowohl mit oder ohne Therapeut, mit oder ohne Supervision eingesetzt werden, z. B.

- als integrativer Bestandteil der Therapie wie andere Verfahren auch,
- als intensive Zusatztherapie zur Unterstützung, Ergänzung, Stabilisierung des logopädischen Ansatzes,
- als (nicht) supervidiertes Sprachtraining in Selbsthilfegruppen und im Heimtraining und
- zum Auffrischen, Einüben einer Kulturtechnik, die gerade für Menschen mit körperlichen und sprachlichen Beeinträchtigungen psycho-sozial sehr wichtig ist.

BEI WELCHEN SPRACHSTÖRUNGEN KANN DER COMPUTER GUT EINGESETZT WERDEN?

Besonders gut ist das Schreib- und Lesemedium Computer naturgemäß bei allen schriftsprachlichen Übungen zu nutzen. Schriftliches Benennen, semantisch-lexikalische Zuordnungen, Lesetraining, Syntaxübungen und Aufgaben zum Lesesinnverständnis sind nur einige Beispiele.

Durch die Möglichkeit kontrollierter und strukturierter auditiver Sprachausgabe kann am auditiven Sprachverständnis und rezeptiv an phonologischen Störungen gearbeitet werden.

Für das Training expressiver Störungen wie schwerer sprechapraktischer oder phonologischer Beeinträchtigungen ist der Computer nur sehr bedingt einsetzbar. Die technische Weiterentwicklung der Spracherkennung ist zwar auf dem Vormarsch, aber zur Analyse pathologisch veränderter Sprache ist sie noch nicht weit genug.

Daher gilt: solange die gesprochene Sprache des Patienten nicht vom PC analysiert und Fehler rückgemeldet werden können, brauchen Aphasiker selbst genügend Sprachkontrolle und Selbstwahrnehmung, um ihre Spracheingabe beurteilen zu können.

FÜR WELCHE APHASIKER IST DER PC GEEIGNET (Tab. 1)?

Grundsätzlich kann man sagen, dass der PC als Unterstützung und Ergänzung der logopädischen Therapie für alle Aphasien und Schweregrade geeignet ist. Ob es im Einzelfall möglich und/oder effektiv ist, hängt oft von zusätzlichen motorischen oder neuropsychologischen Beeinträchtigungen ab. Wichtig ist vor allem,

- dass die Betroffenen motiviert sind, längerfristig und hochfrequent mit dem Computer zu arbeiten,
- dass die nötige – durchaus längere – Einarbeitungszeit (mit vielen Wiederholungen und zunehmend selbstständigeren Aufgaben) und Supervision geleistet wird,
- dass geeignete Programme und Übungen vorhanden sind,
- dass eine Anpassung der Hardware an die Behinderung ermöglicht wird.

WARUM GEWINNT DAS SPRACHTRAINING AM COMPUTER IMMER MEHR PSYCHO-SOZIALE BEDEUTUNG FÜR APHASIKER?

In den letzten Jahren ist der Anteil der Aphasiker, die in der Klinik, in Praxen, in Selbsthilfegruppen und zu Hause den Computer für ihr Sprachtraining nutzen wollen, enorm gestiegen. Zum einen gibt es immer mehr Betroffene, die vor ihrer Erkrankung den PC beruflich oder privat als Instrument beherrschten und diese Fähigkeiten entweder nicht verloren haben oder sie mit Hilfe anderer wieder aktivieren können. Zum anderen ist im Zuge der gesellschaftlichen Entwicklung die Arbeit und die Kommunikation mit dem PC als Kulturtechnik nicht mehr wegzudenken und wird immer selbstverständlicher. Das gilt für alle Bereiche des gesellschaftlichen Lebens – also auch für die Rehabilitation behinderter Menschen. Gerade Aphasiker, die sich durch ihre sprachliche Behinderung oft kommunikativ und sozial ausgegrenzt und unter-

Tab. 1: Eignung zur Computertherapie

Schweregrad der Aphasie	Grundsätzlich können alle Aphasiker – alle Schweregrade von leicht bis schwer – am PC arbeiten. Je mehr an schriftsprachlichen Fähigkeiten und Sprachverständnis vorhanden ist, desto mehr Möglichkeiten können genutzt werden.
Sprachverständnis	Das Instruktionsverständnis darf nicht zu schwer gestört sein. Der Aphasiker muss verstehen, was die Übung beinhaltet und wie er sie durchführen soll. Zur Programmbedienung muss entweder ausreichendes auditives Sprachverständnis, Lesesinn- oder Symbolverständnis vorhanden sein.
Lernfähigkeit, Aufmerksamkeit, Gedächtnis	Wie bei allen logopädischen Therapien sind auch am Computer nicht nur sprachliche, sondern alle neuropsychologischen Funktionen wichtig. Bei fehlender allgemeiner Lernfähigkeit, bei starken Beeinträchtigungen der Merkspanne, des Gedächtnisses, bei reduzierter Fokussierung der Aufmerksamkeit etc. kann das Training am PC erschwert werden.
Lähmungen, Apraxien, Anopsien	Halbseitenlähmungen und ideomotorische Apraxien sind in der Regel kein wirkliches Hindernis, da sie durch Spezialtastaturen, -mäuse, Touch-Screens und geduldiges Training kompensiert werden können. Ideatorische Apraxien (Apraxie komplexer Handlungsfolgen) können die Handhabung von Übungs- und Programmabfolgen sehr erschweren. Bei Gesichtsfeldverlusten (z. B. Hemianopsien) können die Patienten durch Bewusstmachung und entsprechendes Training lernen, am Bildschirm (z. B. beim Lesetraining) dieses Defizit auszugleichen.
Krankheitsverarbeitung	Wichtig ist, dass die Aphasiker so weit in ihrer Krankheitsverarbeitung fortgeschritten sind, dass sie ihre Beeinträchtigungen, die Intensität, Dauer und Grenzen der Rehabilitation realistisch einschätzen können. Das zusätzliche Training am PC muss eine sinnvolle Perspektive darstellen, das kleinschrittige und wiederholte Üben als notwendige Phase angesehen werden. Für Aphasiker in der Akutphase ist der PC daher nicht immer geeignet.
Vorkenntnisse	Vorkenntnisse sind gut, aber nicht unbedingt notwendig

bewertet sehen, können mit dem Erwerb oder der Reaktivierung dieser Fähigkeiten ihre Anerkennung und somit ihr Selbstbewusstsein stärken.

Weiterhin wird es im Verlauf der Rehabilitation immer wichtiger, eine langfristige Trainings-Perspektive entwickeln zu können, gerade auch dann, wenn logopädische Therapieeinheiten reduziert oder eingestellt werden. Zu den allgemeinen Prinzipien professioneller Sprachtherapie zählt auch die Förderung von Selbstständigkeit, Selbstkontrolle und von Strategien zur Problemlösung. Sehr überspitzt formuliert: »Aphasiker müssen ihre eigenen Therapeuten werden« [6]. Daher wird speziell das supervidierte oder selbstständige Heimtraining bzw. Training in Selbsthilfegruppen für Aphasiker immer relevanter. Folgende Kriterien sind also neben der Motivation durch das Medium wichtig:

- zeitliche und örtliche Unabhängigkeit vom Therapeuten,
- selbstständige Arbeitseinteilung, aktiver Eingriff in die Lernsituation,
- Intensität durch unbegrenzte Wiederholung von Übungen,
- Nutzen erhaltener oder Erlernen neuer Stärken trotz sprachlicher Defizite und
- langfristige Perspektive des Lernens.

WELCHE ANFORDERUNGEN SOLLEN APHASIE-THERAPIE-PROGRAMME ERFÜLLEN (Tab. 2)?

Die in Tabelle 2 dargestellten Anforderungen sind natürlich idealtypisch und entsprechen nicht der Wirklichkeit der Sprachtherapieprogramme. Aber zur Sondierung des Softwaremarktes und zur Einschätzung von einzelnen Programmen ist es hilfreich, sich an diesen Kriterien zu orientieren.

ALTERNATIVEN UND WEITERENTWICKLUNG

Da die speziellen Programme zur Aphasietherapie nur einen Teil der gewünschten Sprachübungen abdecken, muss auf Software anderer Lerngebiete zurückgegriffen werden. Hier sind vor allem folgende Bereiche zu nennen:

- Therapiesoftware für Kinder (Spracherwerb, Lese-Rechtschreib-Schwäche/LRS etc.)
- Lernsoftware für die Schule (teilweise »Edutainment«)
- Lernsoftware für den Bereich »Deutsch als Fremdsprache« (DAF)

Da diese Software natürlich nicht für Menschen mit Aphasie konzipiert wurde, genügt sie auch nur bedingt sprachtherapeutischen Anforderungen.

Tab. 2: Anforderungen an Aphasie-Therapieprogramme

- Ein therapeutisches Konzept, ob sprachsystematisch, kommunikativ-funktional, modellorientiert oder stimulativ, muss Grundlage eines jeden Therapieprogramms sein und entsprechend umgesetzt und dokumentiert werden.
  - Es sollte begründet werden, für welche Störungen, welche Modalitäten, welche Schweregrade, welche Patienten das Programm sinnvoll einzusetzen ist.
  - Die Anzahl, Auswahl, Struktur der Items (Wörter, Sätze, Bilder etc.) sollten dargelegt sein.

- Die Programmstruktur muss eine klare Hierarchie haben, für Therapeuten und Aphasiker durchschaubar und nachvollziehbar sein und sich durch hohe Bedienerfreundlichkeit auszeichnen.

- Ein Therapieprogramm für Aphasiker sollte erwachsenengerecht sein und keinen überflüssigen visuellen oder auditiven Schnickschnack enthalten, der Aufmerksamkeitskapazitäten unnötig abzieht.

- Angemessene Feedbacks, ein abgestuftes Hilfesystem und ein adaptiver (den Fähigkeiten des Benutzers automatisch angepasster) Programmablauf sollten vorhanden sein.

- Eine kontrollierte statistische Auswertung des Verlaufs (Erfolgskontrolle) und eine Patientenverwaltung sind für Therapeuten und Patienten gleichermaßen hilfreich.

- Multimedial sollte ein Programm dem jeweiligen aktuellen technischen Niveau entsprechen, z. B. bei der Qualität von
  - Sprachausgabe, -eingabe
  - Spracherkennung, -synthese
  - Videos, Photos etc.

- Weitere interessante Punkte: Gibt es diagnostische Elemente? Sind wichtige Optionen des Programms einstellbar? Gibt es ein Autorentool zur Eingabe eigener Wörter, Sätze, Bilder, Aufgaben etc.? Kann das Programm mit/ohne Therapeut, in Selbsthilfegruppen, in Heimtraining genutzt werden?

- Effektivität sollte durch Studien nachgewiesen werden, um darzulegen, bei welcher spezifischen Störung, in welchem Zeitrahmen, mit welchen Hilfeabstufungen etc. ein Programm therapeutisch greifen kann.

- Das Preis-Leistungs-Verhältnis muss stimmen.

Die schulische Lernsoftware bzw. die Therapiesoftware für Kinder hat zwar meist das richtige Übungsniveau, ist aber für Kinder und Jugendliche hergestellt, daher oft mit zusätzlichen bzw. überflüssigen Ablenkungen versehen und thematisch und von der Gestaltung wenig erwachsenengerecht.

Die Lernsoftware für den DAF-Bereich ist demgegenüber für Erwachsene gestaltet, aber für gesunde Lerner, die eine neue Fremdsprache lernen wollen. Das heißt, dass bei der Zielgruppe zwar durchaus ähnliche Probleme beim Sprachverständnis und Wortschatz, bei Artikulation und Syntax etc. bestehen, aber der methodisch-didaktische Ansatz ein anderer sein muss. Außerdem sind manche dieser Programme in ihrer Struktur und Benutzerführung für Aphasiker zu komplex.

Trotz dieser Einschränkungen können Programme aus diesen Bereichen für Aphasiker geeignet sein. Da es von der jeweiligen sprachlichen Störung, den zusätzlichen lern- und neuropsychologischen Beeinträchtigungen und von den Fähigkeiten am PC abhängt, sollte man es individuell ausprobieren. Insbesondere was die multimediale Umsetzung und das Preis-Leistungsverhältnis betrifft, könnten sich viele Aphasietherapie-Programme ein Beispiel an dieser Software nehmen.

FAZIT

Es fehlen in der Aphasietherapie vor allem Programme mit einem kommunikativ-funktionalen Ansatz für leichtere bis mittelschwere Sprachstörungen, die inhaltlich-konzeptuell erwachsenengerechte, zeitgemäße und alltagsrelevante Themen aufgreifen und multimedial auf dem neuesten Stand sind.

Gute Therapieprogramme zu konzipieren, zu erproben und zu evaluieren, erfordert viel zusätzliche Zeit und Geld für entsprechende Stellen und Materialien.

Wenn weiterhin das Motto »Computer helfen heilen und leben« aktuell und innovativ sein soll, sind alle Beteiligten – Therapeuten, Wissenschaftler, Aphasiker und Angehörige, kooperierende Firmen – gefordert, sich verstärkt an der Konzipierung, Herstellung und Evaluation therapeutisch fundierter Software zu beteiligen.

LITERATUR

1. Bauer A, de Langen-Müller U, Glindemann R, Schlenck C, Schlenck K-J, Huber W: Qualitätskriterien und Standards für die Therapie von Patienten mit erworbenen neurogenen Störungen der Sprache (Aphasie) und des Sprechens (Dysarthrie): Leitlinien 2001. Sprache - Stimme - Gehör 2001; 25: 148-161
2. Katz RC, Wertz RT: The efficacy of computer-provided reading treatment for chronic aphasic adults. Journal of Speech, Language, and Hearing Research 1997; 40: 493-507
3. Mourik M van, van de Sandt-Koenderman WME: Multicue. In: Aphasiology 1992; 5: 529-539
4. Sandt-Koenderman WME van de: Wortfindungsstörungen bei Aphasie: Was bietet der Computer für die Therapie und die Kommunikation. Vortrag beim Symposium »Computer helfen heilen und leben« vom 9.11.-10.11.2001 in Berlin
5. Stachowiak FJ: Computer-based aphasia therapy with the Lingware/STACH System. In: Stachowiak FJ (ed): Developments in the assessment and rehabilitation of brain-damaged patients). Gunter Narr Verlag, Tübingen 1993: 353-380
6. Tesak J: Grundlagen der Aphasietherapie. Schulz-Kirchner, Idstein 1999

Präsentation der Verfahren für die computerunterstützte kognitive Rehabilitation

---

Moderation:
Dipl.-Psych. Peter C. Calé (Greifswald)

Programmpaket COGPACK®

K. Marker, Ladenburg

EINLEITUNG

Das kognitive neuropsychologische Trainings-Programmpaket COGPACK® gibt es bereits 16 Jahre. In dieser Zeit ist es ständig gewachsen und umfasst in der aktuellen 32bit CD-Version 6.9 für WINDOWS-Rechner 536 verschiedene Trainingsarten. COGPACK® wurde bisher in acht Sprachen, darunter Englisch, Französisch, Italienisch und Spanisch übersetzt und ist in über 8.000 Installationen im Einsatz in Kliniken, nervenärztlichen, neuropsychologischen, ergotherapeutischen und logopädischen Praxen, in verschiedenen pädagogischen Einrichtungen und bei Einzelpersonen zur Fortsetzung/Ergänzung im häuslichen Training. Die Kosten für die Zuhause-Version werden zunehmend von Krankenkassen übernommen, zumal diese nun zum Preis von 195,00 € erhältlich ist.

Zu den Trainingsbereichen gehören u. a. Visumotorik, Auffassung, Orientierung, Reaktion, Vigilanz, Merkfähigkeit, sprachliche, intellektuelle, alltags- und berufsnahe Fähigkeiten und Sachwissen mit änderbaren und ergänzbaren Aufgabendateien, die es erlauben, für spezielle Trainingsziele etwa in bestimmten Berufszweigen neue Trainingseinheiten einzufügen. Diese können Bildmaterial aus BMP-Dateien und Sprachausgabe auf die Soundkarte aus WAV-Dateien nutzen.

Ich möchte COGPACK® mit einigen Übungsbeispielen vorstellen und an diesen einige Prinzipien und Gesichtspunkte der Programmentwicklung erläutern, die bereits die ersten Aufgabenentwicklungen und deren Evaluierung in der Tagesklinik des Zentralinstituts für Seelische Gesundheit in Mannheim in den 80er Jahren leiteten:

DIVERSIFIZIERUNGSOPTIONEN ERLAUBEN INDIVIDUALISIERUNG

Trainingseinheiten sollen diversifiziert angeboten werden und von Nutzern weiter diversifizierbar sein, damit sie für jeweilige Trainingsbedürfnisse unterschiedlicher Nutzer individualisiert einsetzbar sind. Der kundige Nutzer sollte insbesondere den Schwierigkeitsgrad, die Aufgaben- und Abfrageart sowie u. U. Item-, Bild- und Tonmaterial umfassend ändern können. Ich erläutere dies an einem Beispiel. In COGPACK® befinden sich bei Auslieferung verschiedene Fotos von Stadtansichten, die mit dem Namen der Stadt und einem gesprochenen Text kombinierbar sind. Trainierende oder ihre Trainer können nun sowohl verschiedene Aufgabenarten für diese Bilder aussuchen (z. B. in den Übungen »Wer oder Was«, »Wirrwarr«, »Neu oder Nicht«), etwa eine Bilddemo zum Einprägen der Namen und nachfolgender Abfrage in multiple choice oder free recall.

Diversifizieren lässt sich neben der Aufgabenart (z. B. mit/ohne initiale Demo, mit/ohne gesprochenen Text, Abfrage multiple choice/free recall, eine/mehrere Antwortmöglichkeiten) die Bildauswahl (z. B. kann man aus der Liste der 314 mitgelieferten Städte regional bedeutsame oder bekanntere, d. h. leichtere oder unbekanntere, d. h. schwerere aussuchen), oder es lassen sich neue Bilder und Texte in die Aufgabenstrukturen einsetzen, z. B. Bilder signifikanter Bezugspersonen mit deren Namen oder – z. B. für einen Botanik-Studenten oder Gärtner – Bilder mit Pflanzen und deren Namen sowie gesprochenen Beschreibungen bzw. Bauteile mit Erläuterung für Techniker etc.

ALLTAGS- UND BERUFSNÄHE

Alltags- und berufsnahe Materialien wie z. B. Umgang mit Uhr, Kalender, Geld, Verkehrszeichen, Buchstabiertafeln und sinnvollen Texten wurden wo immer möglich sinnärmeren, alltagsfernen Materialien vorgezogen.

Arbeitsplatzsimulationen (z. B. »Diktat«, »Auskunft«, »Akkord«, »Geld: Herausgeben«) nehmen dabei einen fast idealen Platz ein: Je besser die Simulation die Realität abbildet, um so direkter ist das Trainierte in die Realität übertragbar.

WISSENSCHAFTLICHE ABSICHERUNG

Ich beschränke mich hier auf den Gesichtspunkt der Aufgabenanalysen: Während Intelligenztests in der Regel über die Zeit stabile Personenmerkmale erfassen, sollten Lerntests und Trainingsprogramme sich veränderbaren Personmerkmalen widmen, einfacher gesagt: Trainieren sollte man nur das, was durch Training verbesserbar ist.

COGPACK® bietet die Möglichkeit, anhand von Itemanalysen und Halbzeitwerten (je für die erste und zweite Hälfte der Aufgaben) bei gleichartigen Aufgaben abzuschätzen, ob sich Fortschritte durch Übung anbahnen. Allerdings ist die Sache mit den Halbzeitwerten komplexer, als man zunächst meinen sollte: Bei manchen Probanden lässt die Konzentration u. U. schon gegen Ende der ersten Halbzeit nach, wenn z. B. Supervisoren einen zu langen Übungslauf mit zu vielen Aufgaben angesetzt haben (dies lässt sich im Menu »Optionen: Trainingsablauf« einstellen), manche Aufgaben wiederum werden, obwohl im Prinzip gleich schwer, dennoch aneinander gereiht mit der Zeit schwerer, z. B. wenn sehr ähnliches Material rasch hintereinander gemerkt werden soll. Man spricht dann von Interferenz: Das vorletzt Gemerkte überlagert teilweise das zuletzt Gemerkte. Ein weiteres Problem besteht darin, dass diejenigen, die in der ersten Halbzeit 100%ige Leistung bringen (z. B. im Rechnen alle Aufgaben schnell und richtig lösen), in der zweiten Halbzeit nichts mehr dazugewinnen können.

Ich stelle hier nur Leistungen einer gemischten Patientengruppe den Leistungen von Nichtpatienten gleichen Alters und etwa gleicher Ausbildung bei Zufallsaufgaben in Grundrechenarten im Zahlenraum bis 250 gegenüber. Alle üben erstmals mit diesem Übungsprogramm, machen 40 Aufgaben pro Übungslauf, das sind 20 Aufgaben pro »Halbzeit«, Wertung ist: Summe Pluspunkte, davon 100 als Startkapital, 20 Pluspunkte für jede richtige Lösung, 1 Punkt Abzug für 5 Sekunden Bearbeitungszeit.

Tab. 1: Übungsergebnisse Rechnen

Halbzeiten Patienten RECHNEN_g			Halbzeiten Nichtpatienten RECHNEN_g		
Variable	M	STD	Variable	M	STD
GW1	326.4257	70.8907	GW1	370.9895	51.6900
GW2	345.8454	59.8802	GW2	380.2045	51.1650
GW1 - GW2	-19.4197	44.2203	GW1 - GW2	-9.2150	49.2110

n=49, t(abh)=3.0741, df= 48, p=.0160 — n= 12, t(abh)=0.6487, df=11, p=.5357

Legende:

M	Mittelwert
STD	Standardabweichung
GW1	Gesamtwert erste Halbzeit
GW2	Gesamtwert zweite Halbzeit
n	Anzahl Werte
df	Freiheitsgrade
p	Zufallswahrscheinlichkeit
t(abh)	T-Test Prüfgröße auf Signifikanz für abhängige Stichproben

Die Tabellen zeigen signifikante und praxisrelevante Lerngewinne bei Patienten: im Schnitt eine richtige Lösung mehr in der zweiten Hälfte. Bei Nichtpatienten ist der Zugewinn geringer und nicht signifikant, diese starten aber auch auf höherem Niveau mit wesentlich geringerem Zugewinnspielraum.

ADAPTIVE UND NORMATIVE SCHALTUNGEN ANBIETEN

Viele Übungen kann man adaptiv, d. h. sich an den Übenden anpassend schalten: Die Aufgaben eines Übungslaufs werden dann programmgesteuert schwerer, wenn der Übende alle Aufgaben löst, oder leichter, wenn er keine oder nur wenige löst. Das Programm stellt also eine individuell jeweils mittlere Schwierigkeit der Aufgaben her. Dadurch werden Trainingsschritte optimiert und die Trainingsmotivation erhöht, denn zu leichte Aufgaben machen ebensowenig Spaß wie zu schwere.

Auf einen Nachteil der adaptiven Schaltung sei hingewiesen: Beim Übenden kann leicht der Eindruck entstehen, er mache so ziemlich alles richtig, was man von ihm fordere, weil per Programm zu schwere Aufgaben ausgeblendet werden. Um diese unrealistische Selbstüberschätzung zu vermeiden, empfehlen wir, adaptive Schaltungen nur zu Beginn eines Trainings- oder Rehabilitationsprozesses vorzusehen, wenn die Leistungsfähigkeit noch gering und/oder die Motivation noch instabil ist, und später auf normative Schaltungen überzugehen. Mit normativ meinen wir eine Aufgabenauswahl, die den Standardanforderungen einer Lebens- bzw. Berufssituation entspricht.

NORMIERUNG UNTER STANDARDBEDINGUNGEN

Zu Normvergleichszwecken sollte eine Standardschaltung möglich sein. Für Nichtpatienten und verschiedene Patientengruppen sammeln wir Vergleichswerte, bisher bevorzugt für die Altersstufen 16–65, erst neuerdings auch für Schulkinder. Wenn der standardisierte Vergleich zu bestimmten Normgruppen gefragt ist, muss die adaptive Schaltung ausgeschaltet und die Standardbedingungen wie bei Normierung müssen eingeschaltet werden. Wir werden weiter unten bei der Wertung den Nutzen demonstrieren.

NACHVOLLZIEHBARE WERTUNG

Alle Übungsläufe berechnen und speichern einen Gesamtleistungswert, der herangezogen werden kann, um anhand des Menus »Resultate: Profile« Fortschritte im Zeitverlauf zu dokumentieren oder Normgruppen schnell zu vergleichen.

Die Sterne im Profil (Tabelle 2) zeigen an, wie der Proband auf dem Hintergrund der gewählten Vergleichsgruppe abgeschnitten hat, wobei M den Mittelwert der Vergleichsgruppe angibt und Abweichungen davon in Standardabweichungen SD eingezeichnet sind. Zur Interpretation sollte man wis-

Tab. 2: Schaubild Profil der Person MM (Ausschnitt)

```
COGPACK GWert-Profil von MM, 59 Jahre, PNo: -1
Bezugsgruppe: Alle Patienten + Nichtpatienten
Standardwerte, höher ist besser
Legende: Übung mit Alternativennummer
         Datum    n=Anzahl Werte in Bezugsgruppe
         Uhrzeit  A=Altersmittel in Bezugsgruppe

                  -3sd    -2sd   -1sd     M     +1sd    +2sd   +3sd
Vergleiche 4        .       .      .       .       .      .       .
28.02.2002 n=51     .       .      .   *   .       .      .       .
10:52:15h  A=34.8   .       .      .       .       .      .       .

Vergleiche 4        .       .      .       .       .      .       .
28.02.2002 n=51     .       .      .       .   *   .      .       .
10:52:52h  A=34.8   .       .      .       .       .      .       .

Vergleiche 4        .       .      .       .       .      .       .
28.02.2002 n=51     .       .      .       .     * .      .       .
10:53:21h  A=34.8   .       .      .       .       .      .       .
```

sen, dass bei genügend hohen Vergleichswerten eine Standardnormalverteilung angenommen werden kann, bei der im Bereich M+/- 1 SD etwa 67% der Werte zu erwarten sind.

Neben Gesamtwerten können auch differenziertere Ergebniswerte für genauere Analysen im Einzelfall, Forschungs- oder Berichtzwecke, auch auf Aufgabenniveau z. B. für Itemanalysen gespeichert werden, die ich hier nur nennen kann.

Textberichte von Übungsläufen können kurz und knapp oder ausführlich (Tabelle 3) geschrieben werden. Was im Report stehen soll, kann im Menu »Optionen/Output« angekreuzt werden, bedeutsam vor allem:

- Normen in Reports aufnehmen
- Zusammenfassende Werte differenziert im Report
- Werte pro Aufgabe (Einzelwerte) im Report

ÜBERSCHAUBARE MENUSTRUKTUREN

Ein Onscreen-Hilfesystem und überschaubare intuitive Menustrukturen sollten das schrittweise Einarbeiten ins Programmpaket COGPACK® erleichtern und

Tab. 3: Schaubild eines Übungs-Reports

```
COGPACK Version 6.00 Übung Vergleiche
Alternative  a. erstes set (eno 101)
Variante     V
Userkennung  u
Output       C:\COGPACK\RESULTS\R\xy Vdatei Gdatei EWdatei Sdatei
08.11.2001   09:27:51 h

Report von Frau/Herrn xy, -1 Jahre

Gesamtwert        3.1654

Wert bedeutet: sec/Aufgabe, Fehler eingerechnet
Je niedriger der Wert, desto besser die Leistung

  1. Halbzeit:    4.3865
  2. Halbzeit:    1.9444

Ablaufangebot: Probe Maus opt
Davon genutzt: keine Besonderheit
Feedback:      Richtig! Falsch! Richtig war...     Benötigte  Zeit
Endfeedback mit Halbzeitwerten
```

GRUPPENNORMEN	**Mittelwert**	**SD**	**N**	**minWert**	**maxWert**	**A**
Nichtpatienten	3.7046	2.2387	61	0.9777	11.7417	31.9
Schizophrene Pt.	4.4725	1.9630	159	1.4734	12.0942	31.0
Schizo-aff. Pt.	3.8577	1.6702	33	1.5050	7.7488	32.0
Zyklothyme Pt.	4.7477	2.1585	36	2.5048	13.0619	36.5
Zwangsneurosen	4.9987	2.9856	50	2.1629	19.1455	35.8
Hirnorg. Syndr.	5.9344	4.1494	161	1.3498	29.2011	38.5
Patienten alle	5.0449	3.1267	439	1.3498	29.2011	34.8
Alle Pt+Nichtpt	4.8814	3.0621	500	0.9777	29.2011	34.5

(SD Standardabweichung, N Anzahl Werte, A Altersmittel)

APL	40	Anzahl Aufgaben im Übungslauf
ADAP	-999	erreichte Stufe (1..9, -999 nicht adaptiv)
HELP	-999	Summe gegebener Hilfen (-999 kein Hilfsangebot)
NR	38	richtige Lösungen
NF	2	falsche Lösungen
NF1	2	falsche Lösungen 1. Halbzeit
TS	2.1654	sec/tasks ohne Strafzeiten
TK	3.1654	sec/tasks incl. Strafzeiten (wie Gwert)

Fortsetzung Tab. 3: Schaubild eines Übungs-Reports

```
vi1          100          Richtig% Textitems      (-99999 undefined)
vi2           92          Richtig% Zahlitems      (-99999 undefined)
vi3           93          Richtig% Grafcharitems  (-99999 undefined)
VR1            2.1294     sec/tasks Textitems     (-99999 undefined)
VR2            2.6868     sec/tasks Zahlitems     (-99999 undefined)
VR3            1.7796     sec/tasks Grafchars     (-99999 undefined)
```

Einzelwerte v(i) 1=richtige/0=falsche Antwort

```
    1,        1,        1,        0,        1
    1,        1,        1,        1,        1
    1,        1,        1,        1,        1
    0,        1,        1,        1,        1
    1,        1,        1,        1,        1
    1,        1,        1,        1,        1
    1,        1,        1,        1,        1
    1,        1,        1,        1,        1
```

Einzelwerte t(i) sec Antwortzeit

```
  3.57,      2.86,      2.09,      1.76,      1.70
  1.15,      1.81,      6.32,      2.03,      1.37
  1.54,      1.70,      1.76,      5.00,      1.15
  1.54,      2.69,      2.80,      1.87,      3.02
  1.32,      2.36,      0.93,      1.37,      2.75
  1.48,      2.42,      3.79,      2.64,      1.04
  2.03,      1.26,      3.79,      2.03,      1.32
  1.26,      1.54,      1.26,      2.14,      2.14
```

Einzelwerte x(i) itemNo in Edatei (not used in graf tasks)

```
  81,  52,  48,  62,   7
  42,  83,  92,  38,  73
  51,  37,  96,  23,  32
  43,   2,  92,  42,  28
  14,  98,  31,  38,  75
  60,  59,  88,  77,  71
   8,   7,  72,  67,  55
  62,  28,  27,  24,  83
```

selbstständige Nutzung für angeleitete und/oder fortgeschrittene Trainees ermöglichen. Hierzu dienen auch die einfache Einrichtung von persönlichen Aufgabenserien und persönlichen Startoptionen.

STANDARDGERÄTE

Standardgeräte sollten wo immer möglich zur Eingabe nutzbar sein: Maus oder Trackball oder Touch-Screen oder Tastatur.
- Vorteile: Normalisierung, Transfer in den Alltag ist leichter
- Nachteil: Schwerstbehinderte bleiben z. T. unberücksichtigt

UMFANGREICHER SUPPORT

Marker software bietet über www.cogpack.com, über email marker@marker-software.com und über Telefon von Mo-Fr 9.00-16.00 Uhr eine hotline für Nutzer. Neben programmtechnischen Fragen spielen auch Nutzerwünsche eine bedeutsame Rolle, die nicht selten zur Ausweitung der Trainingsfelder führen; ein Beispiel:

Die zunächst visumotorische Übung UFOs zur Auge-Hand-Koordination wird von einigen Nutzern auch zum Training bei Gesichtsfeldausfällen genutzt. Auf deren Wunsch haben wir eine Quadrantenauswertung und neuerdings auch eine quadrantenspezifische Gewichtung der Einfliegerichtungen für die Aufgaben, die ansonsten per Zufall erfolgen, eingebaut.

Für professionelle Nutzer veranstalten wir 3–4 mal im Jahr zweitägige Workshops, die in alle Details des Programmpakets einführen, deren Einsatz diskutieren und Aufgabenänderungen demonstrieren.

AUSBLICK

Ab Version 6.95 ist eine Indikations-Datenbank enthalten, die Aufgabenarten aus COGPACK® systematisch katalogisiert und neuropsychologischen Indikationen zuordnet. Supervisoren/innen können durch Ankreuzen von Indikationen eine Serie mit Übungen für diese Indikationen automatisch generieren und optional manuell nachbearbeiten.

Die Normstichproben werden derzeit vergrößert und erweiterte Normwerttabellen demnächst herausgegeben.

Wir haben begonnen mit und sind weiter interessiert an Kooperationen, die mittelfristige Verläufe unter verschiedenen Trainings- und Therapiearten für verschiedene Klientels dokumentieren.

Vorstellung der Firma AS-REHA Software

Ch. Ast, H. Ast, Spenge

LEISTUNGSBEREICHE

Die Firma AS-REHA Software stellt spezielle PC-Programme für den neurologischen Rehabilitationsbereich her. Bei verschiedenen neurologischen Erkrankungen (z. B. Schlaganfall) können die Sehfähigkeit, die Konzentration und die Aufmerksamkeit, das Gedächtnis und andere kognitive Fähigkeiten gestört sein.

AS-REHA Software bietet derzeit Programme zur Diagnostik spezieller Sehstörungen und weitere Programme zur Behandlung und Therapie von speziellen Sehstörungen (Gesichtsfeldstörungen [Hemianopsie, Quadrantenanopsie] und visuellem Neglect) sowie zum Training von Konzentrations- und Aufmerksamkeitsstörungen an.

Störungen der visuellen Wahrnehmung treten bei ca. 20% der Hirngeschädigten auf. Eine Möglichkeit der Behandlung von Gesichtsfeldstörungen besteht darin, kompensatorische explorative Augenbewegungen zur betroffenen Seite hin zu trainieren (Sakkadentraining). Ein weiterer Ansatz versucht, das funktionelle Gesichtsfeld zu vergrößern, indem visuelle Reize im gestörten Gesichtsfeld (bzw. die Rand- und Übergangszonen) dargeboten werden. Insgesamt kann ca. 2/3 der Betroffenen mit einer Gesichtsfeldstörung durch ein entsprechendes Training geholfen werden. Aufmerksamkeits- und Konzentrationsprobleme werden bei ca. 70% der Betroffenen mit zerebraler Erkrankung beobachtet.

BENUTZERGRUPPE

Die Programme der Firma AS-REHA Software werden von Kliniken und Ambulanzen, aber auch von Neuropsychologen, Ergotherapeuten und Pädagogen verwendet, können jedoch auch von den Betroffene benutzt werden. Leider wird bisher zu wenig darauf aufmerksam gemacht, dass auch einige Krankenkassen die Kosten für die Programme übernehmen. Die selbstständige Anwendung durch den Betroffenen ist sinnvoll, da das Training häufig über mehrere Monate durchgeführt werden soll. Die Bedienung ist sehr einfach. Auch ohne umfangreiche PC-Kenntnisse können die Programme installiert und angewandt werden. Für den Patienten ist die Bedienung auf ein Minimum reduziert. Der Computer gibt eine Hilfestellung bei der Testdurchführung und bei der Auswertung. Die Vermietung eines PCs an Betroffene ist möglich.

KURZE VORSTELLUNG DER PROGRAMME

PERIM

Das Programm PERIM dient zur Diagnostik von visuellen Wahrnehmungsstörungen (Gesichtsfeldstörung und visuellem Neglect). Es wurde in den Kliniken Schmieder von *Herrn Lütgehetmann* entwickelt und basiert auf langjähriger klinische Erfahrung. Inzwischen ist das Programm in vielen Kliniken und Praxen vertreten. Auch wird das Programm mehrfach von Betroffenen selber angewandt.

PERIM soll Aspekte der statischen und dynamischen Perimetrie zur Untersuchung des inneren Gesichtsfeldbereiches (ca. ± 20 Sehwinkelgrad) möglichst unaufwendig für den klinischen Alltag erfassen. Es ersetzt keine augenärztliche und neurologische Untersuchung der visuellen Wahrnehmung. Es ergibt jedoch:
- für den klinischen Alltag rasch verfügbare und dokumentierte Aussagen,
- ist beliebig oft unter vertrauten Bedingungen wiederholbar (z. B. bei Konzentrations-/Belastbarkeitsproblemen wichtig),
- erfasst zudem neuropsychologisch wichtige Aspekte wie Reaktion und Konzentration im Testverlauf (Zeitreihe) und
- testet auch die Interferenzneigung bis zum Neglect.

Eine klinische Erprobung wurde durchgeführt. Im Wesentlichen führt das Programm PERIM den Benutzer. In der Anwendung befinden sich drei Unterprogramme: UP ELLIPSE, UP IDENT, UP DYN.PER.

AMBLY

Das Programm AMBLY dient zur Diagnostik von Gesichtsfeldstörungen und visuellem Neglect. Ein weiterer Diagnosebereich ist die Abklärung einer sogenannten Hemiamblyopie, die häufig als Rückbildungszustand einer Hemianopsie bestehen kann. Außerdem kann mit diesem Programm eine Hemiarchromatopsie (Hemianopsie für Farben) eruiert werden. Das Programm besteht aus zwei Unterprogrammen, UP AMBLY 1 und UP AMBLY 2.

PETRA

Das Programm PETRA dient zum Training sakkadischer Augenbewegungen. In der Therapie von Gesichtsfeldausfällen (Quadranten-, Hemianopsien) sowie des visuellen Neglects werden zunehmend kompensatorische Sakkaden- und Suchbewegungstrainings verwendet. Sie bezwecken, gezielte Augenbewegungen in Richtung des ausgefallenen bzw. vernachlässigten Bereiches einzuüben. Das Programm PETRA kann außerdem beim Training der Aufmerksamkeitsleistung und Konzentration eingesetzt werden.

Das Programm ist individuell einstellbar und enthält drei Trainingseinheiten, mit denen verschiedene Bereiche trainiert werden können.

SEHWU

Das Programm SEHWU dient dazu, visuelle Raumwahrnehmungsstörungen zu trainieren. Hierzu gehören zerebrale Sehstörungen wie Gesichtsfeldausfälle, d. h. Einbußen von Sehleistungen nach Gehirnschädigung. Auch bei visuellem Neglect (gestörte visuelle Wahrnehmung einer Raumhälfte) und bei Störungen der räumlichen Leistung (visuell-räumliche Wahrnehmung) kann das Programm eingesetzt werden.

Beim Programm SEHWU werden verschiedene Rechtecke auf dem Bildschirm an verschiedenen Stellen präsentiert. Die Aufgabe besteht darin, die exakte Mitte der Rechtecke zu markieren. Anschließend wird die richtige Mitte dargestellt. Durch diese Aufgabenstellung wird die Beobachtung des gesamten Gesichtsfeldes trainiert. Außerdem leiden Patienten mit visuellen Wahrnehmungsstörungen unter einer verzerrten Objektwahrnehmung. Je nach Störungen ist die subjektive Mitte von Objekten oder Entfernungen nach links oder rechts verschoben. Durch das Programm SEHWU wird diese gestörte Wahrnehmung korrigiert.

Eine klinische Erprobung wurde durchgeführt. Im Wesentlichen führt das Programm SEHWU den Benutzer. Die Bedienung ist sehr einfach. In der Anwendung befinden sich zwei Unterprogramme, UP SEHWU 1 und UP SEHWU 2.

GETAU

Das Programm GETAU dient der Erfassung der geteilten Aufmerksamkeit, d. h. der Fähigkeit, zwei oder mehrere voneinander unabhängige Aufgaben simultan und möglichst gleich gut zu bearbeiten. Eine Störung speziell dieser Fähigkeit wird häufig als Folge von Hirnschädigungen berichtet. Die Messung dieser

Aufmerksamkeitsleistung ist deshalb für die neuropsychologische Diagnostik/ Begutachtung bedeutsam. Das Unterprogramm Säule/Ton steht zur Verfügung.

Bei GETAU werden zwei unterschiedliche Aufgaben gestellt, wobei die Stimulation in zwei verschiedenen Sinnesmodalitäten erfolgt. In der visuellen Modalität muss die Veränderung der vertikalen Ausdehnung einer auf dem Bildschirm dargestellten Säule überwacht werden; gleichzeitig muss eine Abfolge von einfachen Tönen hinsichtlich der Tonhöhenänderungen beachtet werden. Auf definierte kritische Signale in den beiden Informationskanälen muss durch Betätigen von zwei den Kanälen zugeordneten Tasten reagiert werden. Die Besonderheit der Aufgabenstellung besteht darin, dass sich kritische Signale und damit auch die erforderlichen Reaktionen zeitlich überlappen können.

Im Alltag ist geteilte Aufmerksamkeit notwendig (d. h. zwei oder mehrere Reize gleichzeitig zu beobachten).

Das Programm GETAU wurde an der Universität Bielefeld von *Prof. Dr. Hartje* entwickelt. Zur Zeit werden wissenschaftliche Studien und eine Normierung durchgeführt. Im Wesentlichen führt GETAU den Benutzer. In der Anwendung befindet sich das Unterprogramm UP SÄULE/TON.

WEITERE ZUSAMMENARBEIT

Mit der Klinik Holthausen in Hattingen findet eine intensive Zusammenarbeit zur Entwicklung neuer Progamme statt.

SYSTEMANFORDERUNGEN

Die Programme sind einfach zu bedienen und zu installieren.
Windows 95/98, Win 3.x, MS-DOS
PC IBM-kompatibel
freier Speicherplatz ca. 10 MB

Hirnleistungstraining mit RehaCom

F. Schulze, P. Weber; Magdeburg

EINLEITUNG

»Die Gestaltung des computergestützten kognitiven Trainings für hirnverletzte Personen ist eine Kunst, aus einem riesigen Sammelsurium einzelner, unzureichender und ungeprüfter Programme und Aufgabenstellungen ein sinnvolles, wirkungsvolles und für den Patienten akzeptables, kognitives Training zu machen!«

Jeder, der sich mit dem Einsatz von Computerprogrammen in der kognitiven Rehabilitation beschäftigt, wird die oben beschriebene Problematik nachvollziehen können. Auch die Entwickler von RehaCom arbeiten seit nunmehr 15 Jahren daran, die kognitiv übende Therapie, einen wesentlichen Bestandteil der neurologischen Rehabilitation hirnverletzter Personen, mit computergestützten Trainingsverfahren zu unterstützen. Das Ziel von RehaCom ist es, der hirngeschädigten Person die Erlangung eines hohen Ausmaßes an Selbstständigkeit sowie sozialer und persönlicher Kompetenz zu ermöglichen. Durch die gezielte Förderung der Eigenständigkeit der Hirngeschädigten wird die Abhängigkeit von der Hilfe und Unterstützung durch andere Personen minimiert. Der Patient soll in die Lage versetzt werden, wahrzunehmen, zu denken, Entscheidungen zu treffen und Handlungen auszuführen, mit minimaler oder ohne Unterstützung durch andere Personen.

REHACOM-TRAINING IN DER NEUROLOGISCHEN THERAPIEKLINIK

Seit über 10 Jahren wird RehaCom an den meisten Neurologischen Rehabilitationskliniken in Deutschland als System zum Hirnleistungstraining eingesetzt. In der klinischen Arbeit und in Studien konnte die Wirksamkeit von RehaCom zur Verbesserung von Hirnleistungsfunktionen mehrfach nachgewiesen werden. Alle Störungsbilder in der neurologischen Praxis wie Aufmerksamkeit und Konzentrationsstörungen, Störungen des Gedächtnisses, des logischen Denkens, der Handlungsplanung, des Gesichtsfeldes, der Visuomotorik usw.

können mit RehaCom erfolgreich behandelt werden. Für jedes Störungsbild steht ein separates Trainingsverfahren zur Verfügung.

Leider werden die Aufenthaltszeiten von neurologischen Patienten in Rehabilitationskliniken immer kürzer. Die kognitive Therapie muss gestrafft werden. Um die Hirnleistung der Patienten weiter zu verbessern, traten die Therapeuten mit dem Wunsch an das RehaCom Entwicklerteam heran, das Hirnleistungstraining auch zu Hause fortsetzen zu können. Die HASOMED GmbH griff diesen Wunsch auf und ist dabei, ein Hirnleistungstraining mit RehaCom auf dem heimischen PC vorzubereiten. Damit ergeben sich vollkommen neue Möglichkeiten. Das RehaCom Training ist nicht nur dem begrenzten Personenkreis in der klinischen Therapie zugänglich, auch Privatpersonen können RehaCom zum Hirnleistungstraining nutzen. So kann z. B. das Hirnleistungstraining in der Gerontologie von jedem durchgeführt werden, der Aufmerksamkeits-, Konzentrations- oder Gedächtnisprobleme hat. Hinzu kommt der große Kreis von Patienten, die in Neuropsychologischen Praxen behandelt werden.

REHACOM – EIN THEORETISCH FUNDIERTES KONZEPT

Die Entwicklung von RehaCom begann vor 15 Jahren in einer Arbeitsgruppe um *Prof. Hans Regel* an der damaligen Medizinischen Akademie Magdeburg, der heutigen Medizinischen Fakultät der Universität. Bereits damals wurden die Konzepte und der hohe Qualitätsstandard für das System definiert:

- Alle RehaCom-Verfahren werden gemeinsam mit neuropsychologischen Partnern entwickelt und vor der Freigabe klinisch erprobt. In Studien wird der Wirkungsnachweis erbracht.
- RehaCom ist modular aufgebaut. Nach dem Training von gestörten Basisfunktionen wie Aufmerksamkeit und Konzentration stehen Verfahren zum Training komplexerer Leistungen zur Verfügung.
- Die Bedienung des Systems ist sowohl für den Betroffenen als auch für den Therapeuten sehr einfach. Es werden minimale Computerkenntnisse benötigt. RehaCom informiert den Trainierenden ständig, was als nächstes zu tun ist.
- Die Trainingsoberfläche – das, was der Patient auf dem Bildschirm sieht und erlebt – weist ausgezeichnete Qualität auf. Dies wird erreicht durch die Benutzung sehr guten Bildmaterials im Zusammenhang mit bewährten neuropsychologischen Theorien. Ziel ist es immer, ein Maximum an Motivation für den Trainierenden zu erzielen. Nur dadurch ist es möglich, einen hohen Alltagstransfer – die Wirkung des Trainings mit RehaCom im täglichen Leben – zu erzielen.

- Für Patienten mit starken kognitiven oder motorischen Störungen steht ein sehr einfaches Eingabepult zur Verfügung. Bei Bedarf kann auch mit den Füßen gearbeitet werden. Ansonsten kann die übliche Rechnertastatur benutzt werden.
- Alle RehaCom-Verfahren arbeiten »adaptiv«, d. h. sie passen sich automatisch an die Leistungsmöglichkeiten des Trainierenden an. So werden Über- und Unterforderungen vermieden. Der Patient arbeitet so immer in einem Leistungsbereich, der ihm optimal hilft.
- Während des Trainings wird der Betroffene immer über seine Leistungen informiert. Er erhält Hinweise, was noch zu verbessern ist. Zum Schluss erhält er in einer Grafik eine Leistungsübersicht, die er ausdrucken und mit nach Hause nehmen kann. So wird auch für die Familienangehörigen dokumentiert, wie sich die Leistungen über die Trainingseinheit verändern.
- RehaCom eignet sich auch zum Training von Kindern. In diesem Fall werden spezielle Instruktionen und Trainingsmaterialien verwendet. Bereits Kinder im Vorschulalter konnten mit RehaCom-Verfahren eigenständig trainieren.
- RehaCom kann auch sehr kostengünstig zu Hause genutzt werden. Dazu braucht man einen Dongle (einen kleinen Stecker), der am Computer angebracht wird. Zusätzlich muss man »Trainingseinheiten« erwerben. Mit einer Trainingseinheit kann man mit einem RehaCom-Verfahren max. eine Stunde arbeiten. Eine solche Trainingseinheit kostet nur 1,65 €.

REHACOM – EINE GROSSE VIELFALT VON TRAININGSVERFAHREN

Der beim Hirnleistungstraining erzielte Effekt ist um so höher, je spezieller ein bestimmtes Defizit trainiert wird. So gibt es für (fast) jedes Defizit der Hirnleistung im RehaCom-System ein spezielles Trainingsprogramm. Deshalb sollte man sich vor einem Hirnleistungstraining von einem geschulten Neuropsychologen beraten lassen, welches Trainingsverfahren für den konkreten Fall am effektivsten ist. Im Folgenden werden die einzelnen Trainingsverfahren des RehaCom-Systems und ihre Einsatzbereiche sehr kurz beschrieben. Ausführliche Informationen sind beim Autor oder auf der Internet-Seite www.rehacom.de zu erhalten.

Bereich Aufmerksamkeit und Konzentration

- *Verfahren »Aufmerksamkeit und Konzentration«* (s. Abbildung 1)
  Über Bildvergleiche (»finden Sie die Unterschiede!«) wird trainiert, sich über längere Zeit einer Aufgabe konzentriert zu widmen.

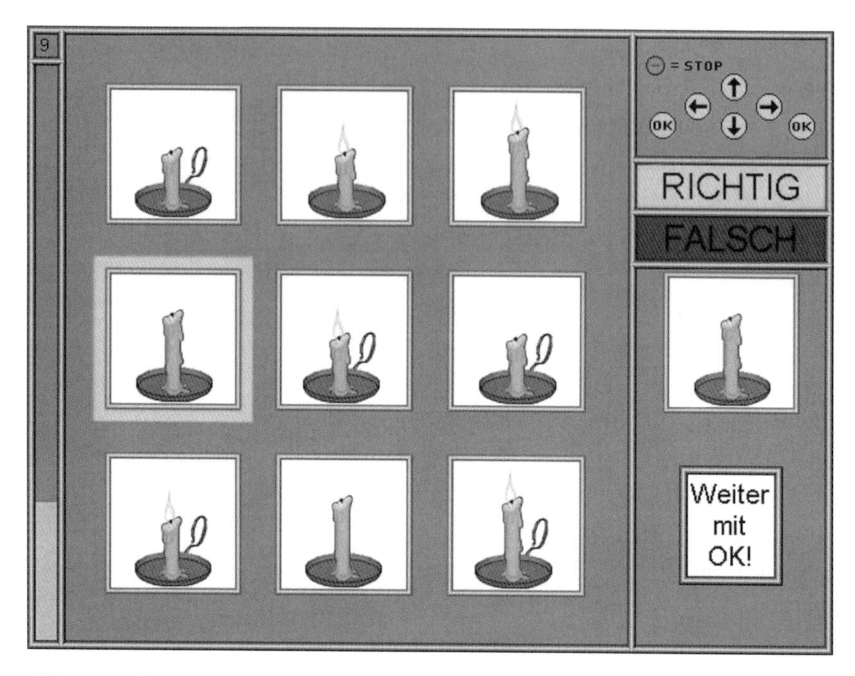

Abb. 1: Verfahren »Aufmerksamkeit und Konzentration«

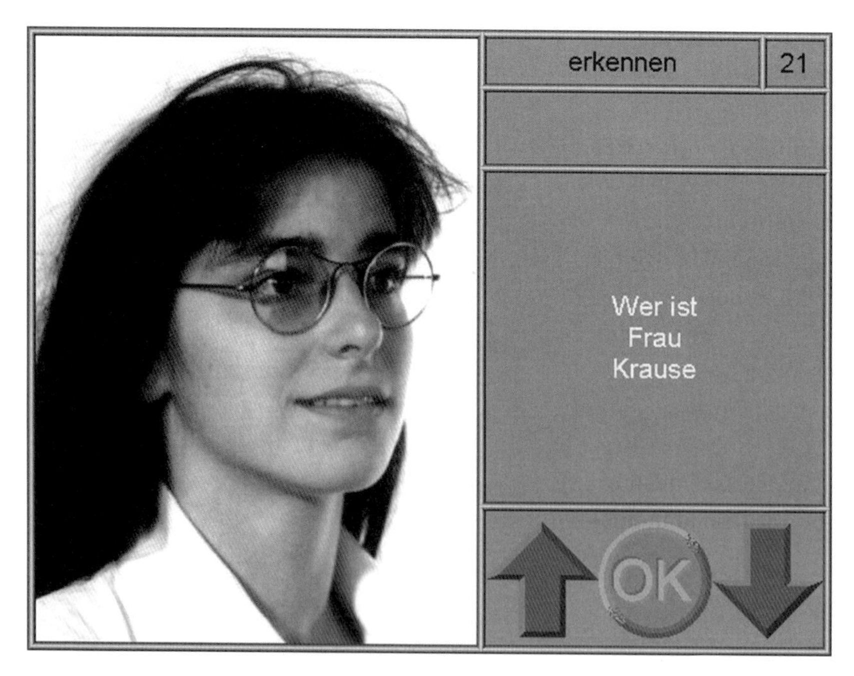

Abb. 2: Verfahren »Gesichtsgedächtnis«

- *Verfahren »Daueraufmerksamkeit« (Vigilanz)*
  Am Modell »Arbeit am Fließband« wird geübt, sich dauerhaft einer Kontroll- und Überwachungsfunktion zuzuwenden.
- *Verfahren »Geteilte Aufmerksamkeit«*
  Während des Trainings arbeitet der Patient als Lokführer. Mehrere Aufgaben müssen gleichzeitig exakt gelöst werden.

Bereich Gedächtnis

- *Verfahren »Wortgedächtnis«*
  Der Trainierende prägt sich eine Reihe von Worten ein, die er später wiedererkennen muss.
- *Verfahren »Figurales Gedächtnis«*
  Der Patient prägt sich eine Reihe von Bildern ein, die er später wiedererkennen muss.
- *Verfahren »Gesichtsgedächtnis«* (s. Abbildung 2)
  Der Trainierende lernt, Gesichter zu erkennen und Gesichter mit Namen, Berufen und Telefonnummern zu verbinden.
- *Verfahren »Verbales Gedächtnis«*
  Er liest interessante Zeitungsartikel und soll sich den Inhalt einprägen. Später wird er zum Inhalt der Geschichten befragt.

Bereich logisches Denken und Handlungsplanung

- *Verfahren »Logisches Denken«* (s. Abbildung 3)
  Es werden Abfolgen von Bildern gezeigt, die einen logischen Zusammenhang haben. Der Patient soll diese Bilderreihen ergänzen.
- *Verfahren »Tagesplanung« (Plan a day)* (s. Abbildung 4)
  Es wird gelernt, Tagespläne aufzustellen, Prioritäten zu beachten und Termine nach ihrer Reihenfolge und Wichtigkeit zu sortieren.
- *Verfahren »Einkauf«* (s. Abbildung 5)
  Man übt das Einkaufen in der Kaufhalle. Ein Einkaufszettel ist einzuprägen, die Artikel sind in der Kaufhalle zu finden, der Umgang mit Geld wird geübt.

Bereich räumliches Vorstellungsvermögen

- *Verfahren »Flächenoperation«*
  Das Umdenken von Ansichten wird geübt. Dazu werden in der Fläche gedrehte Bilder gezeigt, deren Gegenpart gefunden werden muss.

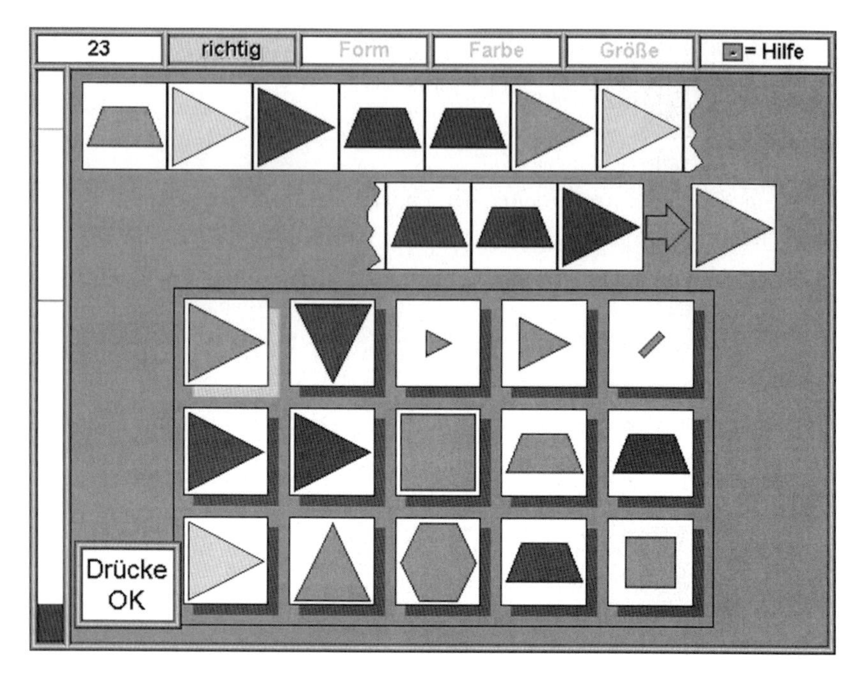

Abb. 3: Verfahren »Logisches Denken«

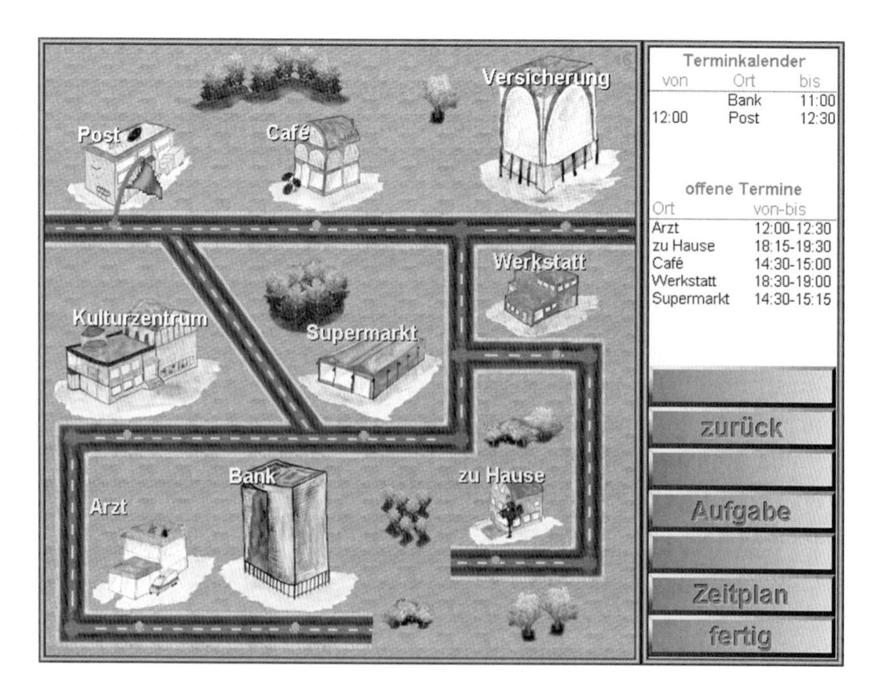

Abb. 4: Verfahren »Tagesplanung«

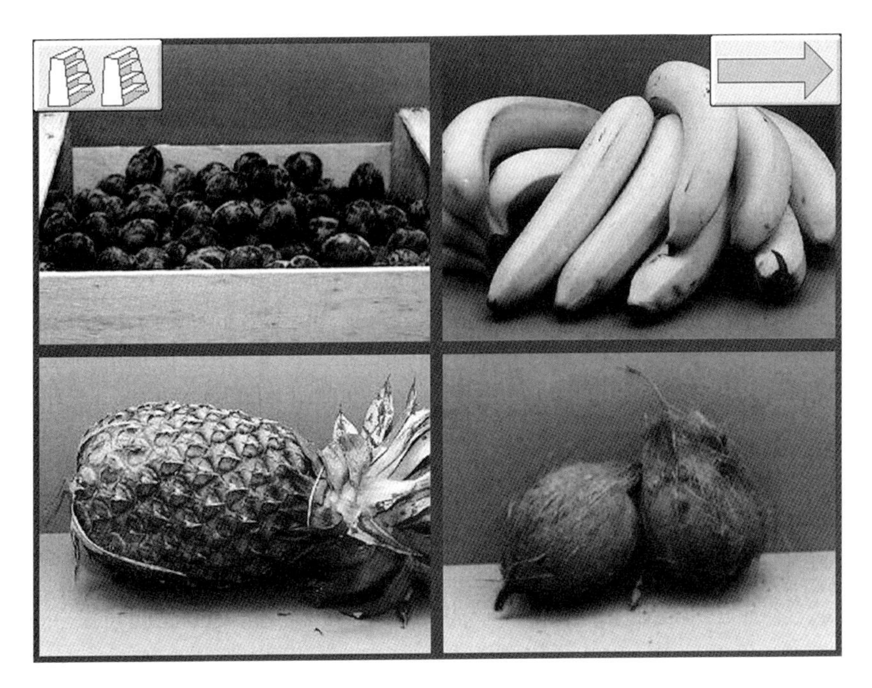

Abb. 5: Verfahren »Einkauf«

- *Verfahren »Räumliches Vorstellungsvermögen«*
  Der Trainierende lernt, räumliche Zusammenhänge zu erfassen. Dazu gehören Größen- und Winkelschätzungen, Vergleiche von Positionen und das Befüllen von Gefäßen.

Bereich Gesichtsfeldstörungen

- *Verfahren »Sakkadentraining«*
  Patienten mit Gesichtsfeldstörungen üben, durch kompensatorische Augenbewegungen mit ihrer Sehbehinderung umzugehen.

Bereich Reaktionsverhalten

- *Verfahren »Reaktionsverhalten«*
  Mittels Verkehrszeichen übt der Trainierende, schnell und korrekt zu reagieren.
- *Verfahren »Akustische Reaktionen«*
  Es werden Geräusche in verschiedenen Umgebungen präsentiert, auf die schnell und exakt reagiert werden muss.

Bereich Visuomotorik

- *Verfahren »Visuomotorische Koordination«*
  Training der Hand-Augen-Koordination gemäß einem vorgegebenen Bewegungsmuster auf dem Bildschirm.

REHACOM – IN ZUKUNFT NOCH WIRKSAMERE VERFAHREN

Hinter RehaCom steht die Fa. HASOMED GmbH aus Magdeburg mit einem sehr leistungsfähigen Team von Entwicklern und Psychologen. In nächster Zeit wird sich die Aufmerksamkeit des Entwicklerteams auf folgende drei Gebiete richten:

1. Die Ermöglichung eines Hometrainings für Betroffene

Patienten soll es ermöglicht werden, unter Aufsicht von Neuropsychologen zu Hause das Hirnleistungstraining durchzuführen. Der Neuropsychologe in der Klinik oder Praxis soll dem Patienten Trainingsaufgaben stellen, die dieser zu Hause abarbeiten kann. Über Rückmeldung der Trainingsergebnisse an den Therapeuten ist eine Überwachung des Trainings möglich, und Hilfestellung kann gegeben werden. Das Medium zur Datenübertragung wird das Internet sein.

2. Verwendung modernster Computertechnologien

Die Entwicklung der Computertechnik ist rasant. Die Computer stellen dem Entwickler und Therapeuten immer neue Möglichkeiten zur Verfügung, das Training noch perfekter und effektiver zu machen. Im Moment werden neue Verfahren entwickelt, die digitales Video, dreidimensionale Darstellungen und »virtuelle Realitäten« zum Hirnleistungstraining nutzen.

3. Neue Trainingsverfahren

Die Vielfalt der vorhandenen Trainingsverfahren zur differenzierten Therapie bestimmter Störungen wird ständig erweitert. Im Moment sind neue Trainingsverfahren zum Training des Gesichtsfeldes, zum Lesetraining und zum räumlichen Vorstellungsvermögen in der klinischen Testung. Verfahren zum Training von Aktivitäten des täglichen Lebens und zum historischen Gedächtnis sind in Vorbereitung.

REHACOM – DURCH QUALITÄT ZUM MARKTFÜHRER

Seit 15 Jahren gibt es RehaCom. Fast alle Neurologischen Rehabilitationskliniken in Deutschland arbeiten mit diesem System. In der Zwischenzeit ist RehaCom in neun Sprachen verfügbar und wird in ganz Europa verwendet. Türkisch und Russisch kommen in Kürze hinzu.

Für Patienten und Betroffene zu Hause ist wichtig: RehaCom gibt es auch im Internet. Am besten bestellt man bei der Fa. HASOMED eine kostenlose CD, die man am PC zu Hause installiert. Es muss mindestens das Betriebssystem Windows 95 verfügbar sein, und der Rechner sollte eine Taktfrequenz >400 MHz aufweisen. In nächster Zeit beginnt eine umfassende klinische Studie, in deren Verlauf unter neuropsychologischer Betreuung die Nutzung von RehaCom zu Hause erprobt wird. Patienten können sich RehaCom auch »für zu Hause« verschreiben lassen.

Erfahrungen aus zweijähriger Arbeit mit einem computergestützten Teletherapie-Konzept

L. Gaál, Mainkofen

EINLEITUNG

Der vorliegende Beitrag berichtet über die Arbeit der Klinik für neurologische Rehabilitation am Bezirksklinikum Mainkofen, in der überwiegend Patienten der Phase A und B, d. h. intensiv medizinisch behandlungsbedürftige Patienten mit schwergradigen Bewusstseinsstörungen, betreut werden.

Seit 1993 wird dort die Programmbatterie NEUROP verwendet, die ich zu dieser Zeit noch für MS-DOS System geschrieben habe. Die Notwendigkeit, eine Programmsammlung zu erstellen, ergab sich aus der Tatsache, dass die Störungsbilder der Frührehapatienten besonders ausgeprägt sind.

Zu den typischen Defiziten gehören:
- schwergradige Wahrnehmungs-, insbesondere Visusdefizite (unscharfes Sehen, Gesichtsfeldausfälle),
- schwere Gedächtnisstörungen,
- schwergradige motorische Beeinträchtigungen und
- markante Veränderungen der Persönlichkeit von Depression, emotionaler Verflachung bis hin zu Antriebsmangel und Interesselosigkeit.

Die Motivation ergab sich auch aus dem Mangel an für diese Patienten geeigneten Programmen, die den schwergradigen Defiziten, aber auch Anforderungen an zeitgemäße Dokumentation Rechnung tragen.

Aufgrund früherer beruflicher Programmiererfahrungen war ich in der glücklichen Lage, ein Programm nicht nach fremden Anweisungen entwickeln zu müssen, sondern Vorstellungen meiner Kollegen und eigene Ideen unmittelbar umsetzen und die Programme im klinischen Alltag testen zu können. So entstand eine Programmsammlung, die sich in der klinischen Realität in einer Rehabilitationsklinik und auch in der Nachbetreuung bewährt hat.

In meinem Beitrag möchte ich die überarbeitete und dem aktuellen Computerstand angepasste Version des Programms vorstellen und ein paar Erfahrungen schildern.

Der Umfang und die Vielseitigkeit der mit Rehabilitationsprogrammen verbundenen Fragen erfordern die Beschränkung auf einige Ausschnitte, die mit der Behandlung von Patienten im häuslichen Umfeld zu tun haben. Dabei will ich versuchen, einige allgemeine Fragen zur computergestützten neuropsychologischen Therapie zu behandeln und einige Beispiele der konkreten Arbeit aus der klinischen Praxis zu erörtern.

Etwaige Interessenten für ausführlichere Informationen weise ich auf die Möglichkeit hin, sich eine Demoversion des Programms anzuschauen (im Internet unter www.neurop.de oder zu bestellen als CD-ROM unter samko@-web.de).

Das Thema, das bei allen Therapie- oder Trainingsprogrammen eine wesentliche Rolle spielen sollte, drückt die Frage aus: Wie sollten die Übungen aussehen, um den Patienten zur Arbeit mit Programmen zu motivieren?

Es ist nämlich eine Frage, was sinnvoll zu trainieren wäre, welche Fähigkeiten geübt werden sollten, und eine ganz andere, wie man die Programme so attraktiv macht, dass der Patient üben will. In einem Satz: Was kann/könnte der Patient machen, und was macht er wirklich?

Das Problem liegt generell in großen Antriebsschwächen der Patienten mit Erkrankungen des ZNS. In der klinischen Praxis werden diese Schwierigkeiten als Passivität, Antriebsschwäche, Apathie, emotionale Verflachung, Verlust der Eigeninitiative usw. beschrieben. Diese bereiten den Familienangehörigen, aber auch den Therapeuten große Schwierigkeiten. Alles ist plötzlich ganz anders, und das, was passieren sollte, geschieht nicht. Die Betroffenen zeigen sehr oft bei der Therapie in der Klinik und auch zu Hause wenig oder gar keine Eigeninitiative. Mit diesem Problem muss sich jeder Beteiligte, und so auch die Anwender und Hersteller der Therapie- und Trainingsprogramme, auseinandersetzen.

MEIN WEG ZUR TELETHERAPIE

Im Dezember 1999 traf ich im Rahmen eines neuropsychologischen Gutachtens einen Klienten, der zwei Jahre nach seinem PKW-Unfall zur Untersuchung kam. Zu dieser Zeit arbeitete er als Hilfsarbeiter, nachdem er wegen mangelnder Leistungen von seinem Facharbeiterposten versetzt worden war. Subjektiv gab er Gedächtnis- und Aufmerksamkeitsprobleme an, die sich bei der Untersuchung bestätigten. Die Ehefrau erzählte im Gespräch von der Kränkung ihres Mannes über die berufliche Zurückstufung, über seine erhöhte Reizbarkeit und Launenhaftigkeit. Sie bedauerte sehr, dass es nach Aussagen der behandelnden Neurologin keine Therapiemöglichkeit im häuslichen Umfeld gibt.

Da mir die Ehefrau sehr motiviert schien und der Patient sich auch einverstanden erklärte, schlug ich den Eheleuten vor, ihnen einen Auszug aus den NEUROP-Programmen in der inzwischen modernisierten Version zur Verfügung zu stellen und sie bei der Benutzung der Programme neuropsychologisch zu betreuen. Da der Wohnort der Familie jedoch mehr als 80 km von unserer Klinik entfernt lag, haben wir eine Tele-Behandlung nach folgendem Modell vereinbart:

Die Familie beschloss, einen Computer anzuschaffen. Die Ehefrau kontaktierte unverzüglich den Anwalt der Familie, da es Probleme mit der Zahlungswilligkeit der Versicherung des Unfallverursachers gab. Dies überzeugte mich von der Motivation der Familie. Meine Aufgabe war nun, die bestehenden Programme der neuen Verwendung anzupassen, d. h. eine Parallelversion der Programme NEUROP-2 zu schreiben. Ich sah es dabei als eine interessante Ergänzung zu der Benutzung der Programme bei der stationären Behandlung an.

Nach der notwendigen Versuchsphase hat sich ein System bewährt, bei dem die Programme zweigeteilt sind. Für den Übenden ist das Programm HNP bestimmt, eine Art Benutzeroberfläche, die er nur mit einer »Rezept-Diskette« benutzen kann. Diese Anordnung hat zum Ziel, eine möglichst umfangreiche Kontrolle über den Verlauf der Therapie zu bekommen. Der Übende kann die Diskette beliebig oft und zu beliebigen Zeiten benutzen. Er kann aber nicht die »Rezepte« ändern und er hat keinen Zugang zu den Ergebnissen. Im Hintergrund des Programms HNP liegt eine Reihe von Programmodulen und eine Sammlung von mehr als 100 Übungen. Das »Rezept« entscheidet, welche Übungen abgespielt werden können.

Dem Therapeuten steht ein Programm zur Verfügung, das

1. die Erstellung neuer Übungen ermöglicht,
2. eine effektive Möglichkeit zum Schreiben der »Rezepte« bietet und
3. die Dokumentation und Auswertung der Ergebnisse unterstützt.

Die Dokumentation und Auswertung hat sich nach dem ersten Halbjahr als eine Schwachstelle erwiesen. Bei Betreuung von mehreren Patienten im häuslichen Umfeld wurde es zunehmend schwierig, den Überblick zu behalten. Deswegen wurde das Programm THNP/HNP mit einer leistungsfähigen relationalen Datenbank und neben einem SQL-Editor noch mit einem Datenbetrachter ausgerüstet. Dieser bietet die Ergebnisse der gespeicherten Probanden in Klartext- und Grafikform ohne jede Ansprüche an den Benutzer.

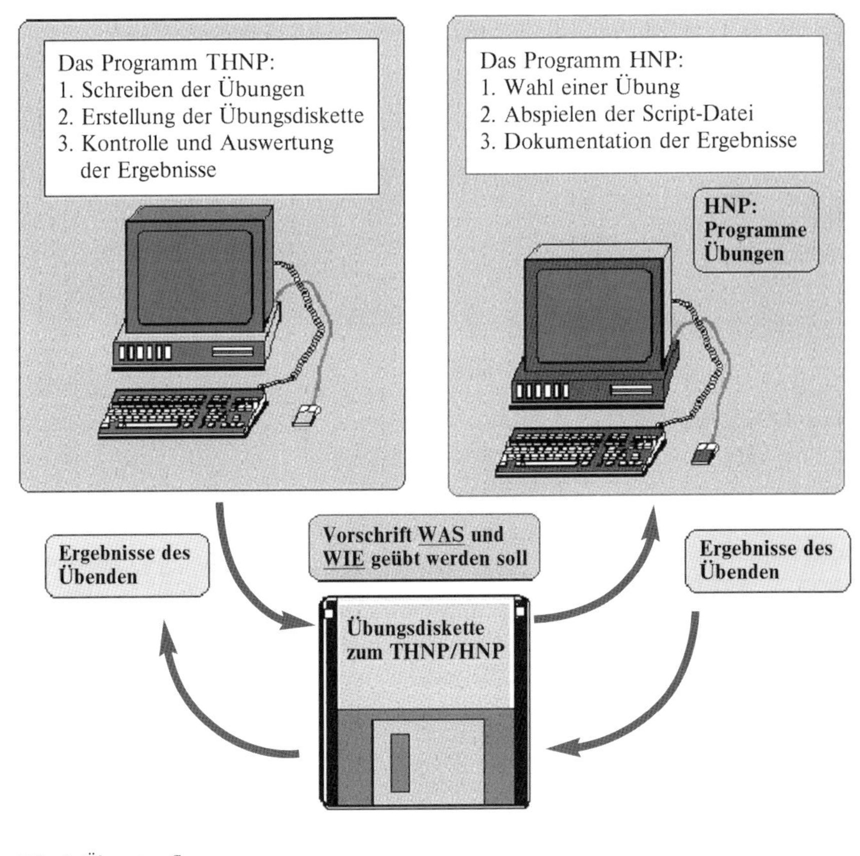

Abb. 1: Übungsaufbau

Aus der Benutzung entstandene Fragen:

- Was kostet das Ganze?
- Was braucht man? – normaler PC, Soundkarte, Auflösung 1.024 x 768
- Wie kompliziert ist die Handhabung – für den Übenden und für den Therapeuten?
- Wie werden die Daten dokumentiert und ausgewertet?
- Wie kann man (können die Angehörigen) die Programme anpassen und erweitern?

Im Laufe der Zeit wurde das Programmrepertoire erweitert, und es entstand die Notwendigkeit, die Programme auf der Patientenseite zu erweitern. Dies sollte ohne sein Zutun geschehen. Deswegen beinhaltet das Programm eine Funktion, die diese Aufgabe ohne Beteiligung des Übenden übernimmt.

Welche Defizite können mit NEUROP-2 behandelt werden – Welche Fähigkeiten können trainiert werden?

Die Programmsammlung HNP/THNP beinhaltet eine Reihe von Programmmodulen, die der Übende nach dem »Rezept« des Therapeuten abrufen kann. Abb. 2 zeigt die kognitiven Bereiche, welche durch die Programme trainiert werden.

Aufmerksamkeit	Gedächtnis	R-K Fähigkeiten
Sat66, **Kiq**, **WOTAB**, Orion, Vigil, **Opkis**	**Liseq**, Pumem, Pyra, Paare, Memory, Nate	**Mos**, Zick

Planen, Handeln	Verschiedenes	Sprache, Kommunikation
T. v. Hanoi, R4, E16, Saetze, Mixer, Jumps	**Semdi** – Persönlichkeit, Alex – Hemianop. Dyslexie, HRP – Gesichtsfeldausfälle	Vewo, **Teleg**, **Kommu**, Adam

Abb. 2: Kognitive Bereiche, welche durch die Programme trainiert werden

Als Beispiel für ein Verfahren zur visuellen Explorationzeige ich das Programm WOTAB, konzipiert zur Neglecttherapie und Seiten-Unawareness-Behandlung. Immerhin leiden zwischen 30% und 50% der Patienten in der Akutphase an kognitiven Defiziten, assoziiert mit dem Gebrauch der kontralateralen Seite.

Die Aufgabe des Probanden bei dieser Übung besteht darin, die auf der rechten Seite aufgelisteten Wörter möglichst schnell in der Buchstabenmatrix zu finden und zu markieren. Dabei gilt die Regel, dass die Wörter von rechts nach links oder von links nach rechts, von oben nach unten und umgekehrt oder diagonal geschrieben werden können (Abb. 3 oben).

In dem Rahmen sieht man eine einfache, unformatierte Textdatei, aus der das Programm WOTAB diese Übung macht (Abb. 3 unten). In den ersten beiden Zeilen sind die gesuchten Wörter aufgelistet, nach einem Trennstrich folgt die Buchstabentabelle, in der die Wörter versteckt liegen. Dabei können die Wörter waagerecht, senkrecht oder diagonal liegen. Wenn es sinnvoll erscheint, kann auch die Textrichtung (von links nach rechts oder umgekehrt usw.) unterschiedlich definiert werden.

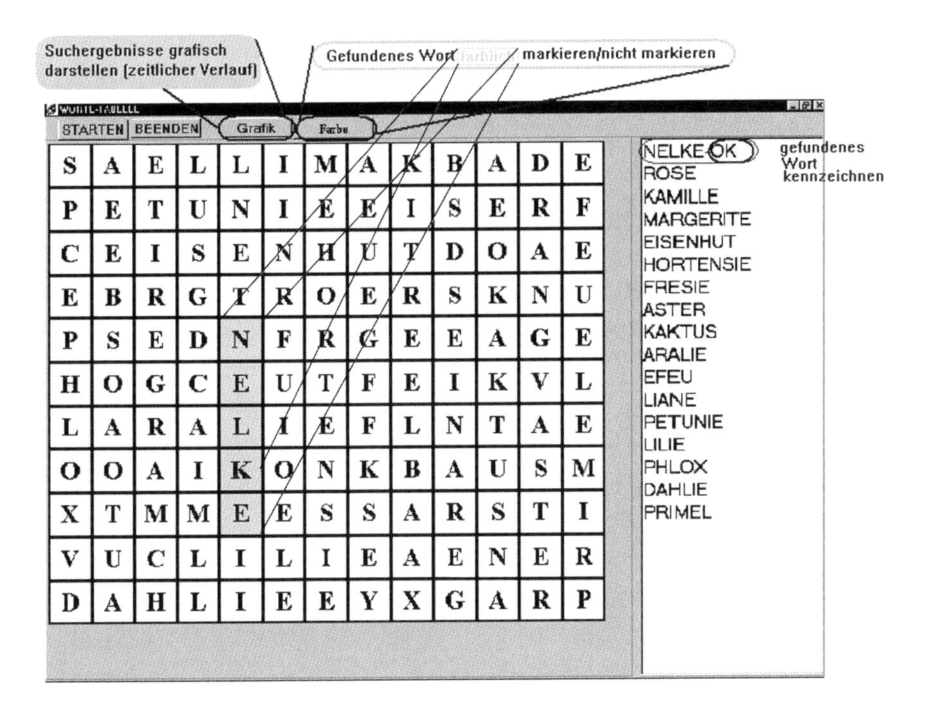


```
NELKE, ROSE, KAMILLE, MARGERITE, EISENHUT, HORTENSIE, FRESIE,
ASTER, KAKTUS, ARALIE, EFEU, LIANE, PETUNIE, LILIE, PHLOX,
DAHLIE, PRIMEL
-----------------
SAELLIMAKBADE
PETUNIEEISERF
CEISENHUTDOAE
EBRGTROERSKNU
PSEDNFRGEEAGE
HOGCEUTFEIKVL
LARALIEFLNTAE
OOAIKONKBAUSM
XTMMEESSARSTI
VUCLILIEAENER
DAHLIEEYXGARP
```

Abb. 3 oben: Übung zum Auffinden von Wörtern in einer Buchstabenmatrix, **unten:** Textdatei zu dieser Übung

Bei der Wahl der Wörter in dieser Übung hat sich bewährt, die Wörter aus dem Lebensbereich des Übenden zu wählen. Es können beispielsweise vertraute Ortschaftsnamen oder Vornamen von Familienmitgliedern sein.

Abbildung 4 zeigt dasselbe Programm mit einer anderen Aufgabe, die zusätzlich sprachliche Fähigkeiten einbezieht. Die gesuchten Wörter werden nur über einen Ober- oder Unterbegriff definiert.

```
; in Klammern ist die richtige Antwort
BAY.STADT (München), ZEITMESSER(Uhr), Automarke (Ford), ERD-
TEIL (Afrika), VOGEL (Schwan), Frucht(Kiwi), Gebirge (Alpen),
Staat in EU (Holland), Verwandter (Onkel), Ozean (Atlantik),
Werkzeug (Beil)
------
I*QQSOC*TERKL
BWUT*C*DDMUTH
CUII*BHAKIRFA
DGHKCVUWBE*TL
EEOO*MA*AEKSP.
*NSPUFÜT*NIIE
GUHRO*ONKELLN
NLARNVQLCR*CR
IHDDNALLOHARF
J*ATLANTIKE*S
K*CSD*QLIRTNL
```

Abb. 4: Übung

Bei dieser Übung sieht der Proband in der Liste rechts am Bildschirm nur die Bezeichnungen für gesuchte Begriffe und soll die richtigen Antworten (die in Klammern dahinter liegen) suchen. So sieht er z. B.: »Erdteil«, und gesucht wird »Afrika«. Oder er soll den Begriff »Uhr« suchen, als Hinweis dazu sieht er aber das Wort »Zeitmesser«. Auf diese Wiese lässt sich nicht nur die Schwierigkeit der Aufgabe leicht manipulieren, sondern die Attraktivität der Übung wird größer.

Noch einmal das Programm WOTAB, diesmal mit einer Aufgabe, die zusätzlich einfache arithmetische Fähigkeiten und das Gedächtnis beansprucht (Abb. 5). Die Funktionsweise gleicht der der vorherigen Übung: Der Proband sieht die rechnerische Aufgabe und soll das entsprechende Ergebnis in der Tabelle suchen. Abbildung 6 zeigt ein weiteres Programm, das einfache Textdateien als Übungsmaterial benutzt. Das Programm TELEG zielt auf die sprachliche Auffassungsgabe und die Informationsverarbeitung ab. Den Hintergrund für die Übungen dieses Programms bilden verschiedene Mitteilungen, aus denen das Wesentliche herausgefunden und im Telegrammstil formuliert werden soll.

Zuletzt wende ich mich noch kurz einem Programm zu, das nach den Arbeiten von *Osgood* zum Polaritätsprofil konzipiert wurde. Diese Methode ver-

WOTAB - visuelle Exploration, Rechnen, Gedächtnis

R	E	C	H	N	E	N	_	M	A	C	H	T
F	I	T	6	T	C	*	D	D	2	U	T	6
C	U	I	I	*	B	H	A	K	2	R	1	A
D	G	H	7	0	2	U	3	B	1	*	T	L
E	7	5	O									
9	3	6	0									
G	U	H	5									
N	L	A	R									

1+2+3-OK
63:3-OK
123+234-OK
1_3_5_?
[14+21]:7
501-99
11+22-5
[19+14-9]:2
36 25 16 ?
'_3

1+2+3(6),63:3(21),123+234(357),1_3_5_?(7),[14+21]:7(5),501-99(402)
11+22-5(28),[19+14-9]:2(12),36_25_16_?(9),9_1_?_2_7_3(8),
A_C_?_G(E),85+100(185),2*3*6(36),2001-1957(44)

RECHNEN_MACHT
FIT6TC*DD2UT6
CUII*BHAK2R1A
DGH702U3B1*TL
E75O*MA*AE7SP
9360UF567N5IE

Text zu der Übung

Abb. 5: Übung zur Verbesserung der arithmetischen Fähigkeiten und des Gedächtnisses

sucht, die Einstellung des Probanden zu beliebigen Themen (Wahlkandidaten, Urlaubsländer, Familienmitglieder), aber auch zu den Rehabilitationsübungen zu erfassen. Einerseits eignet sich diese Methode gut zur Messung der Einstellungsveränderungen , anderseits bietet sie eine Möglichkeit, die Einstellung des Übenden resp. seine Bewertung der Übungen ohne persönlichen Kontakt zu erfahren.

Bei der Teletherapie kommt der Information über die Bewertung der Übungen durch den Patienten eine wichtige Bedeutung zu. So beklagte z. B. der eingangs erwähnte Patient nach einiger Zeit die Sinnlosigkeit des Übens (Information von der Ehefrau: Spott der Kollegen in der Arbeit), und es war für den weiteren Verlauf wichtig zu erfahren, welche der Übungen den Patienten motivierten und warum.

Vereinfacht gesagt fand *Osgood* heraus, dass gesunde Menschen andere nach drei Faktoren beurteilen, nach Bewertung (gut-schlecht), nach Kraft (stark-schwach) und nach Aktivität (aktiv-passiv). Eine typische Reduktion dieser Fähigkeit, andere und sich zu beurteilen, findet sich bei Frontalhirnpatienten. Ihre Einschätzungsfähigkeit wird beeinträchtigt (Anzahl der Faktoren reduziert sich auf einen Faktor), was mit den Veränderungen der Persönlichkeit zusammenhängt, wie sie schon von Mitarbeitern des *Pineas Gage* mit dem Satz »No more Gage ...« ausgedrückt wurden. Der Verlust oder die Beeinträchtigung der Fähigkeit, andere und sich kritisch und differenziert ein-

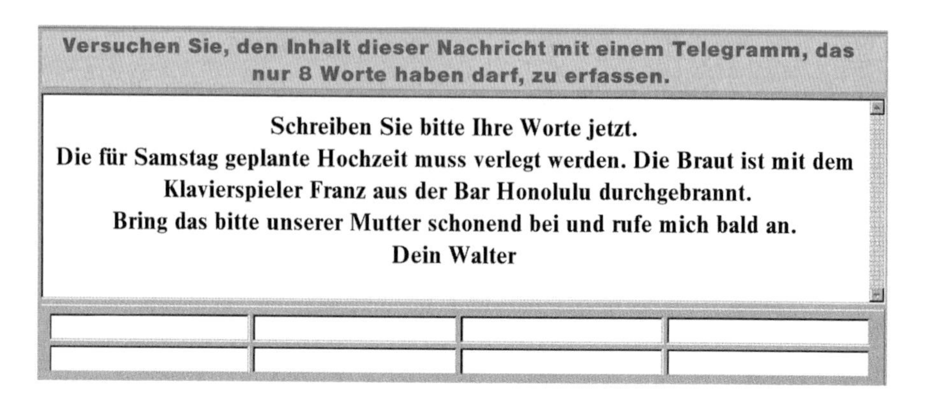


```
Versuchen Sie, den Inhalt dieser Nachricht mit einem Tele-
gramm, das nur 8 Worte haben darf, zu erfassen.
Schreiben Sie bitte Ihre Worte jetzt.
Die für Samstag geplante Hochzeit muss verlegt werden. Die
Braut ist mit dem Klavierspieler Franz aus der Bar Honolulu
durchgebrannt.
Bring das bitte unserer Mutter schonend bei und rufe mich
bald an.
Dein Walter
```

Abb. 6 **oben:** Übung zur Verbesserung der sprachlichen Auffassungsgabe und Informationsverarbeitung, **unten:** Textdatei dieser Übung

zuschätzen, ist ein weiteres Problem, mit dem alle Betroffenen zu tun haben. Es hat sich gezeigt, dass ein Therapeut, der mit dieser Methode vertraut ist, mittels des Programms SEMDI wichtige Informationen über Einstellungen des Übenden zu der Therapie gewinnen kann. Und diese Information spielt bei den bekannten Antriebsschwierigkeiten von ZBNS-Patienten oft eine entscheidende Rolle.

SCHLUSSWORT

Das Programm THNP/HNP ist jetzt das dritte Jahr für teletherapeutische Zwecke im Einsatz. Die ersten Erfahrungen zeigen, dass die Idee der Teletherapie mit geeigneten Mitteln realisierbar ist und einen sinnvollen Platz bei der Reintegration der ZNS-Patienten einnehmen kann.

Im Sommer des Jahres 2001 rief mich die Ehefrau des erwähnten Patienten an und teilte mir mit Freude mit, dass ihr Ehemann in der Arbeit von seinem einfachen Posten auf eine anspruchsvollere Stelle versetzt wurde.

Supervidiertes häusliches PC-gestütztes neuropsychologisches Training – erste Anwendung von Telerehabilitation

W. Schupp, H. Kulke, S. Röhring, H. Peetz; Herzogenaurach

KONZEPTION DES NEUROPSYCHOLOGISCHEN TRAININGS

Das neuropsychologische Trainingsprogramm ist ein Konzept, das intensives Eigentraining neuropsychologischer Funktionen (z. B. Wahrnehmung, Aufmerksamkeit, Gedächtnis) unter supervidierten Bedingungen ermöglicht, und das sowohl innerhalb als auch außerhalb einer Rehabilitationsklinik.

Es gestattet dadurch die Auslagerung von Routineanteilen aus der neuropsychologischen Therapie zugunsten einer Kostenoptimierung einerseits und einer bestmöglichen Ausnutzung der Ressourcen des Patienten andererseits.

Der Rehabilitationsprozess wird durch Intensivierung beschleunigt und in einem ökonomischen Rahmen im erforderlichen Ausmaß bis zur erfolgreichen Wiedereingliederung im Alltag fortgeführt.

AUFBAU DES TRAININGSPROGRAMMS IN TECHNISCHER HINSICHT

Das Konzept integriert existierende, seit Jahren im klinischen Einsatz bewährte neuropsychologische Trainingsprogramme (ergänzt durch eigene Neuentwicklungen) unter einer Softwareplattform, die folgende wesentlichen Eigenschaften aufweist:

- Sie setzt keinerlei PC-Kenntnisse zur Bedienung beim Patienten voraus.
- Sie ermöglicht eine exakte Vorkonfiguration der Übungen ohne Eingriffsmöglichkeiten durch den Patienten.
- Sie ermöglicht eine zeitliche Vorgabe der Übungen bei gleichzeitiger Wahrnehmung der Trainingsflexibilität.
- Sie registriert vollautomatisch Trainingszeitpunkt, Dauer und Ergebnisse.
- Sie gestattet eine Auswertung der Trainingsresultate zeitlich unabhängig vom Patienten.
- Sie ermöglicht eine flexible Anpassung der Konfiguration zeitlich unabhängig vom Patienten.

- Die Dokumentations-Kontinuität ist in jedem Fall gewahrt, auch wenn der Patient an wechselnden Orten übt (bei sich zu Hause, im Patientenzimmer, im Übungsraum, beim Therapeuten).
- Der unmittelbare Eindruck der Anstrengung durch die absolvierte Übung ist erfassbar.
- E-Mail-Kommunikation zur Kommentierung von Ergebnissen oder Veränderungsmaßnahmen ist im System möglich.

Um dies alles zu ermöglichen, basiert das System auf einem zentralen Server, auf dem die Patienten- und Trainingsdaten hinterlegt sind. Mit diesem Server vernetzt ist ein Therapeuten-Computer, der Neuanlage von Patienten, Auswahl von Übungen und Konfiguration sowie Auswertung ermöglicht. Die Patienten selbst nutzen in der Klinik einen PC im Trainingsraum oder im Patientenzimmer, zu Hause bekommen sie einen PC zur Verfügung gestellt, der seinerseits mit dem Server vernetzt ist (derzeit aus Gründen der Unabhängigkeit vom bestehenden Telefonstandard via Funk-Modem).

Bei der Neuanlage eines Patienten im System wird eine Chipkarte beschrieben, die in Zukunft als Berechtigungsausweis zum Einloggen ins System dient und den Patienten unabhängig vom benutzten Gerät identifiziert.

AUFBAU DES NEUROPSYCHOLOGISCHEN MODULS IN THERAPEUTISCHER HINSICHT

Das beschriebene System fungiert als therapeutische Hausaufgabe zwischen therapeutischen Terminen einzeln und/oder in der Gruppe. Es lagert Routineaufgaben, bei denen die unmittelbare Präsenz des Therapeuten oftmals entbehrlich ist, in ein kostengünstiges Eigentrainings-Setting aus, ohne die therapeutische Kontrolle über den Trainingsprozess aufzugeben. Es ermöglicht dadurch die Nutzung der wertvollen Therapiestunden für anspruchsvollere therapeutische Aufgaben.

Im Rahmen der stationären neuropsychologischen Therapie bietet das System folgende Vorteile:

- Es ermöglicht ohne logistische Schwierigkeiten häufige kurze Therapieintervalle, wie sie aus Gründen einer eingeschränkten Belastbarkeit oft in frühen Rehabilitationsphasen nützlich sind.
- Es macht den Patienten unabhängig vom Terminplan seines Therapeuten, darüber hinaus sogar unabhängig von den klinikúblichen Arbeitszeiten, da der Patient auch am Wochenende oder in den Abendstunden trainieren kann.

- Es ermöglicht den Patienten ein experimentelles Erproben verschiedener Tageszeiten für ein optimales Training.

In der ambulanten Nachsorge ermöglicht das System eine Trainingsfrequenz, wie sie ansonsten im ambulanten Bereich völlig unrealisierbar ist. Die Übungen können nach Belieben des Patienten in den häuslichen Alltag integriert werden.

STELLENWERT DES TRAININGSPROGRAMMS IM REHABILITATIONSVERLAUF

Das FIT-Programm eignet sich vor allem zum Einsatz in frühen Rehabilitationsphasen, in denen die Restitution der gestörten Funktionen im Vordergrund steht. Einschränkend ist anzumerken, dass das System ein Mindestmaß an emotionaler Stabilität erfordert, damit der Patient ohne ethische Bedenken eigenverantwortlich Leistungsanforderungen ausgesetzt werden kann. Hier ist auch von Bedeutung, dass keine zu enge Verknüpfung zwischen dem Selbstwertgefühl des Patienten und seinem Leistungsvermögen besteht, da in solchen Fällen enge therapeutische Kontrolle unentbehrlich ist.

In der Remissionsphase eingesetzt ermöglicht das System, die in heutiger Zeit oft recht kurzen stationären Heilbehandlungsdauern noch effektiver zu nutzen und die Trainingsphase durch die Verlängerung bis in den Nachsorgebereich hinein auszuweiten. In der Summe wird dadurch ein verbessertes Ausnutzen der bestehenden Ressourcen erreicht.

QUANTITATIVE EINSETZBARKEIT IN DER REHABILITATION

Die Einsetzbarkeit des Systems als solches ist wesentlich von der Stabilität und von der Kompetenz des Patienten abhängig. Die Anforderungen an die Kompetenz sind denkbar gering, dennoch können vor allem in der postakuten Phase (z. B. Phase C) Einschränkungen bestehen, die ein eigenständiges Üben verhindern. Hier wären insbesondere ein eingeschränktes Explorationsverhalten oder stark eingeschränkte motorische Fähigkeiten zu nennen. Letzterem Aspekt sollte in Zukunft durch die Optimierung behindertengerechter Eingabegeräte Rechnung getragen werden.

Die weitere Einsetzbarkeit des Systems hängt auch davon ab, inwieweit für alle denkbaren Störungsbilder adäquate Trainingsprogramme vorliegen und somit in das System integriert werden können.

Nach Ausschöpfung der vorhandenen Möglichkeiten ist eine Einsetzbarkeit bei etwa 10–15% der Patienten in der Neuropsychologie zu erwarten.

AKZEPTANZ BEI PATIENTEN

In eigenen orientierenden Untersuchungen haben wir eine grundsätzlich gute Akzeptanz des Systems bei Patienten jeder Altersgruppe gefunden. Besonders wichtig ist in jedem Falle ein funktionssicheres System ohne Pannen und ohne PC-typische, aber mit solchen Systemen nicht vertraute Nutzer eher irritierende Ergänzungen wie etwa Bildschirmschoner. Optimal insbesondere für Nutzer ohne PC-Erfahrung ist Touch-Screen-Technik, diese ist jedoch aufwändig und noch nicht für alle verfügbaren Trainingsprogramme einsetzbar.

Die von uns befragten Patienten legten durchweg größten Wert darauf, dass sie durch den Einsatz des Systems nicht an persönlicher therapeutischer Zuwendung verlieren. Sollte diese Konsequenz unvermeidlich sein, so würde der weit überwiegende Teil der Patienten auf das System verzichten.

Den Vorschlägen der Patienten zur Optimierung des Systems ist zu entnehmen, dass überwiegend eine abgeschirmte und störungsfreie Übungsmöglichkeit gewünscht wird, vor allem aber eine breite Auswahl der Programmverschreibungen zur Vermeidung von Monotonie.

AKZEPTANZ DES SYSTEMS BEI THERAPEUTEN

Das System wird derzeit noch nicht von allen Therapeuten in wünschenswertem Umfang angenommen. Neben einem strukturellen Konservatismus bezüglich therapeutischer Konzepte spielt hier vor allem die Befürchtung eine Rolle, es würden Arbeitsplätze zugunsten eines Maschineneinsatzes wegrationalisiert. Die Zukunft wird unseres Erachtens zeigen, dass Therapie ohne Therapeuten nicht funktionieren kann und dass das System lediglich dazu geeignet ist, den persönlichen therapeutischen Einsatz zu begleiten und damit erheblich effektiver zu machen. Durch diese Erkenntnis ist mit einer zunehmenden Akzeptanz zu rechnen.

AKZEPTANZ BEI KOSTENTRÄGERN

Das System wurde unter dem Arbeitstitel »FIT-Programm« in den letzten beiden Jahren in verschiedenen Foren (z. B. Tagungen des VDR auf Norderney 1999 und in Würzburg 2000) präsentiert und in Frage kommenden Kostenträgern vorgestellt. Erste Einzelfallgenehmigungen liegen von Berufsgenossenschaften vor.

Um die Effektivität des Systems wissenschaftlich nachzuweisen, läuft derzeit in unserem Hause eine kontrollierte Studie mit zwei mal dreißig Probanden, deren Schädigungszeitpunkt sechs Monate bis vier Jahre zurückliegt und die vor allem unter Aufmerksamkeitsstörungen leiden. Derzeit durchläuft die Studie die zweite Phase, mit ihrem Abschluss ist im ersten Quartal 2002 zu rechnen. Erste Ergebnisse zeigen eine ausgesprochen gute Akzeptanz des Systems bei den Probanden. Hervorgehoben wurde vor allen Dingen die Möglichkeit, trainieren zu können, das Gefühl, eine Aufgabe bzw. Beschäftigung zu haben und in gewisser Weise nicht aufgegeben worden zu sein. Die Angehörigen begrüßten insbesondere die Entlastung durch das Trainingsprogramm. Mit dem Trainingsgerät kamen die Probanden durchweg gut zurecht, besonders gelobt wurden die wöchentlichen therapeutischen Termine, in die auch aktuelle Probleme eingebracht werden konnten. Subjektive Verbesserungen wurden in den Bereichen Konzentration, Aufmerksamkeit, Ausdauer, Belastbarkeit, Reaktionsschnelligkeit, Gedächtnis und logisches Denken geltend gemacht, auch der Umgang mit anderen Menschen habe sich verbessert, wie ein Proband meinte, ein deutlicher Hinweis darauf, in welcher sozialen Isolation chronisch Behinderte sich gelegentlich befinden.

An Verbesserungsvorschlägen wurde vor allem eine größere Vielfalt an Übungen gewünscht, darüber hinaus eine höhere Übungshäufigkeit und ein längerer Trainingszeitraum.

AUSBLICK

Folgende Entwicklungsrichtungen für das System sind geplant:

- Finanzierung der ambulanten Nachsorge im Paket mit persönlicher Therapie durch verschiedene Kostenträger,
- Verbreiterung der Methodik auf weitere neuropsychologische Störungsbilder,
- Entwicklung und Einbindung neuer Trainingsmodule,
- Anpassung an die Bedürfnisse schwerstbehinderter Patienten und
- Nutzung des Systems für zusätzliche Einsatzgebiete (Entspannung, Schmerzbewältigung).

Präsentation der Verfahren für Kommunikation und Information

Moderation:
Dr. Arun Subburayalu (Solingen)

PCAD: Portable Communication Assistant for People with Acquired Dysphasia – eine elektronische Kommunikationshilfe für sprach- und sprechgestörte Menschen

C. Wahn, Halle/Saale

ELEKTRONISCHE KOMMUNIKATIONSHILFEN UND SPRACHTHERAPEUTISCHE FÖRDERUNG

Der Einsatz elektronischer Kommunikationshilfen in der sprachtherapeutischen Förderung ist in Deutschland bis heute im internationalen Vergleich ein kleiner Bereich. Der Grund liegt vor allem in der äußerst kontrovers geführten Diskussion in unserem Land, ob der Einsatz elektronischer Kommunikationshilfen den Bemühungen der SprachtherapeutInnen um den Aufbau der Lautsprache entgegenläuft oder zur sprachtherapeutischen Förderung beiträgt. *Coon* und *Kremer* ([4], S. 26) haben bereits vor einigen Jahren darauf hingewiesen, dass man in Deutschland Forschungsergebnisse aus dem amerikanischen und englischen Raum nicht zur Kenntnis nimmt. Diese belegen, dass der Einsatz von Kommunikationshilfen zu einer Verbesserung des funktionalen Sprachpotentials, der Verständlichkeit und der Anzahl der vokalen Ausdrücke, d. h. zu einer Verbesserung der Lautsprachentwicklung der AnwenderInnen führt.

Erklärt wird dieser positive Effekt vor allem dadurch, dass der Anwender durch eine Kommunikationshilfe Hinweise auf Sprechabsichten geben kann, so dass weitere Kommunikationsbemühungen verständlicher werden. Dennoch ist in der sprachtherapeutischen Praxis eine deutliche Skepsis gegenüber elektronischen Kommunikationshilfen belegt. Diese äußert sich hauptsächlich darin, dass der Einsatz elektronischer Hilfsmittel häufig als letzte Möglichkeit sprachtherapeutischer Interventionen akzeptiert wird.

Der Einsatz des Computers als elektronische Kommunikationshilfe hat sich im Zuge der zahlreichen Entwicklungen im Gebrauch erweiterter bzw. unterstützter Kommunikation vollzogen. Besonders in den letzten Jahren entstand ein Trend, Kommunikationshilfen über die ihnen ursprünglich zugedachten Möglichkeiten, Bedürfnisse und Wünsche auszudrücken, hinaus als Elemente eines Systems zu betrachten, das auf eine umfassende Kommunikationsförderung abzielt. So bezeichnet *Vanderheiden* [11] z. B. die zugrunde liegende Vorstellung als »Multi-Component Communication System for Disabled Persons«. Das Ziel elektronischer Kommunikationshilfen in der sprachtherapeutischen Förderung liegt demnach in der Verbesserung der kommunikativen Kompetenz der Betroffenen und damit in der Gewährleistung des Kommunikationserfolgs.

BEISPIELE FÜR ELEKTRONISCHE KOMMUNIKATIONSHILFEN IN DER SPRACHTHERAPEUTISCHEN FÖRDERUNG

The KommAS Communication Aid for Elderly People with Aphasia (D)

KommAS ist eine computerbasierte elektronische Kommunikationshilfe für ältere Menschen mit Aphasie. Sie wurde 1998 vom Forschungsinstitut Technologie-Behindertenhilfe (FTB) der Evangelischen Stiftung Volmarstein im Rahmen eines EU-Projektes entwickelt. Das System ist an die besonderen Bedürfnisse und Interessen dieser Personengruppe durch spezielle Hilfsprogramme wie z. B. Mnemo-Hilfen oder Übungsprogramme angepasst, die in das System integriert sind. Letztere sollen die Sprachtherapie unterstützen, indem die PatientInnen selbst ausgewählte Sprachübungen in Abwesenheit der TherapeutInnen zu Hause durchführen.

My-Voice (D/NL/UK)

Eine weitere für die sprachtherapeutische Förderung geeignete elektronische Kommunikationshilfe ist My-Voice. My-Voice kommt vor allem in der sprachprothetischen Funktion zur Anwendung, da das Hilfsmittel eine ausgezeichnete Klangqualität besitzt und die Stimme des Anwenders in exzellenter Qualität wiedergibt.

Pathfinder (USA)

Der Pathfinder wurde 1999 von der Prentke Romich Company in den USA entwickelt und stellt eine äußerst komplexe, vielfältig einsetzbare elektronische Kommunikationshilfe mit zahlreichen Anwendungen wie z. B. synthetisierter Sprachfunktion bzw. der Möglichkeit, digitalisierte Sprache aufzunehmen, Notebook, Journal etc. dar. Der Pathfinder wird seit März 2001 unter dem Namen »Power Talker« in Deutschland vertrieben.

PCAD – PORTABLE COMMUNICATION ASSISTANT FOR PEOPLE WITH ACQUIRED DYSPHASIA

PCAD wurde als TIDE-Projekt im 4. Rahmenprogramm der EU unter Beteiligung der Thames Valley University in Slough (UK), der Speech and Language Therapy Research Unit in Bristol (UK), Toby Churchill Ltd. (UK), dem Stichting Afasie-Therapiezentrum in Rotterdam (NL), Kompagne (NL), dem University Hospital of Lund (S) und dem Institut für Sprachbehindertenpädagogik der Universität Leipzig von Oktober 1997 bis März 2000 entwickelt und evaluiert. Die tragbare elektronische Kommunikationshilfe gilt in Deutschland als Prototyp, während die Markteinführung in den Niederlanden unter anderem Namen im Zeitraum 2000/2001 bereits erfolgt ist.

PCAD ist eine elektronische Kommunikationshilfe für nichtsprechende Menschen bzw. für Menschen mit geringer expressiver Sprachfähigkeit, ausgestattet mit einem speziellen Navigationssystem, das der Anwendung und den speziellen Bedürfnissen von AphasikerInnen entgegenkommt. Ziel der Entwicklung war es, die Unterstützung der funktionalen Kommunikation der PatientInnen sowie die Unterstützung der therapeutischen Kommunikation mit ein und derselben Kommunikationshilfe zu gewährleisten.

Fragestellung bei der Entwicklung

Die Fragestellung, von der in der Entwicklung ausgegangen wurde, beinhaltete folgende Aspekte:

- Sicherung der Kommunikation, d. h. Gewährleistung des Kommunikationserfolgs aphasischer PatientInnen gemessen an der funktionalen Verwendung von Sprache,
- Entwicklung einer tragbaren elektronischen Kommunikationshilfe, die dies ermöglicht und der Überbrückung von Mitteilungsidee und hörbarem Sprachoutput dient.

Module des Systems

Um die Anwendung des Hilfsmittels effizient zu gestalten und seine Brauchbarkeit zu optimieren, wurde das elektronische System PCAD mit folgenden Modulen ausgestattet:

- einem Bildsystem, das die Suche eines gewünschten Ausdrucks erleichtert,
- einem Hilfe-System, in dem Buchstaben und Wörter, aber auch Zeichnungen eingegeben werden können, und

- einem Sprechmodul, das über eine Spracheingabe- und Sprachausgabefunktion verfügt.

Auf technischer Seite verfügt das System über ein dynamisches Display mit Touch-Screen und synthetisierter Sprachausgabe. Die Spracheingabe erfolgt durch ein in das Gerät integriertes Mikrophon. Ebenso wie beim elektronischen System KommAS ist auch bei PCAD die reine Software erhältlich, die auf jedem PC mit Windows 95 läuft. Von Nachteil dabei ist, dass die Software lediglich über ein weiteres Programm (Integrator) auf einen tragbaren Kleincomputer übermittelt werden kann.

EVALUATIONSSTUDIE[1]

Die tragbare elektronische Kommunikationshilfe PCAD sollte nach zu entwickelnden Kriterien systematisch evaluiert und auf Brauchbarkeit für die AnwenderInnen untersucht werden. Folgende Fragen waren dabei Grundlage und Gegenstand der Evaluation:

- Welche Aussagen lassen sich hinsichtlich der Brauchbarkeit der Kommunikationshilfe für AphasikerInnen treffen?
- Ist die Kommunikationshilfe in der Lage, die Lücke zwischen Mitteilungsidee und Sprachoutput zu überbrücken?
- Welche Funktionen besitzt die Kommunikationshilfe in sprachlichen Situationen?

Patientenstichprobe

Nach einem sorgfältigen Auswahlverfahren, das Arztberichte, kardiologische, neurologische, psychologische und logopädische Gutachten jedes Patienten einschloss, wurden alle PatientInnen auf Eignung für die Pilotstudie untersucht und dem PCAD-Screening Tool von *Hardy* [5] unterzogen. Das PCAD-Screening Tool ist ein Instrument zur ersten Überprüfung der Eignung und erfasst folgende Bereiche:

- kognitive Fähigkeiten,
- kommunikative und sprachliche Fähigkeiten,
- physische Verfassung und Gesamtzustand,
- visuelle Fähigkeiten und
- soziales Umfeld und Umgebung.

[1] Die referierte Pilotstudie wurde im Rahmen einer Dissertation durchgeführt. Eine vollständige Darstellung ist in der Veröffentlichung der Arbeit 2002 zu finden.

Nach diesem Auswahlverfahren kamen aus einer anfänglichen Population von 120 PatientInnen 25 PatientInnen für den Gebrauch von PCAD und das funktionale therapeutische Training in Frage. Im Anschluss an das Auswahlverfahren wurden alle 25 PatientInnen einer umfassenden Eingangs- und Ausgangsdiagnostik unterzogen, die gängige, aber auch neu entwickelte Testverfahren enthielt. Die Patientenstichprobe wurde von Oktober 1999 bis Dezember 2000 in Zusammenarbeit mit dem Aphasiker-Zentrum Unterfranken in Würzburg untersucht und evaluiert. Sie zeigte dabei folgendes Bild:

Tab. 1: Patientenstichprobe (gesamt) n=25

Geschlecht	weiblich: n=12, männlich: n=13
Altersspanne	41–78 Jahre, durchschnittliches Alter: 57 Jahre
Ätiologie der Aphasien	
– Hirngefäßerkrankungen	Insulte: 13, Hirngefäßverschlüsse: 7
– Hirnverletzungen	gedeckte Hirnverletzungen: 1
– Aneurysmen	1
– Hirn-/Hirnhautblutungen	SAB: 3

Die diagnostische Verteilung der Patientenstichprobe ergab eine Teilung der Gesamtstichprobe in zwei Gruppen:

- 1. Gruppe: chronische Aphasie (P 1–P 12)
- 2. Gruppe: akute Aphasie (P 13–P 25)

Diese schien sinnvoll, da alle PatientInnen in der Eingangsdiagnostik dem Aachener Aphasie Test (AAT) von *Huber* et al. [6] unterzogen wurden. Zur ersten Gruppe (chronische Aphasien) wurden all jene PatientInnen gerechnet, die die Akutphase zeitlich bereits hinter sich gelassen hatten. Dazu zählten die ersten 12 PatientInnen (P 1–P 12), wobei ein Range von 2 bis 24 Jahren als Zeit nach dem schädigenden Ereignis festgehalten werden konnte. Zur zweiten Gruppe gehörten weitere 13 PatientInnen (P 13–P 25). Diese Gruppe zeigte einen Range von drei bis sieben Wochen nach dem schädigenden Ereignis.

Methoden

Kernstück der Evaluation bildete die formale Beurteilung der kommunikativen Fähigkeiten der PatientInnen. Der Sprachgebrauch wurde dabei unter zwei Bedingungen und auf drei sprachlichen Ebenen untersucht:

- allgemeine kommunikative Ebene,

- spezifische lexikalische Ebene (ohne/mit PCAD) und
- funktionale Konversationsebene (ohne/mit PCAD).

Eine Veränderung der kommunikativen Fähigkeiten der aphasischen PatientInnen unter den Bedingungen ohne PCAD/mit PCAD sollte Rückschlüsse auf den erfolgreichen Einsatz der elektronischen Kommunikationshilfe PCAD erlauben und gleichzeitig die Frage untersuchen, ob PCAD den AnwenderInnen erlaubt, AAC-Strategien erfolgreich anzuwenden.

Testauswahl

Als Grundlage der Evaluation war eine differenzierte Diagnostik der Aphasien sowie ein Testverfahren, mit dem sprachstrukturelle Aussagen getroffen werden konnten, notwendig. Die Wahl fiel dabei auf den Aachener Aphasie Test (AAT) von *Huber* et al. [6]. Dieser galt der Pilotstudie als Kriterium für die Stabilität der Aphasien. Während sich die PatientInnen der Gruppe 1 (chronische Aphasie) zum Zeitpunkt der Untersuchung in einer Phase ihrer Erkrankung befanden, in der in der Regel kein Syndromwandel mehr zu erwarten ist, musste in Gruppe 2 (akute Aphasie) mit Syndromwandel und Spontanremission gerechnet werden. Die Werte der AAT-Subtests sollten sich demnach für Gruppe 1 im Vor- und Nachtest nach einer Zeit des therapeutischen Trainings mit PCAD nicht signifikant unterscheiden, während für Gruppe 2 Unterschiede zu erwarten waren.

Auf einer zweiten Beurteilungsebene der Sprache sollte der Zugriff auf das semantische Lexikon »messbar« gemacht werden. Störungen der Wortfindung und der Wortverarbeitung lassen sich bei allen Aphasieformen beobachten. Sie können sich in unterschiedlichen Modalitäten (Sprechen, Verstehen, Lesen und Schreiben) darstellen. Der Zugriff auf das semantische Lexikon stellte deshalb ein Kriterium dar, mit dem die Effektivität der elektronischen Kommunikationshilfe »PCAD« qualitativ beurteilt werden konnte. Dazu wurde der Subtest »Benennen« aus dem Aachener Aphasie Test (AAT) ausgekoppelt und die Patientenstichprobe zwei Bedingungen zu zwei Zeitpunkten unterzogen:

- 1. Zeitpunkt (Vortest): Die PatientInnen wurden gebeten, die Teile 1–3 des Subtests »Benennen« im AAT (30 Items) ohne PCAD zu lösen.
- 2. Zeitpunkt (Nachtest): Die PatientInnen wurden gebeten, die Teile 1–3 des Subtests »Benennen« im AAT (30 Items) mit PCAD zu lösen.

Da die Effektivität von PCAD nicht nur im sprachtherapeutischen Setting überprüft werden sollte, sondern in realen Lebenssituationen, wurde auf einer dritten Beurteilungsebene ein Rollenspiel simuliert, das in beiden Patientengruppen jeweils in Modifikation des Schweregrades der Aphasie durchgeführt und mit Einverständnis der PatientInnen auf Video aufgezeichnet wurde. Die Verlaufsbeobachtung ermöglichte so Aussagen zur funktionalen Sprachverwendung der PatientInnen unter zwei Bedingungen:

- Erhebung der kommunikativen und sprachlichen Fähigkeite ohne PCAD,
- Erhebung der kommunikativen und sprachlichen Fähigkeiten mit PCAD.

Die daraus gewonnenen Aussagen wurden in einem Kommunikationsprofil, das Bestandteil des Beobachtungsbogens zur funktionalen Sprachverwendung ist (vgl. [10]), für alle PatientInnen festgehalten. Der Beobachtungsbogen zur funktionalen Sprachverwendung erfasst vor allem funktionale Aspekte des Gesprächs und der Gesprächsführung und dient dazu, kommunikative Verbesserungen, die durch den AAT nicht erfasst werden, messbar zu machen.

Untersuchungsablauf

Die Evaluation von PCAD wurde mit 25 aphasischen PatientInnen von Oktober 1999 bis Dezember 2000 in Zusammenarbeit mit dem AphasikerZentrum Unterfranken in Würzburg durchgeführt. Die Diagnostik im Vor- und Nachtest sowie die Anpassung des elektronischen Hilfsmittels und das Einüben des funktionalen Gebrauchs der Kommunikationshilfe nahmen zeitlich und inhaltlich große Anteile der Evaluation in Anspruch. In der Eingangsuntersuchung kamen das PCAD-Screening Tool [5], der AAT [6] und der Beobachtungsbogen zur funktionalen Sprachverwendung [10], dem ein Rollenspiel ohne den Einsatz des elektronischen Hilfsmittels zugrunde lag, zum Einsatz. Nach dem eingangsdiagnostischen Block schlossen sich Vokabelauswahl, die Entwicklung von semantischen Feldern und die Festlegung von Hierarchien in Anlehnung an die individuellen Bedürfnisse der PatientInnen an. Nachdem die individuelle Anpassung der elektronischen Kommunikationshilfe abgeschlossen war, erfolgte das Einüben des funktionalen Gebrauchs sowie ein Training zu Hause. Anschließend folgte eine Nachuntersuchung, die den AAT und den Beobachtungsbogen zur funktionalen Sprachverwendung – diesmal unter Verwendung der Kommunikationshilfe – enthielt. Die Evaluation fand mit der statistischen Analyse der Daten und mit der Interpretation der Ergebnisse ihren Abschluss.

Ergebnisse

Die statistische Analyse erfolgte auf allen drei sprachlichen Ebenen unter Teilung der Gesamtstichprobe in die Gruppe der chronischen AphasikerInnen (1) und in die Gruppe der akuten AphasikerInnen (2). Die Ergebnisse sind in Tabelle 2 dargestellt.

Tab. 2: Ergebnisse

	chronische AphasikerInnen	akute AphasikerInnen
allgemeine kommunikative Ebene		
– Token Test	n. s.[1, 2, 3]	α=0.05 [1, 2, 3]
– Benennen	n. s.[1, 2, 3]	α=0.05 [1, 2, 3]
– Nachsprechen	leichte Signifikanz	α=0.05 [1, 2, 3]
spezifisch lexikalische Ebene (ohne/mit PCAD)		
– Benennen	α=0.05 [2, 3]	α=0.05 [2, 3]
funktionelle Konversationsebene (ohne/mit PCAD)		
– Gesprächseröffnung	α=0.05 [2, 3]	α=0.05 [2, 3]
– Entfaltung des Hauptthemas	α=0.05 [2, 3]	α=0.05 [2, 3]
– Gesprächsschrittbeanspruchung	α=0.05 [2, 3]	α=0.05 [2, 3]
– Responsivität	α=0.05 [2, 3]	α=0.05 [2, 3]
– nonverbale Kommunikation	n. s.	n. s.
– Selbsteinschätzung	n. s.	n. s.

[1] abhängiger T-Test, [2] Wilcoxon-Test, [3] Vorzeichentest, n. s. nicht signifikant

Diskussion der Ergebnisse

Die Gruppe der chronischen AphasikerInnen bestätigt für die allgemeine kommunikative Ebene in den Ergebnissen zum »Token Test« und »Benennen« die Hypothese, nach der sich die PatientInnen zum Zeitpunkt der Untersuchung in einer Phase ihrer Erkrankung befanden, in der kein Syndromwandel mehr zu erwarten war. Der abhängige T-Test belegt deutlich, dass die AAT-Untertests »Token Test« und »Benennen« in der Gruppe mit chronischer Aphasie im Vor- und Nachtest keine signifikanten Veränderungen aufweisen. Der Subtest »Nachsprechen« weist dagegen sowohl im abhängigen T-Test als auch im Wilcoxon-Test auf a = 0.05 leichte Signifikanzen auf. Hier könnte das sprachtherapeutische Training zu Verbesserungen der sprechmotorischen Fähigkeiten nach der Zeit des sprachtherapeutischen Trainings geführt haben. Anders als bei Gruppe 1 gestaltet sich die Diskussion der Ergebnisse für die allgemeine kommunikative Ebene in Gruppe 2. Hier lag aufgrund des akuten Charakters der Aphasien Heterogenität in der Gruppe vor. Eine individuelle Diskussion der Ergebnisse wurde notwendig. Die Rohpunkte der PatientInnen in dieser Gruppe zeigen Unterschiede von mehr als 3 Rohpunktwerten im Subtest »Token Test«, ein Indiz dafür, dass Syndromwandel und Spontanremission bei dieser Patientengruppe zum Zeitpunkt der Nachuntersuchung noch nicht abgeschlossen waren. Auch im AAT-Untertest »Benennen« setzt sich der Trend des »Token Tests« fort. Hier weisen alle PatientInnen – bis auf einen Fall – Verbesserungen auf.

Die Ergebnisse, die für die spezifische lexikalische Ebene vorliegen, zeigen, dass in der Gruppe der chronischen AphasikerInnen (Gruppe 1) für die ausgekoppelten Teile 1–3 des AAT-Subtests »Benennen« eine deutliche Signifikanz zu finden ist. Diese bestätigt sich im Vorzeichentest ebenfalls. Da in dieser Gruppe nicht mehr mit Syndromwandel und Spontanremission zu rechnen war, lässt sich die Verbesserung der PatientInnen mit hoher Wahrscheinlichkeit auf die prothetische Funktion von PCAD zurückführen. Die PatientInnen sind durch PCAD demnach in der Lage, die Lücke zwischen der Mitteilungsidee und dem Sprachoutput zu überbrücken. Für die Gruppe der akuten AphasikerInnen zeigt die individuelle Betrachtung, dass sich ebenfalls alle PatientInnen im AAT-Untertest »Benennen« durch den Einsatz von PCAD verbessert haben. Bei keinem Patienten sind die Rohwerte dieses Subtests konstant geblieben.

Auf der funktionalen Konversationsebene zeigt die Gruppe der chronischen AphasikerInnen nach der statistischen Analyse des Kommunikationsprofils im Wilcoxon-Test Signifikanzen in den Items: Initiative zur Gesprächseröffnung, Entfaltung des Hauptthemas, Gesprächsschrittbeanspruchung und Responsivität. Der Vorzeichentest spiegelt dabei die Ergebnisse des Wilcoxon-Tests wider. Bei allen Items handelt es sich um wichtige Phasen des Gesprächs wie die Anfangsphase, die Gesprächsmitte mit einem bestimmten Gesprächsthema, die Beendigungsphase und den Sprecherwechsel als zentrale Schaltstelle eines Gesprächs. Betrachtet man die Ergebnisse, scheint der elektronischen Kommunikationshilfe PCAD in der Gruppe der chronischen AphasikerInnen vor allem die Funktion der Unterstützung der Sprecheraktivitäten der PatientInnen zuzukommen. Anders als Gruppe 1 zeigt Gruppe 2 im Kommunikationsprofil in allen Items sowohl im Wilcoxon-Test als auch im Vorzeichentest Veränderungen. Die einzigen Ausnahmen stellen hierbei das nonverbale Kommunikationsverhalten und die Selbsteinschätzung des Patienten dar. PACD hat demnach keinen Einfluss auf die Selbsteinschätzung und bleibt auch ohne Einfluss auf das nonverbale Kommunikationsverhalten. Dagegen zeigen die unterschiedlichen Ergebnisse in allen anderen Items, dass die Gruppe der akuten AphasikerInnen sprachlich Fortschritte gemacht hat. Der Trend, der sich in der

Gruppe der chronischen AphasikerInnen bereits gezeigt hat, deutet sich auch in der Gruppe mit akuter Aphasie an. PCAD wird auch hier zur Strukturierung der Dialoge eingesetzt und in grundlegenden Phasen des Gesprächs benutzt. Auch wenn PCAD zum Gelingen des Gesprächs beiträgt, wird die Kommunikationshilfe gleichzeitig aber zu unspezifisch und zu allgemein gebraucht.

Zusammenfassung

Als Resümee der vorliegenden Ergebnisse bleibt kritisch anzumerken, dass eine Evaluationsstudie dieser Art einen optimalen Stichprobenumfang von mindestens 60 PatientInnen aufweisen sollte und Heterogenität der Gesamtstichprobe vermieden werden sollte. Darüber hinaus müsste das diagnostische Material wie z. B. das Kommunikationsprofil im Beobachtungsbogen zur funktionalen Sprachverwendung [10] weiterentwickelt werden, da dieses zwar Aussagen zum funktionalen Sprachgebrauch der PatientInnen ermöglicht, den Kommunikationserfolg einer sprachlichen Äußerung ohne die Anwendung des elektronischen Hilfsmittels aber nicht berücksichtigt.

LITERATUR

1. Beukelman DR, Mirenda P: Augmentative and Alternative Communication. Management of Severe Communication Disorders in Children and Adults. Paul H Brookes, Baltimore/London/Toronto 1999
2. Beukelman DR, Yorkston KM, Reichle J: Augmentative and Alternative Communication for Adults with Acquired Neurologic Disorders. Paul H Brookes, Baltimore/London/Toronto/Sydney 2000
3. Biniek R: Akute Aphasien. Georg Thieme Verlag, Stuttgart 1993
4. Coon R, Kremer G: BLISS-Untersuchung in Berlin. In: Das Band 1991; 22 (2): 26-27
5. Hardy P: PCAD. TIDE-Project No. 3211 DE. Final Report. Single Case Study: Methodology. Bristol 2000
6. Huber W, Poeck K, Weniger D, Willmes K: Der Aachener Aphasie Test (AAT). Verlag für Psychologie Dr. C. J. Hogrefe, Göttingen 1983
7. Hux K: Augmentative and Alternative Communication for Persons with Aphasia. Williams & Wilkins, New York 1995
8. Pulvermüller F, Roth VM: Integrative und computergestützte Aphasietherapie. In: Handbuch der Sprachtherapie. Zentrale Sprach- und Sprechstörungen. Bd. VI., hrsg. v. Grohnfeldt M. Wissenschaftsverlag Volker Spiess GmbH, Berlin 1993: 230-250
9. Pulvermüller F: Sprachstörungen im Dialog - Analyse und Therapie. In: Handbuch der Dialoganalyse, hrsg. v. Fritz G u. Hundsnurscher F. Max Niemeyer Verlag, Tübingen 1994: 393-409
10. Stachowiak F-J: Beobachtungsbogen: Funktionale Sprachverwendung. Unveröffentlichtes Diagnostikmaterial. Universität Leipzig, Bonn/Leipzig 1992/1999
11. Vanderheiden GC, Yoder DE: Overview. In: Augmentative Communication: An Introduction. Ed. by Blackstone SW. American Speech - Language - Hearing Association, Rockville, Maryland 1986: 14

CATI: Computer-Aided Therapeutic Intervention/ Computergestützte therapeutische Intervention

M. Pieper, Sankt Augustin

COMPUTERGESTÜTZTE »PÄDAGOGISCHE KUNSTTHERAPIE«

Im Rahmen dieses Themenbereiches wurde eine Einzelfallstudie mit einem schwer körperbehinderten Kind durchgeführt, das von einer zentronuklearen Myopathie betroffen ist. Diese Erkrankung wird durch eine Anomalie der Muskelzellkerne bedingt und führt zu einer Muskelschwäche, die sich auf den gesamten Skelettapparat bezieht und auch die Atmung beeinträchtigt. Das Kind ist deswegen fast ununterbrochen an eine Beatmungsmaschine angeschlossen und bettlägerig. Es lebte bis zu seinem 7. Lebensjahr ununterbrochen auf der Intensivstation einer Klinik für Kinder und Jugendliche. Seither wird es zu Hause rund um die Uhr von Krankenpflegern intensivmedizinisch betreut bzw. verbringt hin und wieder einige Zeit auf der Intensivstation der Kinder- und Jugendklinik. Für einen begrenzten Zeitraum kann das Kind sich mittlerweile aufrichten und beispielsweise sitzend malen.

Auf Grund der behinderungsbedingt sehr stark eingeschränkten Mobilität ist das Kind sozial äußerst isoliert und zur Erfahrung seiner Umwelt auf Medien wie Fernsehen, Bücher, Tonkassetten und dergleichen angewiesen. Bislang wurden ihm über diese Medien fast ausschließlich Inhalte aus Comicwelten angeboten, d. h. Aspekte der uns allen gemeinsamen Lebensrealität wie Natur, soziales Leben sind ihm wenig bekannt. Es identifiziert sich vielmehr stark mit den Hauptakteuren aus den ihm bekannten Comicfilmen oder Computerspielen, wie sie z. B. in Segagames auftreten. Die Verhaltensmuster dieser Helden beeinflussen sein Denken und Kommunikationsverhalten soweit, dass es z. B. Freude wie Benjamin Blümchen (ein Elefant als Comicfigur) mit dem Auspruch »Thöröh!« zum Ausdruck bringt. Dieses Verhalten erschwert die Kommunikation zwischen dem Kind und seinen Mitmenschen ungemein, da keine gemeinsame Grundlage z. B. bezüglich des Vokabulars oder der Wahl des Kommunikationsthemas vorhanden ist. Zur Verbesserung dieser Situation ist es notwendig, dass sich das Kind mit der uns allen gemeinsamen Lebensrealität in einem therapeutischen Prozess auseinandersetzt.

Theoretischer Hintergrund

Die Methodik dieses Projektes stützt sich auf neuere Ergebnisse der konstruktionistischen Lernforschung sowie der pädagogischen Kunsttherapie. Aus Sicht der Konstruktionisten wirkt es sich besonders vorteilhaft auf den Lernprozess aus, wenn als Ergebnis dieses Prozesses ein öffentlich darstellbares Artefakt entsteht – in unserem Fall das von dem Kind geschaffene Kunstwerk, da auf diesem Weg individuelles Wissen gegenüber Dritten mitteilbar wird. Durch diese soziale Komponente wird eine Reflexion der eigenen internalisierten Wissensstrukturen eingeleitet, da das »Kunstwerk« aus unterschiedlichen Blickwinkeln betrachtet werden muss. Im Zuge dieses Vorganges werden kognitive und affektive Prozesse in Gang gesetzt, die die Verknüpfung der inneren Welt des Kindes mit der Außenwelt überhaupt erst ermöglichen. Die Anbahnung solcher Prozesse wird auch in der pädagogischen Ausrichtung der Kunsttherapie verfolgt. Therapeutische Intervention zielt hier auf den altersentsprechenden Gebrauch symbolischer Funktionen ab, der sowohl in dem ästhetischen Prozess als auch dem Produkt zum Ausdruck kommt. Kunsttherapie in diesem Sinne bedeutet das Initiieren und Lenken sozialer Lernvorgänge zur Neustrukturierung gestörter oder unterentwickelter Fähigkeiten durch Aktivierung des Individuums in einem besonders strukturierten Erziehungsfeld.

Therapeutische Arbeitsumgebung

Während seines letzten Aufenthaltes in der Kinderklinik erhielt das an dieser Einzelfallstudie teilnehmende Kind Zugang zu dem Personal Computer der Kinderstation. Es erarbeitete sich fast autodidaktisch den Umgang mit dem Graphikprogramm »Corel Draw« und erstellte damit einfache Zeichnungen. Um dem Kind die selbstständige Gestaltung interaktiver Geschichten, die auch Sounds und Videoclips beinhalten sollten, zu ermöglichen, wurde das Präsentationsprogramm »PowerPoint« zusätzlich installiert. Es wurde eine Auswahl der vorher von ihm per Hand gemalten Bilder eingescannt, so dass sie ihm zur Weiterbearbeitung zur Verfügung standen. Zunächst »vertonte« es eine Auswahl seiner alten Zeichnungen. Kurz darauf begann es aber im Verlauf der Kunsttherapiesitzungen, neue Zeichnungen mit dem Graphikprogramm zu erstellen. Die Leichtigkeit, mit der Zeichnungen hier erstellt werden können, insbesondere wenn man dies mit der Anstrengung vergleicht, die ein von Hand erstelltes Bild einem schwer körperbehinderten Kind abverlangt, setzte bei dem Kind Energien frei, sich mit weitergehenden Aspekten zu beschäftigen und zu explorieren (vgl. Abb. 1).

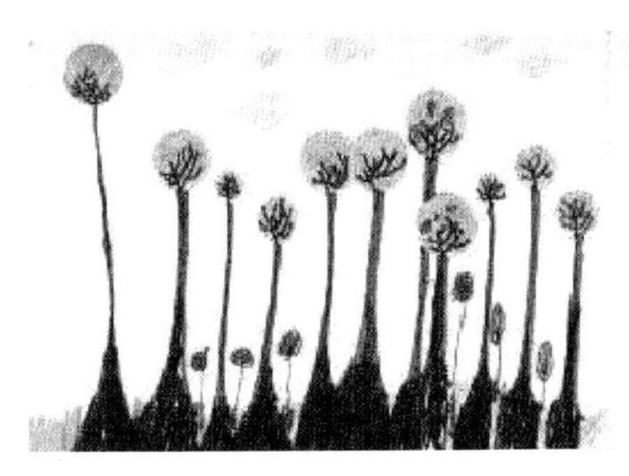

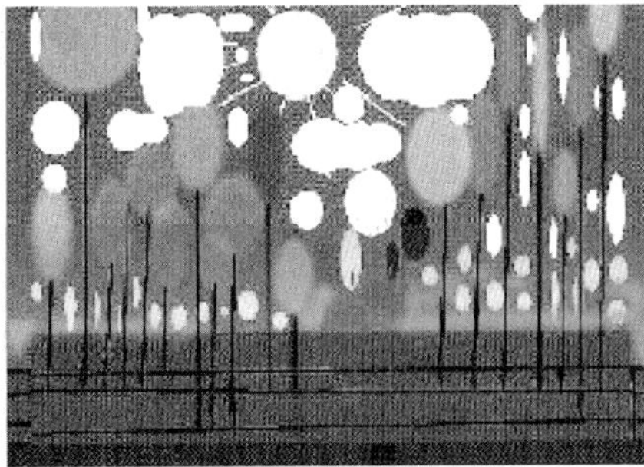

Abb. 1: links (Landschaft): Formen gleichförmig, nur Größenvariationen, rechts (Wald): verschiedene Formen, perspektivisches Zeichnen

Erste Ergebnisse

Die Auswertung dieser Einzelfallstudie erfolgt bislang auf Basis der Therapieberichte der Kunsttherapeutin. In diesen Berichten wird deutlich, dass das selbstständige, von eigenen Vorstellungen bestimmte Erstellen eines Bildes Gefühle von Urheberschaft und Können vermittelt, die insbesondere für ein behindertes Kind von großer Bedeutung sind. Darüber hinaus unterstützt die immer vorhandene Möglichkeit der Rücknahme oder Veränderung eines Zeichenschrittes bei der Erstellung eines Bildes mit dem Computer die Entstehung von Gestaltungslust und Experimentierfreudigkeit. Jede Handlung wie z. B. die Zeichnung eines Striches auf dem Bildschirm kann zurückgenommen werden, ohne dass er später sichtbar ist. Zudem wurde beobachtet, dass die Gestaltung von Multimediakunstwerken, d. h. die Verbindung von Bildern mit Sounds, Videoclips und Animationen sowie die Vernetzung einer multimedialen »Geschichte« durch Hyperlinks, den Prozess der Neukonstruktion vorhandener kognitiver und affektiver Strukturen fördert. Deshalb erscheint es aus lernpsychologischer wie auch kunsttherapeutischer Sicht erfolgversprechend, die therapeutisch begleitete Auseinandersetzung mit Lebensrealität durch die Gestaltung dynamischer Kunstwerke angereichert mit authentischen Inhalten einleiten zu können. Als nächster Schritt soll in diesem Projekt der Einsatz von Software für Kinder zur Erstellung von Zeichentrickfilmen getestet werden, da diese Software es ermöglicht, von dem Kind gewählte und ausgestaltete Charaktere miteinander agieren zu lassen, so dass Übertragungsmechanismen im therapeutischen Sinne gefördert werden können. Der therapeutische Nutzen solcher Übertragunsmechanismen soll im Rahmen dieser Einzelfallstudie nun näher bestimmt werden.

COMPUTERGESTÜTZTE METAKOGNITIVE FÖRDERUNG

Zu diesem Thema wurde eine Einzelfallstudie mit einem schwerbehinderten Kind durchgeführt, das von einer zerebralen, d. h. hirnorganisch bedingten Bewegungsstörung (Zerebralparese) betroffen ist. Die Zerebralparese bewirkt in diesem Fall eine Bewegungseinschränkung in allen vier Extremitäten, so dass die Gehfähigkeit und der Einsatz von Armen, Händen und Fingern beeinträchtigt, jedoch ohne prothetische Maßnahmen möglich ist. Als häufige Folge von hirnorganischen Schädigungen treten Wahrnehmungsstörungen auf, so auch in diesem Fall.

Die primäre Behinderung der Zerebralparese wird bei diesem Kind von Sekundärbehinderungen begleitet, die sich durch Verhaltensweisen äußern, wie sie im Zusammenhang mit Autismus beschrieben werden. Dies wird durch sprachliche Besonderheiten wie auch spezifische Verhaltensmuster (z. B. perseverierende Handlungsmuster) deutlich.

Methodische Grundlagen des zu entwickelnden Memory-Spiels

Auf Grund der Weiterentwicklung des Verständnisses von Lernbehinderung als strukturelles Defizit zu einer lernprozessorientierten Sichtweise werden Lernschwierigkeiten nunmehr als Folge gestörter Informationsverarbeitungsprozesse betrachtet. Diese Erkenntnis leitete die Entwicklung von Trainings zur kognitiven Verhaltensmodifikation ein. Die Trainings beinhalten die Förderung metakognitiver Fähigkeiten, d. h. sie trainieren kognitive Prozesse, die ein situationsangemessenes Aufgabenverständnis, die korrekte mentale Repräsentation des Problems sowie die bewusste Auswahl einer angemessenen Problemlösungsstrategie sicherstellen bis hin zur abschließenden Bewertung des Ergebnisses des Problemlösungsprozesses.

Das an dieser Einzelfallstudie teilnehmende Kind ist von einer Aufmerksamkeitsstörung betroffen, die alle soeben genannten metakognitiven Prozesse beeinflusst. Das Kind hat Schwierigkeiten, die relevanten Stimuli einer Problemlösungssituation zu erfassen. Das Problemlösungsverhalten wird durch einen sog. impulsiven kognitiven Stil dominiert. Deshalb wurde ein computergestütztes metakognitives Training mit dem Ziel entwickelt, die kognitive Selbststeuerung des Kindes zu unterstützen. Im ersten Schritt wird hier versucht, das Erkennen von relevanten Stimuli einer Problemlösungssituation zu fördern wie auch eine systematische und reflektive Vorgehensweise im Problemlösungsprozess einzusetzen.

Da das Kind sowohl zur Aufmerksamkeitsfokussierung als auch zur Erhaltung der Arbeitsmotivation stark auf bestimmte Personen angewiesen ist, werden die akustischen Erläuterungen in dem Memory-Spiel von einer für das Kind individuell bedeutsamen Person (Significant Other) gegeben. Es wird im Rahmen dieses Projektes zu klären sein, inwieweit durch eine solche Maßnahme Arbeitsmotivation und somit Lernbereitschaft zu erzeugen ist. Im Zuge dieser Maßnahme wird aber keinesfalls angestrebt, dem Kind die Zuwendung und Unterstützung von Menschen zu entziehen, sondern vielmehr die Entstehung von Handlungskompetenz zu unterstützen, so dass selbstständiges Arbeiten, wie es beispielsweise die Beschulung in einer Regelschule erfordert, möglich wird.

Beschreibung des Memory-Spiels

Das Memory-Spiel besteht z. Zt. aus zwei Stufen. In der ersten Stufe werden bis zu acht Bildkarten mit verschiedenen Tierbildern auf dem Bildschirm angezeigt. Nur ein Tierpaar ist dabei doppelt vorhanden (vgl. Abb. 2). Es sollen die beiden Tierbilder aus der Menge der dargebotenen Bilder herausgefunden werden, die das gleiche Tierbild darstellen. Diese Aufgabenstellung entspricht einer Diskriminationsaufgabe, die zum Ziel hat, dass Merkmal »Gleichheit zweier Objekte« zu vermitteln, da das Verständnis dieses Konzeptes Voraussetzung zum Spielen eines Memory-Spiels ist.

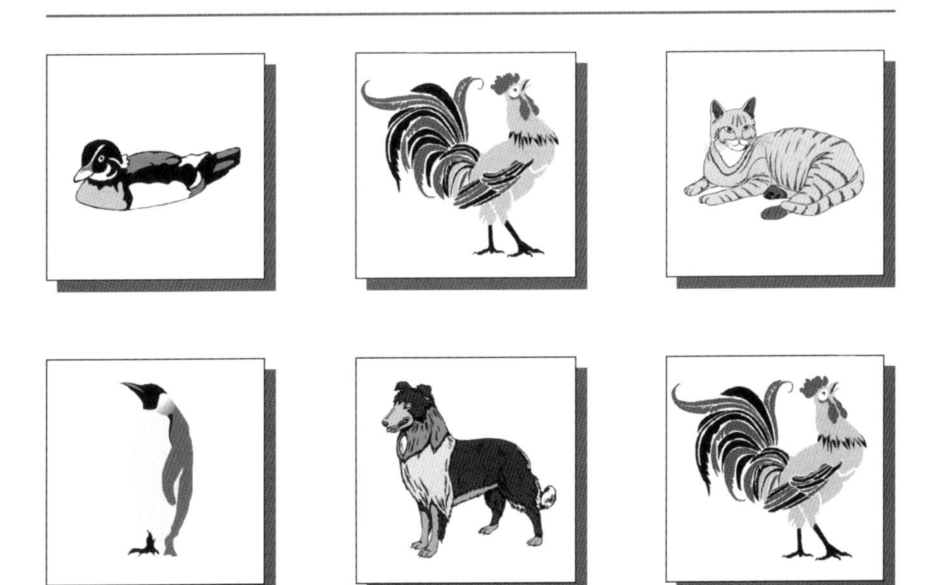

Abb. 2: Memory-Spiel: erste Stufe

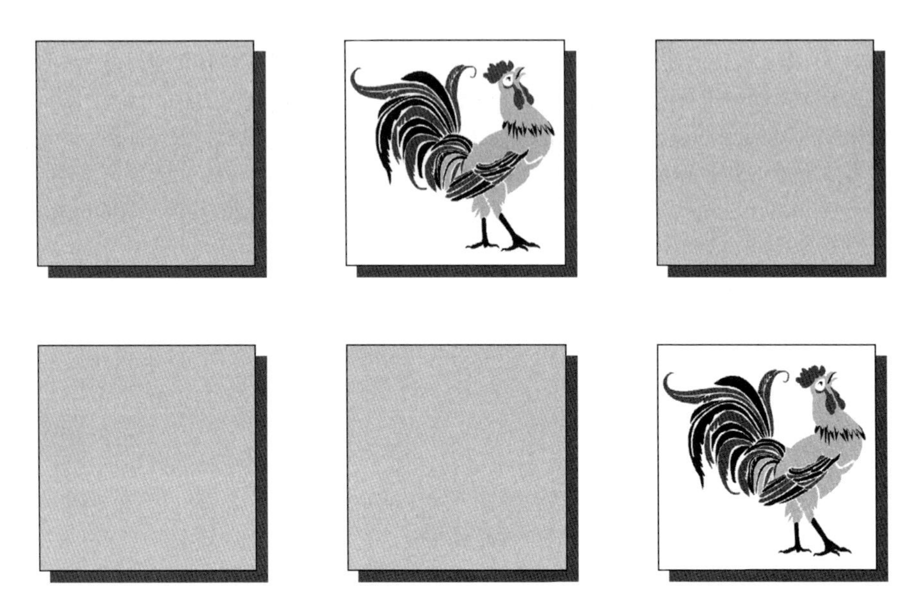

Abb. 3: Memory-Spiel: zweite Stufe

Während des gesamten Problemlösungsprozesses wird jede Eingabe des Kindes von der Fördersoftware erfasst und evaluiert. Auf Grundlage des in dem Memory-Spiel implementierten Benutzungsmodells (usage model) wird das Kind durch das Spiel geführt, d. h. es wird beispielsweise bei einer Falscheingabe die an dieser Stelle notwendige Problemlösungsstrategie unter Verhaltensaspekten (»Schau noch einmal genau hin...«) oder kognitiven Aspekten (»Vergleiche alle Tierbilder eins nach dem anderen miteinander...«) verbalisiert. Ist die Aufgabe korrekt gelöst, so wird dem Kind, das eine starke Präferenz für akustisches Feedback hat, eine kurze Sequenz mit Geräuschen, die das gesuchte Tier von sich gibt, eingespielt. Für den Fall, dass die zunächst ausschließlich verbale Intervention nicht erfolgreich eingesetzt werden konnte, wird eine Comicfigur (ein Zauberer namens Mirko) auf dem Bildschirm neben dem Bild der zu treffenden Auswahl als optischer Hinweisreiz dargeboten. Nach einer festgesetzten Anzahl von korrekt gelösten Aufgaben erfolgt eine Tanzshow von einer Comicfigur (in diesem Fall einem kleinen Jungen), der zu den Lieblingsliedern des Kindes tanzt.

In der zweiten Stufe des Memory-Spiels werden bis zu vier Tierpaare auf dem Bildschirm angezeigt (vgl. Abb. 3). Zunächst werden die Tierkarten alle offen, d. h. mit dem Bild sichtbar präsentiert. Nach ca. 5 Sekunden werden sie verdeckt, d. h. jedes Bild ist mit der gleichen Farbe eingedeckt und das Kind wird aufgefordert, sich an Tierkarten zu erinnern, die das gleiche Tier darstellten, und sie aufzudecken. Die Interventions- und Belohnungsstrategie erfolgt hier wie in der ersten Spielstufe.

Erste Ergebnisse

Im Verlauf des Trainings wurde jede Sitzung mit einem kurzen Fragebogen, der zur Erfassung der Faktoren Leistungsmotivation, selbstständiges Arbeiten und dergleichen diente, wie auch mit einem sog. Logfile dokumentiert. Die Evaluation der Logfiles sowie der Fragebögen nach einer Trainingsphase von drei Monaten hat ergeben, dass das Kind eine sehr gute Arbeitsmotivation zeigt und unter Anweisung der sog. sozial signifikanten Person gerne am Computer arbeitet. Das Kind war in der Lage, fast alle Aufgaben zu lösen, und benötigte in Abhängigkeit von dem Schwierigkeitsgrad des Spieles mehr oder weniger Interventionsschritte. Nach einer Trainingsphase von ungefähr zwei Monaten blieb die Anzahl notwendiger Interventionsschritte konstant, obwohl das Kind ganz offensichtlich in der Lage war, die Aufgaben korrekt zu lösen. Eine Auswertung der Position jedes einzelnen Mausklicks auf dem Touchscreen ergab, dass das Kind bestimmte Positionen auf dem Bildschirm stark bevorzugte, d. h. es wählte beispielsweise das Bild oben rechts besonders häufig aus, ohne vorher die Korrektheit dieser Auswahl überprüft zu haben. Wurde das Kind aufgefordert, diese Auswahl noch einmal zu überprüfen, so traf es sofort die korrekte Auswahl. Da dieses Verhalten nicht durch die körperliche Behinderung des Kindes zu erklären ist, erscheint es wahrscheinlicher, solche Fehleingaben mit Wahrnehmungsstörungen zu erklären, die alle Informationsverarbeitungsprozesse beeinträchtigen. Sie bedingen die Schwierigkeit, relevante Stimuli zu erkennen, sowie das rigide Festhalten an bekannten Verhaltensmustern, so dass immer wieder erneute Aufmerksamkeitsfokussierungen notwendig wurden. Auf Grund der erfolgversprechenden Ergebnisse dieses Projektes wird derzeit in Anlehnung an die dargestellten methodischen Konzepte eine Fördersoftware zur Anbahnung des Lesenlernens nach dem Kieler Leseaufbau erstellt.

The Humanics IT project: Emphasizing Creativity and Motivation in Rehabilitation of Patients with Acquired Brain Injury

E. Blatt Lyon, Kopenhagen

ABSTRACT

The Humanics project is working on the development of an untraditional biofeedback system that will supplement traditional physiotherapeutical rehabilitation.

Physical (and cognitive) re-training after acquired brain injury often needs to be long lasting and tends to be a cumbersome task for any brain injured patient. The concepts of creativity and motivation are all too often not addressed in traditional rehabilitation. To address these issues, the Humanics project is presently developing an IT system, that allows the user (patient) to be creative and creating whilst training/re-training physical agility, strength and coordination. Using infra-red sensors a person – no wires attached – can directly control sound/music and action on a videoscreen by moving (parts of) his/her body within an open space of up to 3 x 3 x 3 meters. The presentation will focus on the current development project at the Center for Rehabilitation of Brain Injury (CRBI) which incorporates work with former patients at the CRBI (*) with various types of physical and cognitive deficits.

* The CRBI was the first center of its kind in Denmark. Since 1985 the Center has worked with cognitive and physical rehabilitation of adults suffering from acquired brain injury. The CRBI currently treats appx. 55 patients pr. year in a 4 month programme aiming at return to work and/or improved quality of life. For a further description of the rehabilitation programme please refer to: Pinner M: Central case management and post acute rehabilitation in Denmark. In: Christensen AL, Uzzell BP (eds): International handbook of neuro-psychological rehabilitation. Kluwer Academic, New York 2000

Autorenverzeichnis

AST, HARALD
AS-Reha Software
Leibnitzstr. 28
D-32139 Spenge

BOHLKEN, JENS, Dr. med.
Klosterstr. 34/35
D-13581 Berlin

BRENDEL, BETTINA
EKN Entwicklungsgesellschaft
Dachauer Str. 164
D-80992 München

CALÉ, C. PETER, Dipl.-Psych.
Neurologisches Rehabilitations-
zentrum Greifswald gGmbH
Karl-Liebknecht-Ring 26a
D-17491 Greifswald

GAAL, LADISLAV, Dr. Dipl.-Psych.
Bezirkskrankenhaus Mainkofen
Klinik für Neurologische
Rehabilitation
D-94469 Deggendorf

GABUS, JEAN-CLAUDE
Fondation Suisse pour les Téléthèses
Chamettes 10b - C.P.
CH-2006 Neuchâtel 6

GOBIET, WOLFGANG, Dr. med.
Neurol. Klinik Hessisch Oldendorf
Greitstr. 18-28
D-31840 Hessisch-Oldendorf

GUTHKE, THOMAS, Dr.
Universität Leipzig
Liebigstr. 22 a
D-04103 Leipzig

HARTMANN, ROLAND, Dipl.-Psych.
Phoenix Software GmbH
Adolf-Hombitzer Str. 12
D-53227 Bonn

HUBER, WALTER, Prof. Dr.
Universitätsklinikum
der RWTH Aachen
Pauwelsstraße 30
D-52074 Aachen

KERKHOFF, GEORG, Dr. Dipl.-Psych.
EKN Entwicklungsgesellschaft,
Dachauer Str. 164,
D-80992 München

KIEFER, STEPHAN
Health Telematics Group
Ensheimer Str. 48
D-66386 St. Ingbert

KÖRNER, AXEL, Dr.
Schumannstr. 11
D-35415 Pohlheim

KRUSCH, CHRISTIAN, Dr.
Kliniken Schmieder Mannheim
Speyerer Str. 91-93
D-68163 Mannheim

KULKE, HARTWIG, Dipl.-Psych.
Fachklinik Herzogenaurach
In der Reuth 1
D-91074 Herzogenaurach

LINDENBECK, KLAUS W., Dipl.-Ing.
Siemens AG
Godesberger Allee 83
D-53175 Bonn

LYON, ERIK BLATT
Center for Rehabilitaion
Uni Copenhagen
Amagerfaelledvej 42
DK-2300 Kopenhagen S.

Marker, Klaus
Marker Software
Im Steg 9
D-68526 Ladenburg

Mayer, Klaus, Prof. Dr. Dr.
BG Unfallklinik Tübingen
Schnarrnbergstr. 95
D-72076 Tübingen

Pieper, Michael, Dr.
Fraunhofer FIT
Schloß Birlinghoven
D-53754 St. Augustin

Radermacher, Irmgard
RWTH Aachen
Pauwelstr. 30
D-52057 Aachen

Sabel, Bernhard A., Prof. Dr.
Otto-von-Guericke-Univ. Magdeburg
Leipziger Str. 44
D-39120 Magdeburg

Schlenck, Klaus-Jürgen, Dr. phil.
Fachklinik Enzensberg
Höhenstr. 56
D-87629 Hopfen am See

Schönle, Paul Walter, Prof. Dr. Dr.
MEDIAN Kliniken NRZ Magdeburg
Gustav-Ricker-Str. 4
D-39120 Magdeburg

Schulze, Frank, Dipl.-Ing.
HASOMED GmbH
Am Fuchsberg
D-39112 Magdeburg

Schwarz, Falke
Fachkliniken Hohenurach
Immanuel-Kant-Str. 31
D-72574 Bad Urach

Springer, Luise, Dipl.-Log.
RWTH Aachen
Pauwelstr. 30
D-52057 Aachen

Stachowiak, Franz J., Prof. Dr. phil.
Universität Leipzig
Marschnerstr. 29-31
D-04109 Leipzig

Sturm, Walter, Prof. Dr.
RWTH Aachen
Pauwelstr. 30
D-52057 Aachen

Subburayalu, Arun, Dr. med.
DasSprungbrett.de
Cherusker Str. 11
D-42653 Solingen

Tollkühn, Steffie, Dr.
Universität Leipzig
Marschnerstr. 29-31
D-04109 Leipzig

Sandt-Koenderman van de, Mieke
Stichting Afasie Rotterdam
C/o Revalidatiecentrum Rijndam
Westersingel 300
NL-3015 LJ Rotterdam

Vollmer, Ulrike, Dipl.-Päd.
U. Vollmer u. Dr. P. Roosen GbR
Carlstr. 50
D-52531 Übach-Palenberg

Wahn, Claudia, Dipl.-Päd.
Martin-Luther-Universität
Halle-Wittenberg
Selkestr. 9
D-06122 Halle

Weber, Peter, Dr.
HASOMED GmbH
Am Fuchsberg 6
D-39112 Magdeburg